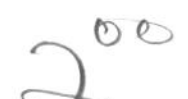

Yoga:
un manual de vida

Yoga:
un manual de vida

NAOMI ANNAND

El yoga es inmenso,
interminable, insondable.
Alcanzar su final es imposible.
El camino es realmente
el destino.

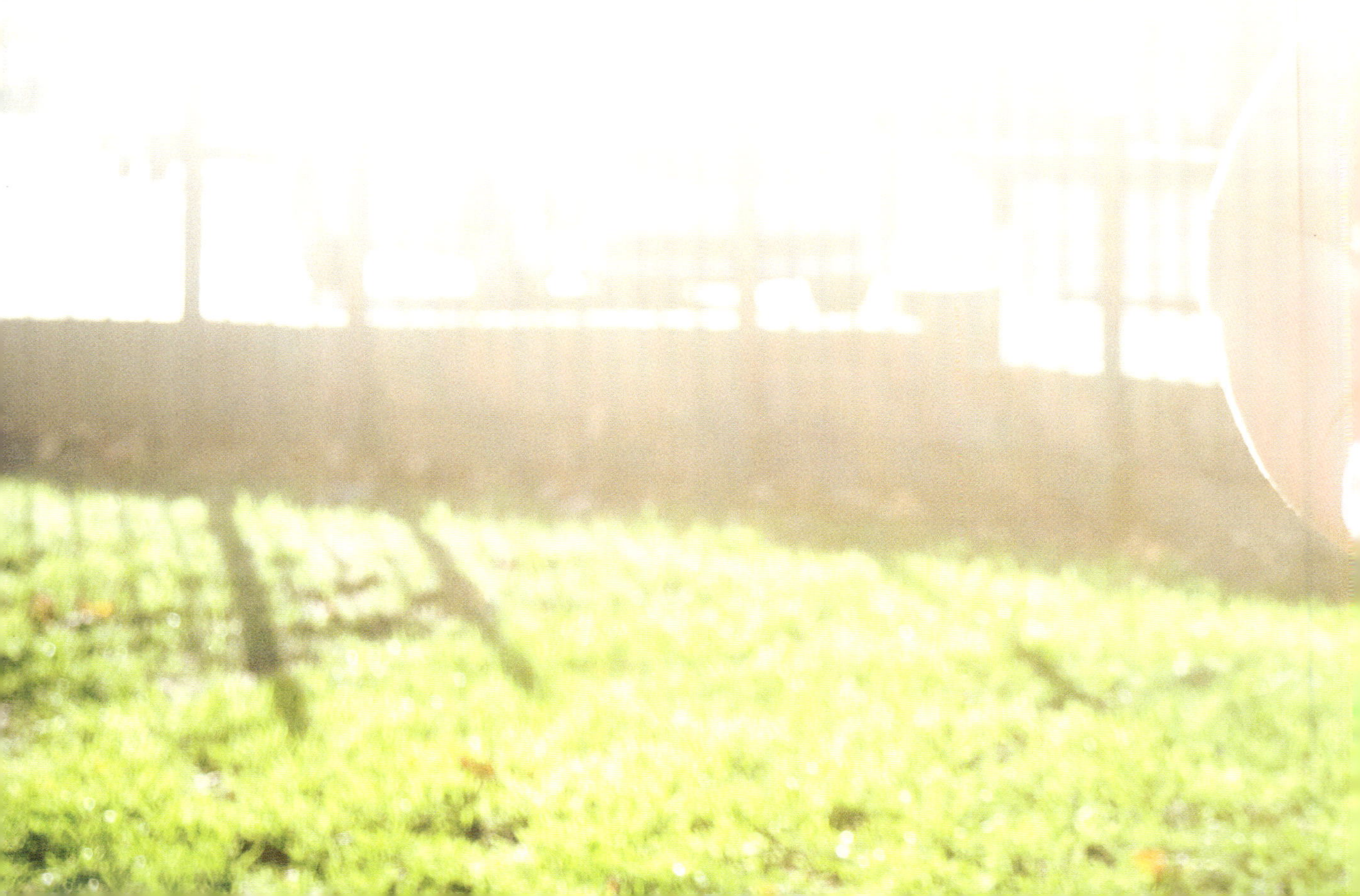

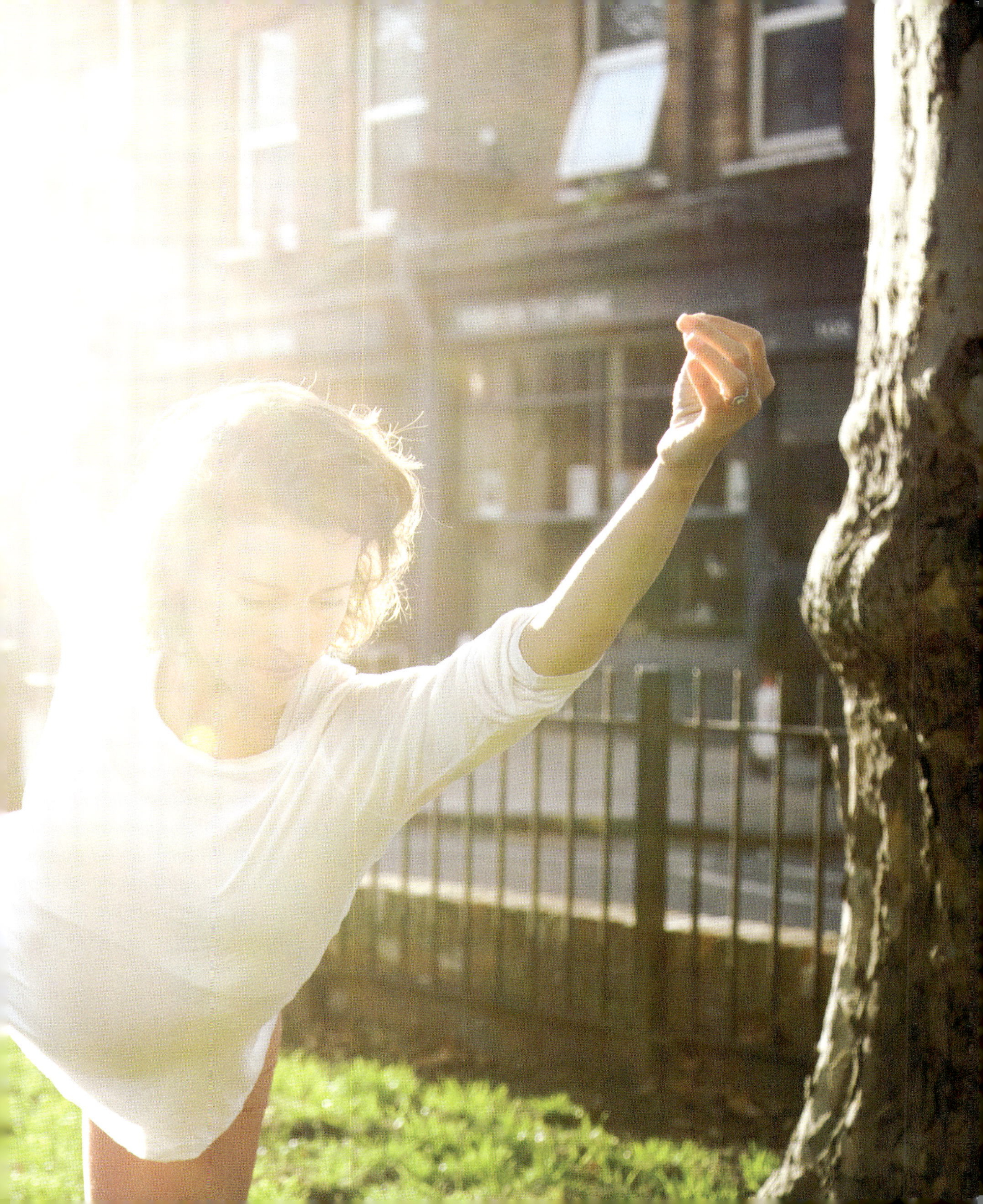

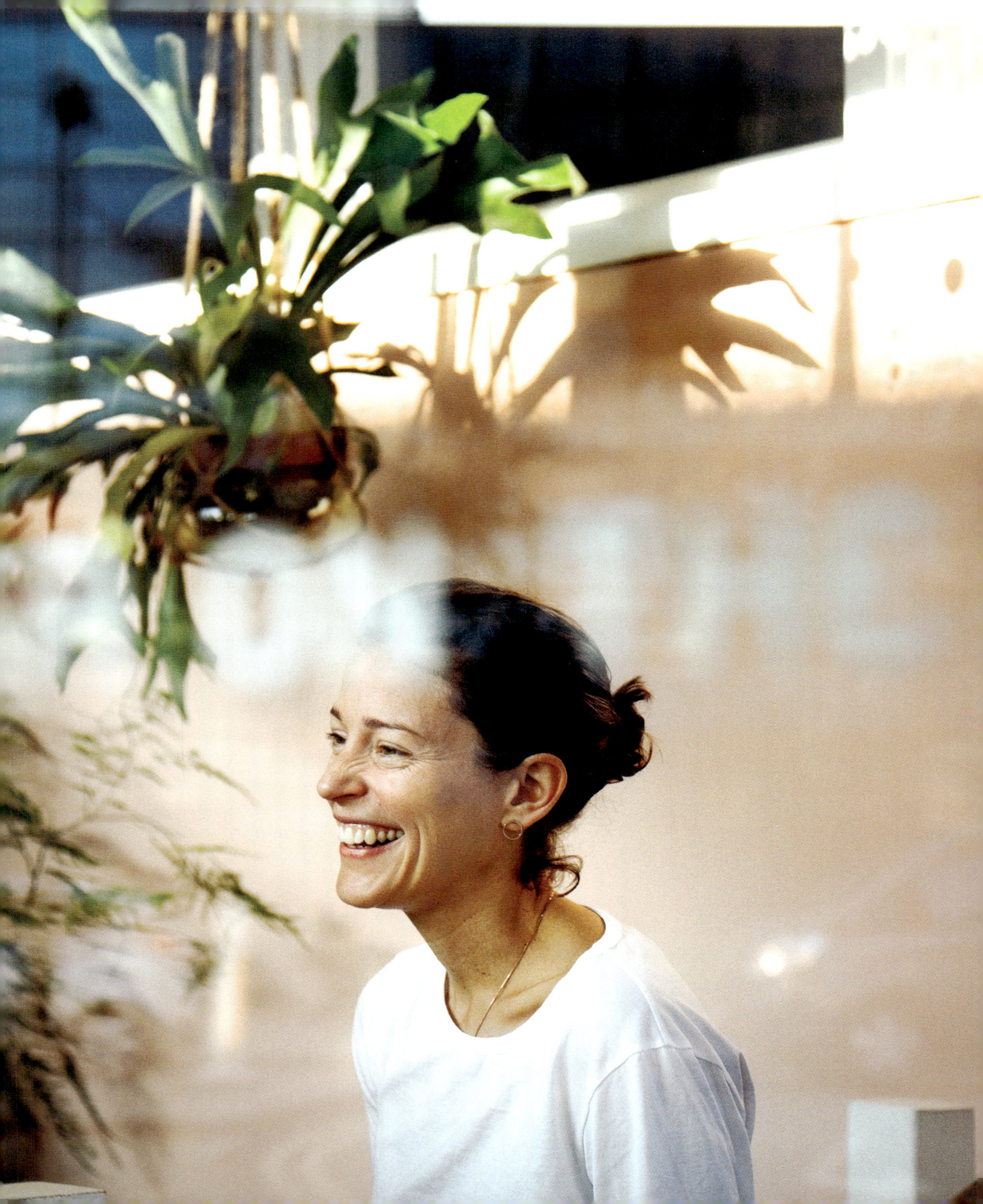

Qué significa el yoga para mí

Recién cumplidos los 21 años, me compré un billete de avión para dar la vuelta al mundo pensando que me embarcaba en un viaje hacia lo desconocido. Había sido un año traumático: una lesión había acabado con mi carrera de bailarina profesional en el Royal Ballet. Años y años de entrenamiento habían perdido todo valor de la noche a la mañana y, por primera vez desde que tenía 10 años, encaraba mi vida como un largo camino sin un destino claro. Por aquel entonces, imaginaba que la aventura sería geográfica y externa, que vendría indexada por los sellos estampados en mi pasaporte y los viajes vividos a lo largo de la ruta. No podía ni imaginar que el gran descubrimiento personal del viaje no iba a estar en el exterior, en algún un paisaje inexplorado, sino en el interior, en las grandes profundidades desconocidas de mi ser. Y la puerta de entrada fue, claro está, el yoga.

Al principio su atractivo fue principalmente físico. Después de más de una década de entrenamiento de ballet con mucho estrés y años de danza en punta, mi cuerpo era un desastre: tenía un quiste en la parte posterior de una rodilla, un pie fracturado, pies artríticos y fatiga suprarrenal. Pero poco a poco y a lo largo de muchas semanas, en pequeños gimnasios de boxeo tailandés y en calurosos estudios en el centro de Honolulú, comencé el proceso de recuperación. Dejé de cojear. Mis hombros se relajaron. Mi pecho se abrió. Mis dedos de los pies se expandieron. Comencé a recordar que mi cuerpo era parte de mí, no solo una herramienta de la que sacar el mayor partido posible.

A medida que vivía este proceso de flexionarme, respirar y prestar una atención radical a cada una de mis acciones, también fui experimentando un cambio más profundo. Mi confianza floreció. Empecé a tener las conversaciones necesarias conmigo misma que me permitieron llorar la vocación perdida. Comencé a aprender cómo aceptarme a mí misma tal como era. Puede sonar cursi, pero me hice amiga de mí misma quizá por primera vez en mi vida adulta.

Según avanzaba, me daba cuenta de que esto era justo lo que tenía que hacer. Al finalizar el año estaba dando clases a jornada completa y no he parado desde entonces. Tras 10 años enseñando yoga por todo el mundo, fundé un estudio en el este de Londres: Yoga in the Lane. Quería introducir a otros en esta práctica que tanto había hecho por mí, además de conectar con profesores y alumnos de yoga de todo tipo para desarrollar una comunidad con propósito. Este libro es una extensión de dicha labor. A mi alrededor veo personas que batallan con las exigencias de la vida moderna: su ritmo, estrés e incesante presión. Pero también veo cómo el yoga ayuda a las personas a desarrollar una forma más sostenible de estar en el mundo. Está claro que esto implica articular una práctica que funcione para el aquí y el ahora, un yoga que esté vivo frente la realidad de la vida, con sus limitaciones de tiempo y horarios febriles. Aquí lo tenéis: *Yoga: un manual de vida.*

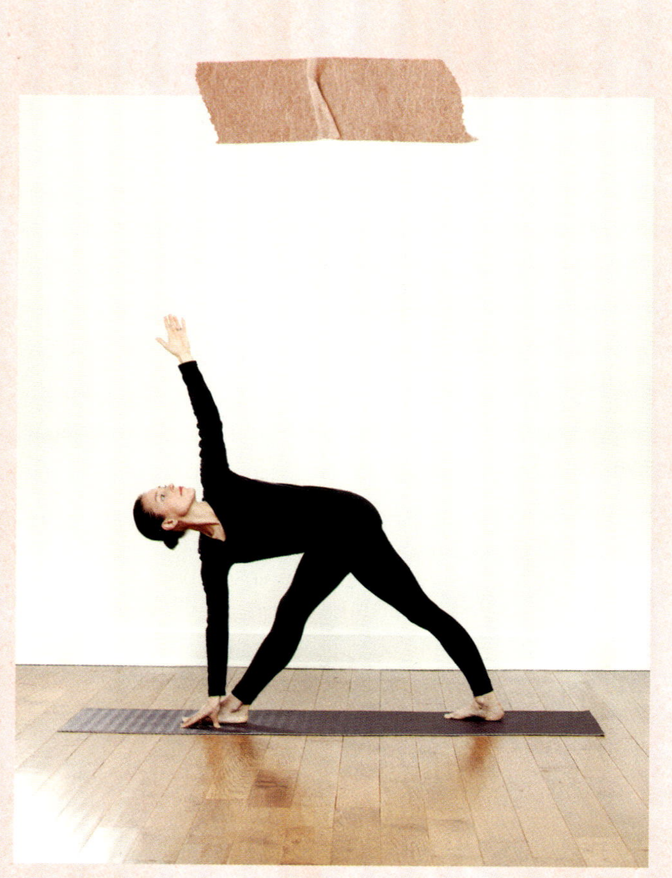

Cómo usar este libro

Llevo enseñando yoga casi 20 años y si algo muy concreto he aprendido es que todavía soy una principiante. El yoga es inmenso, interminable, insondable. Alcanzar su final es imposible. Puede que suene a cliché manido de autoayuda, pero mucho me temo que es verdad: el camino es realmente el destino.

Y a veces es precisamente esto lo que impide a la gente empezar. El yoga parece algo demasiado grande de conquistar, con muchas cosas que aprender: la respiración, el movimiento, la espiritualidad, la filosofía. Pero tanto si acabas de llegar al yoga como si practicas desde hace tiempo, el punto de partida es exactamente el mismo: tú en tu esterilla.

Es en esta unión esencial, con la belleza de su sencillez, en la que me enfocaré en esta guía. Intentar plasmar la enormidad de la práctica en un solo libro sería imposible; su amplitud filosófica y su peso histórico únicamente darían para un tomo de cinco volúmenes. Por lo tanto, este libro no pretende ser la guía definitiva del yoga y sus linajes ancestrales (¡no seré yo quien escriba dicho libro!). Se trata pues de una guía del yoga moderno, en concreto, de sus posturas y de cómo estas se pueden combinar en secuencias que te hagan sentir más tranquila, más feliz y más creativa.

Claro que esto también es muy subjetivo. Lo que viene a continuación se basa en cómo yo practico yoga, en mi experiencia de vida y lo que ha sido bueno para mí y, espero, bueno también para un gran número de alumnos a los que he enseñado. Al igual que he hecho siempre en mis clases con ellos, mi intención al escribir este libro es colaborar contigo para ayudarte a descubrir formas en las que puedas ser tu propia mejor maestra.

Por lo tanto, la mayor parte del libro se compone de bibliotecas de asanas, con instrucciones detalladas sobre cómo entrar en cada una de las posturas más útiles de la práctica, dónde ubicarlas en una secuencia y los errores comunes a tener en cuenta. Es obvio que podrías aprender estas cosas con una profesora en un estudio de yoga, y este libro no busca ser un sustituto de dicha experiencia, sino más bien un complemento, una forma de refinar y darle profundidad a tu práctica a tu propio ritmo.

También busca ser una herramienta para quienes deseen desarrollar una autopráctica que puedan hacer en casa: una forma flexible de autocuidado integrable en esos pequeños espacios que se abren en nuestras vidas modernas tan ajetreadas y tan escasas de tiempo. Por este motivo, las nueve secuencias que aparecen aquí son todas adaptables. Algunas se pueden hacer en tan solo 10 o 20 minutos, o bien pueden servir de base para una práctica más larga si tienes tiempo. Y cada una está centrada en una intención concreta, ya sea liberarte del estrés, energizarte o enraizarte, según tu estado de ánimo y circunstancias vitales.

Para aquellos días en los que incluso 10 minutos de práctica parezcan imposibles, he incluido una lista de prácticas inmediatas o sugerencias de yoga que se pueden hacer en un minuto o dos. Las he llamado «Pequeños cambios, grandes diferencias», pues tienen la capacidad de generar efectos increíbles en poco tiempo.

Incluso antes de llegar a ser madre de dos niños pequeños y ver cómo el tiempo disponible para la práctica casi se esfumaba de un día para otro, siempre he sido partidaria del concepto «poco-pero-frecuente» en el yoga. No solo es más manejable, también está demostrado que aprendemos mejor así. Es más, nuestro sistema nervioso responde a la práctica con mayor disposición de esta manera (es capaz de integrar estas pequeñas recalibraciones y desarrollar una nueva base de referencia más saludable). Los cambios progresivos dan lugar a resultados duraderos. Encuentra espacios pequeños en tu horario (aunque sean cinco minutos) y haz que se conviertan en la puntuación de tu día.

Que sean momentos robados no quiere decir en absoluto que no puedas aspirar a enfocarte con autenticidad. Para ayudar a que así sea, creo firmemente en hacer la práctica sin música. La música es tan evocadora y viene tan cargada de asociaciones y recuerdos, que me impide estar totalmente presente en el momento. Y el objetivo del yoga es estar radicalmente presente, viva y despierta en el ahora. Si vas a escuchar música, escucha música, préstale tu atención incondicional y permanece presente en ella. Y si vas a hacer yoga, haz yoga.

El libro está estructurado según este principio: atención prestada de forma radical, poca pero con frecuencia. No me puedo imaginar a nadie sentándose a leerlo de principio a fin de un tirón. La idea es que lo utilices como guía de consulta para refinar tu práctica cuando lo necesites, pero también como fuente de inspiración, una herramienta a la que recurrir cuando estés buscando un nuevo enfoque, o un ángulo diferente para una secuencia en casa.

Por supuesto, antes de que comiences a montar tus propias secuencias, necesitas familiarizarte con los fundamentos, empezar por las preguntas fundacionales esenciales: ¿qué es el yoga y por qué lo estoy practicando?

—

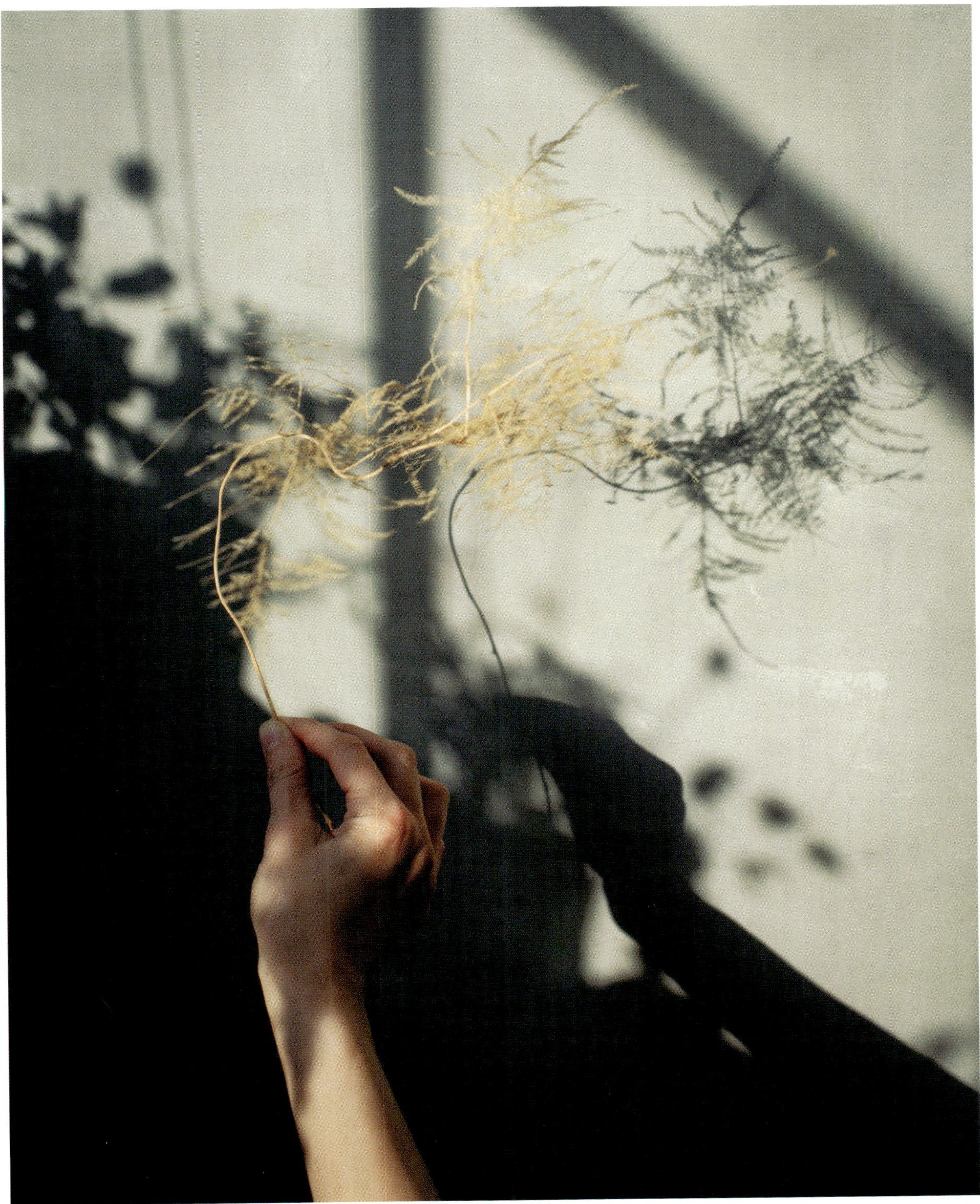

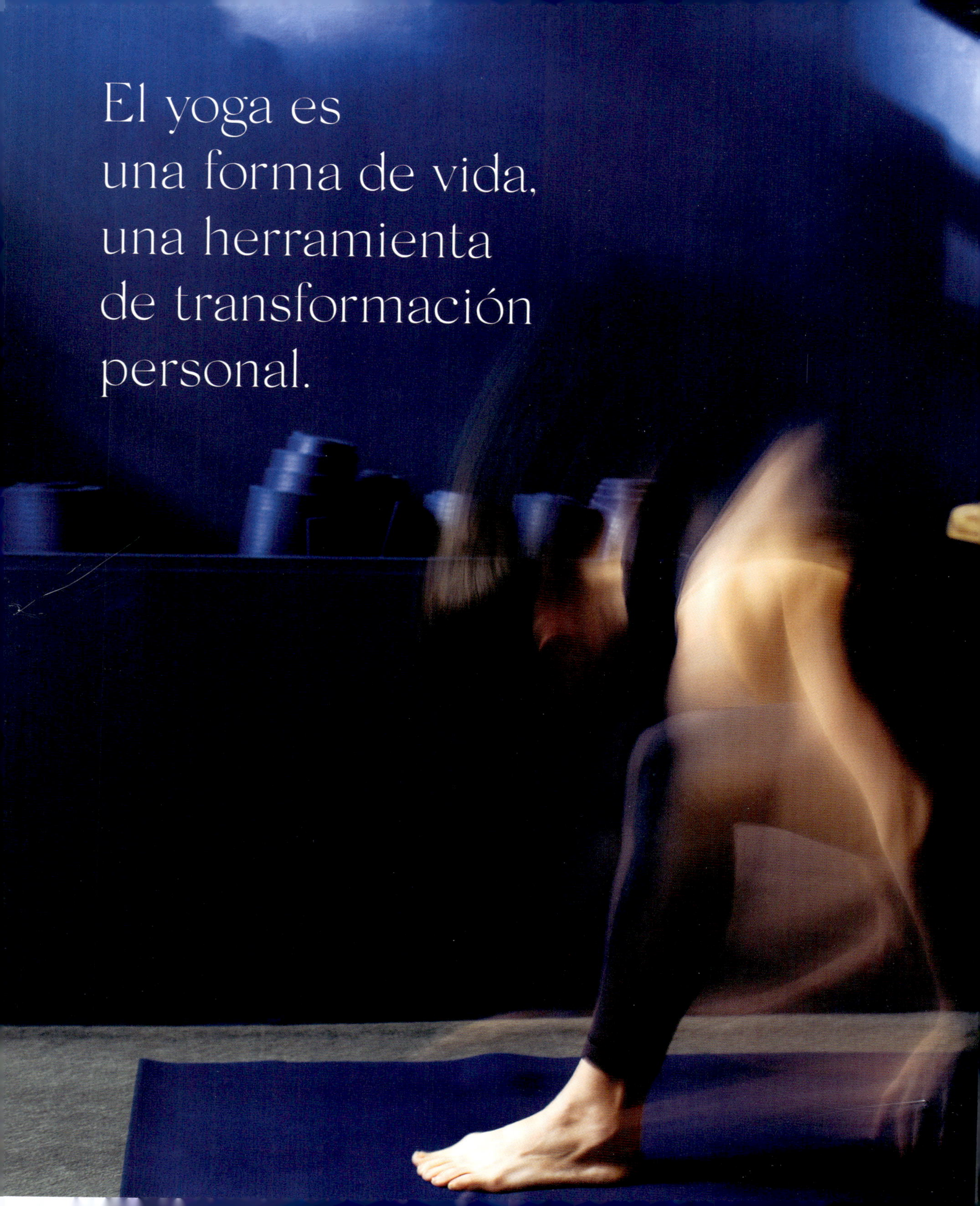
El yoga es
una forma de vida,
una herramienta
de transformación
personal.

Qué es el yoga

Esta es una de esas preguntas que cuando te sientas a pensarlo en serio genera rápidamente otra pregunta más pertinente: ¿qué no es yoga? Porque cuando entras de pleno en el yoga y este comienza a abrirte a nuevas formas de ver o a estimular nuevas formas de pensar, el yoga rápidamente deja de ser algo que solo sucede en la esterilla y se amplía para abarcar todas las facetas de la vida: la espiritualidad, la filosofía, la ética, la compasión, la individualidad, el amor. Sin embargo, a efectos de este libro, me voy a centrar en la práctica física, ya que para la mayoría de las personas este es su camino de acceso al yoga, su punto de entrada, que para algunos se convertirá en un viaje que durará toda la vida. Incluso si eliges enfocarte en el aspecto físico del yoga, no tardarás en darte cuenta de que no hay un solo yoga. Existen docenas de yogas, cada uno producto de los numerosos linajes de la práctica, sus diferentes énfasis y enfoques. Y de nuevo, enfatizo que este libro no pretende hablar definitivamente, solo personalmente.

La práctica física de yoga para mí es *mindfulness* en movimiento, secuencias fluidas y guiadas por la respiración que abren capas de percepción y nos recuerdan que somos almas encarnadas, y que caminamos junto a otros seres afines. He probado muchos estilos de yoga y encontrado que el *Vinyasa Flow* (también conocido como Yoga Dinámico) es el que mejor encapsula esto para mí. *Vinyasa* significa «colocar de una forma especial», una indicación de la precisión y la atención plena que forma parte de su esencia. Pero que fluya no necesariamente significa que tenga que fluir deprisa. El objetivo es un movimiento lento y constante, con especial atención a las transiciones entre posturas. No es de extrañar que, para muchas personas, este enfoque radical de su atención se convierta en un trampolín para un nuevo tipo de relación con ellas mismas. Así se vuelven más compasivas, más receptivas y no se juzgan a sí mismas con tanta rapidez. Lo que a su vez hace, casi necesariamente, que se vuelvan más compasivas con los demás, más receptivas y no juzguen a otros con tanta rapidez. Las implicaciones sociales de este cambio pueden ser sorprendentes a nivel de grupo familiar o de amistades, y creo que algo verdaderamente liberador a nivel de la sociedad. Para estas personas, el yoga se convierte en una forma de vida, en una herramienta de transformación personal. Aunque, claro está, no es algo que ocurra de la noche a la mañana. No se trata de un reto de 30 días. Aquí no hay promesas de milagros instantáneos. No es un ayuno de zumo verde, ni un remedio rápido. Se trata de un conjunto de practicas que pueden convertirse, con el tiempo, en principios de vida.

Hay una gran cantidad de libros excelentes escritos sobre este proceso y sobre los diversos aspectos el yoga: su filosofía, sus linajes históricos y su espiritualidad. Para quienes quieran saber más sobre estos temas, he incluido una lista de Lectura complementaria al final del libro. Sin embargo, de momento nos centraremos en el paso número uno: *mindfulness* en movimiento. Este el principio que da vida a todo lo que sigue.

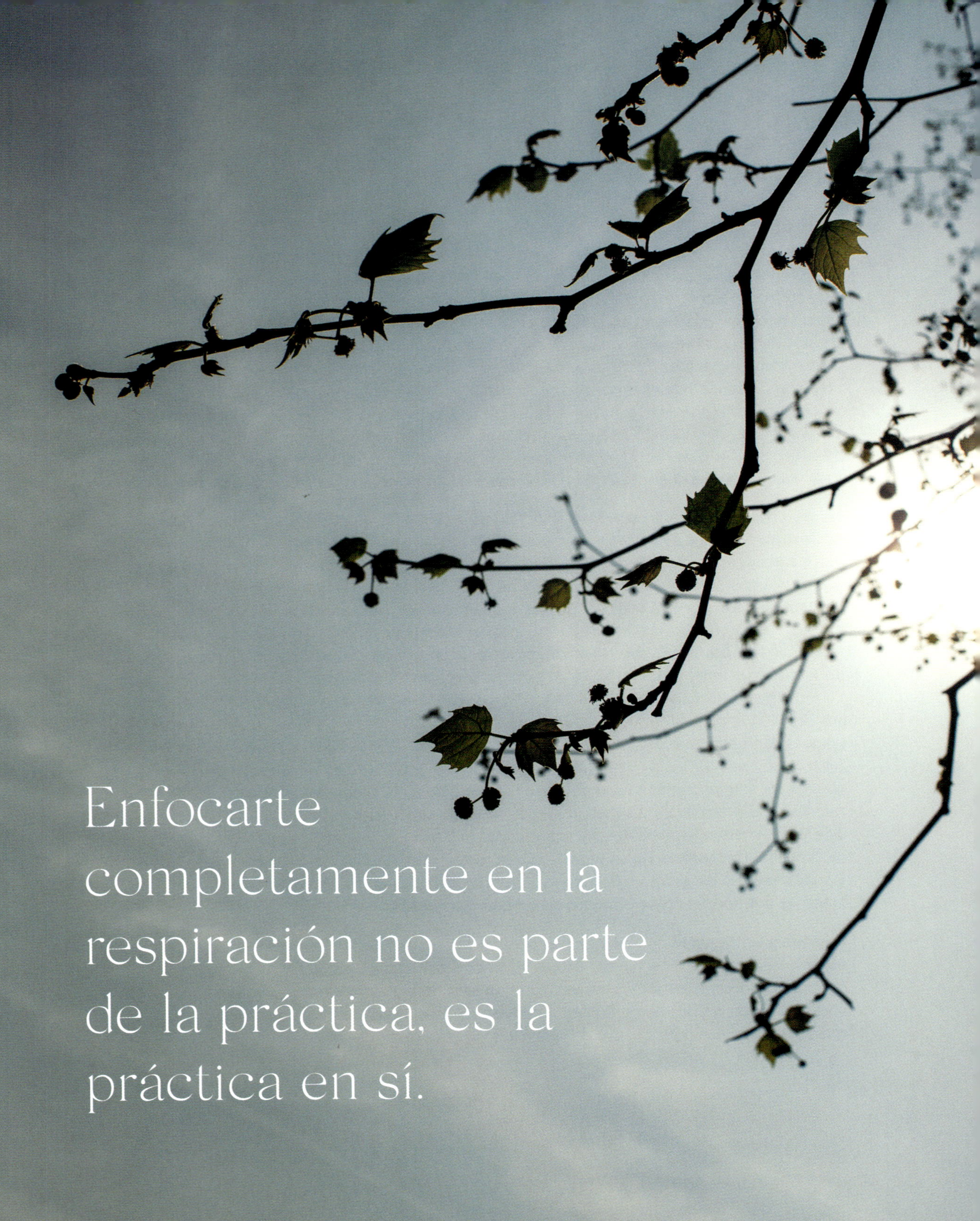

Enfocarte completamente en la respiración no es parte de la práctica, es la práctica en sí.

La respiración lo es todo

Solo cuando la consciencia y la respiración están unidas entre sí puedes comenzar a experimentar el cuerpo a través de la respiración, en lugar de hacerlo a través de la parte del cerebro que piensa y juzga.

Aunque es difícil. No estamos acostumbrados a usar nuestra respiración como herramienta. De hecho, solemos retener la respiración sin darnos cuenta mientras estamos muy concentrados en algo. Lleva tiempo, pero es justo esta forma de actuar la que tenemos de desaprender. Cuando comienzas a practicar yoga, es fácil verte dirigiendo toda la atención hacia la postura, sobre todo si es difícil y ajena a la forma en que te mueves normalmente. Sé de muchas personas (en concreto, mi marido) a quienes les ha resultado casi imposible escuchar las indicaciones y, al mismo tiempo, enfocarse en la respiración. Y de repente, van y lo entienden. No de forma inmediata o definitiva, pero un día tienen un avance y luego, lentamente, con el tiempo, empiezan a darse cuenta de que la respiración puede ser el metrónomo de la práctica y establecer su ritmo, su forma y también su propósito. Porque la respiración crea todas las posibilidades del yoga, sus aperturas profundas, nuevas sensaciones, respuestas... Todo esto es posible gracias a la respiración. La respiración es, en cierto modo, la puerta a tu mundo interior: te permite acceder a capas más profundas de ti misma, más allá de tu lado meramente pensante. Y es radicalmente democrática: cualquiera, en cualquier lugar, puede enfocarse en su respiración y sentirse encarnada de forma inmediata. La respiración empodera. Es una manera de decidir ir más lento y con más calma, de ser más sutil.

Este foco en la respiración ha dado lugar a una gran cantidad de técnicas de respiración yóguica, que cubriré con detalle más adelante en el libro. Entre ellas, el énfasis puede ser diferente: algunas se han creado para desarrollar la concentración y otras, la calma.

Para empezar, no obstante, tu objetivo es sencillo: llevar toda la atención a la respiración para que puedas utilizar este mecanismo inconsciente y sencillo como punto de partida para una nueva relación contigo misma.

—

Liberación y atención plena

Este tipo de atención aplicada de forma inamovible es parte fundamental del yoga. No es algo que solo se aplique a la respiración. Puedes llevar tu concentración inamovible a un solo pensamiento. Por ejemplo, la sensación de cómo se siente la espalda en el perro bocabajo. Hacerlo puede ser muy revelador, pues nos enseña a estar verdaderamente presentes. Enfocarse en una sola sensación crea la posibilidad de sentirla con mayor profundidad, y vivifica nuestra relación con el cuerpo al tiempo que nos permite habitarlo plenamente. Encontrarás que te sientes diferente, te vuelves más consciente de ti misma y, por otra parte, te vuelves más consciente de otras cosas. Más receptiva. Con más capacidad de concentración. En lugar de esa sensación de estar siempre distraídas y no estar nunca presentes, sabiendo que nuestros teléfonos y portátiles pueden transportarnos a cualquier lugar con solo pulsar una tecla, el simple acto de enfocarnos atentamente en un único fenómeno (la sensación en los hombros, la fluidez de la columna vertebral, la expansión del suave paladar) nos permite restar intensidad a lo demás, dejar de prestarle atención y simplemente ser.

Es fácil imaginar que esta zonificación implacable pudiese oscurecer una visión más amplia, pero el yoga requiere una especie de movimiento de ir y venir entre un enfoque acotado y un gran angular. Enfocarse realmente en algo (la columna vertebral, por ejemplo, o la respiración) hace que sea casi imposible no apreciar el nivel de interconexión que existe en nuestros cuerpos. Concéntrate en la alineación de tus vértebras y no podrás evitar notar cómo tu postura afecta a todo, desde cómo se sienten los dedos hasta tu estado de ánimo, tu propio sentido de ti misma.

Lejos de ser un proceso incierto, resulta ser el punto de partida para una especie de empatía universal. Todas y cada una de nosotras, cuando nos despojamos de todo, somos básicamente simples cuerpos que respiran. Todas somos una.

—

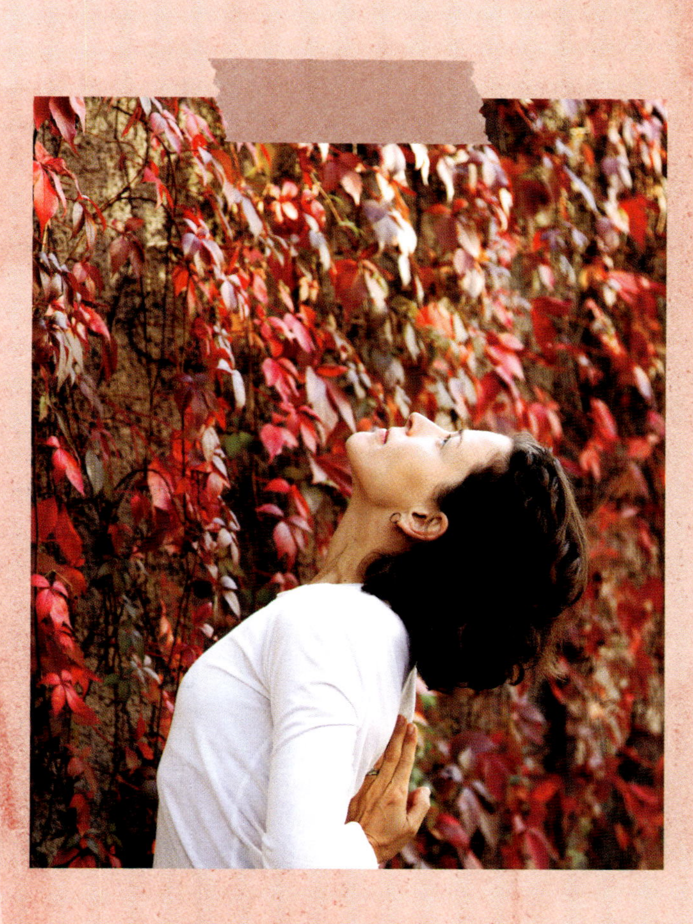

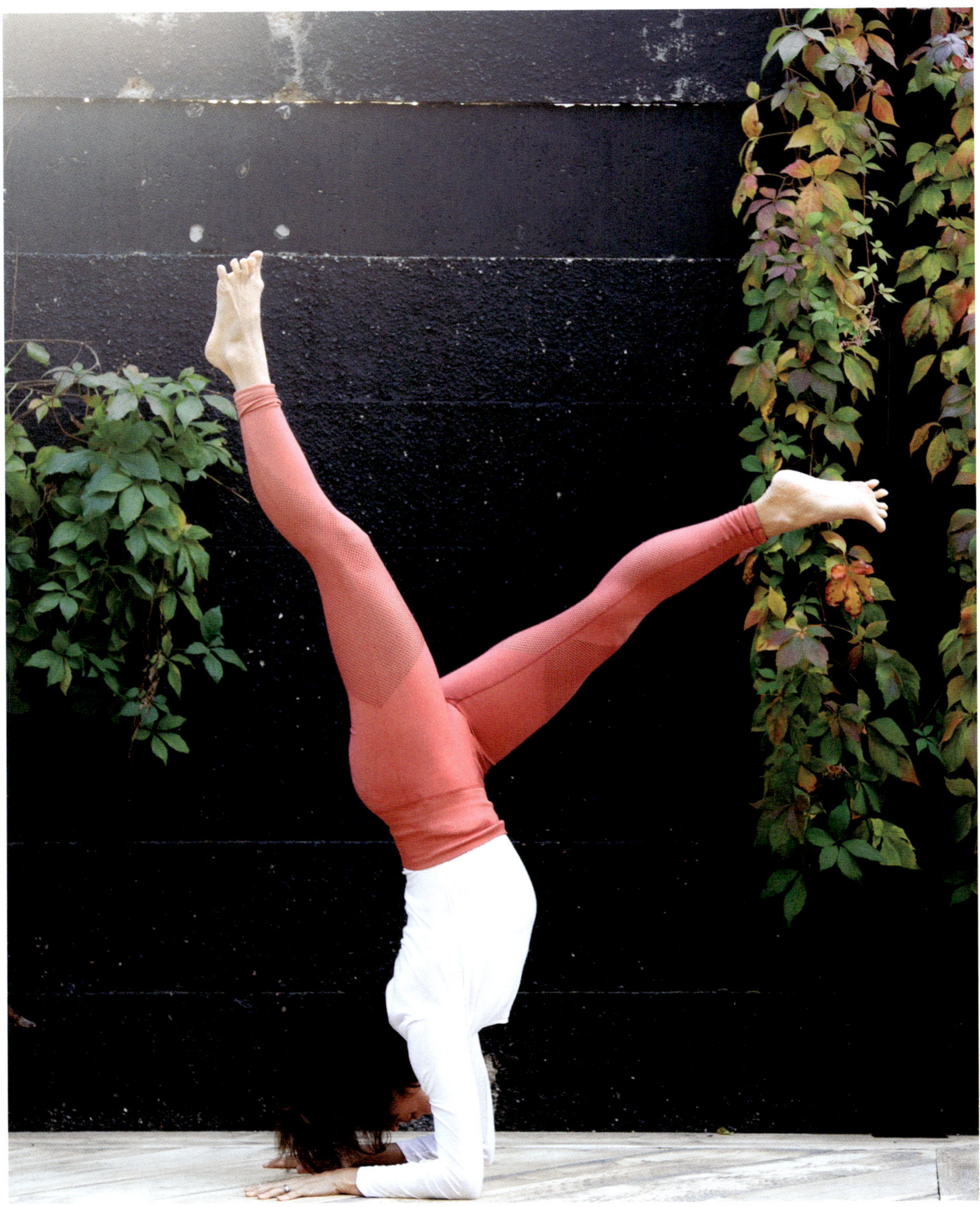

La búsqueda del equilibrio

La gente siempre piensa que el yoga es la búsqueda de equilibrio. Y así es, pero no necesariamente del tipo de equilibrio que muchos imaginan. Es cierto que algunas posturas implican literalmente intentar mantener el equilibrio (por ejemplo, el bailarín o el árbol), pero el objetivo aquí no es el equilibrio como fin en sí mismo. De hecho, suelo encontrar personas que se han convencido de que el yoga no es para ellas porque no pueden mantener el equilibrio sobre una pierna (no poder tocarse los dedos de los pies es otro argumento recurrente). Por supuesto, la realidad es que caerse es tan parte del equilibrio como no caerse; ambos son parte de un proceso, de un continuo. El objetivo de estas posturas es la concentración que exigen, su capacidad para transportarte a un estado de ser diferente. Esto nos acerca más a los tipos de equilibrio que el yoga propone, que son todos metafóricos y no literales. El núcleo de dichos equilibrios es la interacción entre los elementos clave de la práctica: el dinamismo y la quietud. Practicar consiste en buscar armonía entre ambos. Demasiada fuerza y perderás de vista la naturaleza atenta y meditativa de la práctica; poca fuerza y no tendrás suficiente energía para una transformación real. Cuando yo empecé a hacer yoga, seguía con mentalidad de bailarina. Me esforzaba, me empujaba y luchaba por ser mejor. Imaginaba que se trataba de otra cosa que se me daría bien con solo poner el esfuerzo necesario. A los tres años de practicar, llegué al punto de verme compitiendo en los Campeonatos Mundiales de Bikram, después de haber ganado la competición en el Reino Unido logrando una postura completa de la langosta con los pies a ambos lados de las orejas.

Afortunadamente no tardé en darme cuenta de que eso no solo era insostenible y temerario, sino que ni siquiera era yoga. La práctica debía orientarse a la búsqueda del equilibrio, no a ejecutar un equilibrio.

Y lo que hace que la práctica sea tan apta para lograr ese equilibrio es la forma en que puede adaptarse para satisfacer tus necesidades en un día concreto. ¿Te sientes aletargada y desganada? Te puede dar energía. ¿Te sientes volátil y desenraizada? Puedes utilizarla para enraizarte. Uno de los caminos más cortos para lograr este tipo de equilibrio es establecer una intención al principio. Moverse con una intención consciente le da un impulso determinado a tu práctica: tienes la sensación de que tu energía se eleva, por ejemplo. Sientes ligereza. Claridad.

Es más, la intención que estableces al principio de la práctica puede ir profundizándose y no limitarse a pensar sobre la dirección del flujo energético. Puedes escoger, por ejemplo, sentirte agradecida. Y entonces la práctica se convierte en una comunión profunda con tu ser físico, un reconocimiento de tu privilegio y una afirmación de tu humildad frente a él.

Aceptación radical

—

Esta necesidad de equilibrio permea la totalidad de la práctica. Uno de los principales equilibrios es el que se da entre la complejidad y la simplicidad. Es fácil obsesionarse con las posturas de yoga avanzadas, imaginarse que el objetivo de la práctica es pasarse las piernas por detrás de la cabeza y cuanto antes mejor. Está claro que no hay nada de malo en desarrollar tu práctica, pero la mayoría de los beneficios del yoga provienen de hacer las cosas simples de manera hermosa, con gran atención y cuidado. Un Perro Bocabajo considerado, sentido con sinceridad y que haya sido perfeccionado a lo largo de años, tiene tanto que enseñarnos como cualquiera de las posturas más complejas. Mi práctica actual refleja esto. Me paso mucho tiempo en la postura del niño cuando mi cuerpo lo necesita (y lo necesita con frecuencia). Mis secuencias son sencillas, creadas pensando en nutrirme y no en competir.

Esto nos lleva de forma natural a otra verdad esencial sobre la práctica: no está orientada a lograr objetivos. Vivimos en una cultura obsesionada con los resultados cuantificables. Y en ningún otro ámbito es tan cierto como en el mundo del *fitness*, donde se suele meter al yoga torpemente con calzador. Pero el yoga no es ejercicio. No se trata de esculpirse un cuerpo perfecto ni de cuántos pasos has caminado en un día. Sus beneficios no son cuantificables. De hecho, aun cuando el yoga tenga numerosos beneficios reales (genera verdadera fuerza de centro, mejora la flexibilidad y ayuda a gestionar el estrés), es el opuesto del ejercicio. Porque el yoga no es una herramienta de superación personal, sino que busca cultivar lo que la genial psicóloga norteamericana Tara Brach ha denominado aceptación radical. En todas nosotras habita una crítica interna que nos juzga constantemente, que lista nuestros fallos y nos regaña por no ser perfectas. El yoga busca aquietar esa crítica interna, ¡sin esperar silenciarla completamente algún día! En yoga buscamos aprender a aceptar que somos quienes somos, que nuestro cuerpo es nuestro cuerpo y que ninguno de los dos será perfecto, pero que ambos merecen ser amados, exactamente tal y como son. Con todas sus imperfecciones. Esto puede parecer simplista, incluso trivial, pero es el primer paso fundamental hacia una relación más sincera con nosotras mismas. Que es el primer paso hacia una relación más empática con nosotras mismas. Que es, a su vez, la base de un mundo más empático.

—

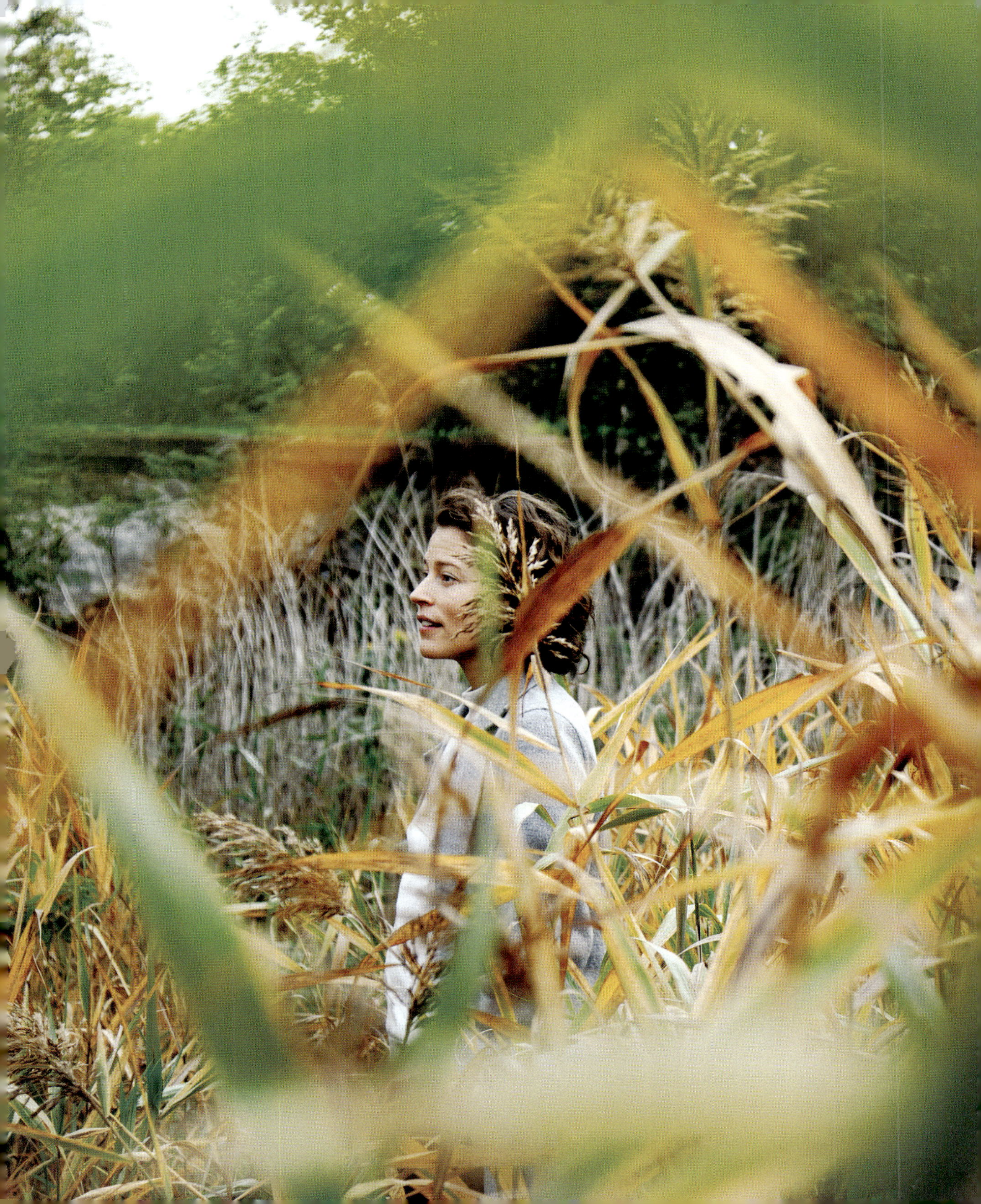

Primeros pasos

No te obsesiones con crear el entorno perfecto. Claro que es agradable si puedes poner una luz tenue y quemar lindos inciensos en sereno silencio, pero puedes sacar el mismo partido de la práctica con tu esterilla colocada en el espacio que hay a los pies de tu cama y con el tráfico atronando fuera. Todo lo que necesitas es una superficie plana y estar abierta a indagar en ti misma.

Ropa

Puedes practicar yoga con cualquier prenda cómoda que te permita moverte libremente (mallas, pantalones cortos, pantalones de chándal, la mayoría de los tops), pero asegúrate de llevar ropa adecuada para todo el tiempo que vas a pasar practicando (tu temperatura bajará de forma natural a medida que te relajas para descansar). Quizá desees añadir una capa adicional de abrigo si haces muchas posturas restaurativas al final de tu secuencia. Intenta evitar las prendas sueltas y muy abiertas, ya que podrías engancharte con la mano o el pie en los pliegues durante algunas posturas. Para muchas mujeres, llevar un sujetador deportivo es crucial, sobre todo si haces una práctica dinámica. Es mejor no llevar calcetines cuando practicas, pues limitan tu capacidad de agarre a la esterilla, aunque puede resultar agradable tener un par a mano para mantener los pies calientes si vas a hacer una larga y deliciosa savasana.

Accesorios

En la mayoría de los estudios encuentras disponibles diversos tipos de accesorios (blocs y ladrillos de espuma dura, cinturones de yoga, antifaces para los ojos para tapar la luz y *bolsters* rellenos de trigo sarraceno) para ayudar a los alumnos a entrar en las posturas y proporcionarles apoyo cuando lo necesiten. Muchas no tendréis estos accesorios en casa, pero os será fácil encontrar sustitutos entre los objetos cotidianos. Los blocs y ladrillos son solo formas ligeras de proporcionar un poco de peso; un libro grueso de tapas duras tendría una función similar. Los cinturones de vestir pueden hacer bien de cinturones de yoga; los cojines son sustitutos de *bolsters* totalmente adecuados. Las almohadillas para los ojos son baratas, pero un antifaz puede sustituirlo. A mí me gusta tener seleccionadas las cosas que voy a necesitar antes de comenzar, para que estén a mano y pueda alcanzarlas sin interrumpir el transcurso de mi práctica.

Cuando NO hacer yoga

Consulta siempre con tu médico antes de empezar cualquier tipo de disciplina física, especialmente si estás tomando medicación o sufres una afección crónica. Si tienes alguna lesión o desarrollas problemas recurrentes en cualquier parte del cuerpo, ve a un fisioterapeuta u osteópata cualificado antes de continuar con tu práctica.

Señales de aviso y saber cuándo parar

Las secuencias de este libro están diseñadas para ser accesibles y son relativamente sencillas, pero si empiezas a sentir que te falta el aliento o te mareas, que tienes palpitaciones cardíacas o cualquier tipo de dolor, deja de practicar inmediatamente. Si experimentas cualquiera de estos síntomas, consulta con un médico. Si te dan el visto bueno para practicar, hazlo con un/a profesor/a de yoga con experiencia, ya sea en clases privadas o grupales, antes de retomar tu práctica en casa. Al intentar algo nuevo que implica moverte de formas en que antes no te has movido, podrías sentir incomodidad a medida que tu cuerpo se va acostumbrando a los nuevos patrones de movimiento. No siempre es fácil valorar hasta qué grado se debe aceptar la incomodidad (diferentes personas tienen diferentes niveles de tolerancia), pero es imprescindible que pares si la sensación se convierte en dolor en cualquier momento.

Yoga y embarazo

Las mujeres que no hayan hecho mucho yoga no deberían empezar ninguna disciplina física nueva durante el primer trimestre de su embarazo. Una vez pasado el primer escáner y cuando al ginecólogo le parezca adecuado que comiences con tus clases de yoga para embarazadas, te recomiendo encarecidamente que vayas a un grupo u organices una sesión privada con un/a profesor/a de yoga especialista en embarazo, en lugar de probar la autopráctica. Este no es un libro de yoga para embarazadas y algunas de las posturas no son adecuadas durante el embarazo.

Comer y beber

Si comes antes de practicar, asegúrate de que es solo algo ligero. Es mejor no comer nada en la media hora anterior a la práctica (¡a no ser que tengas hipoglucemia o, como es mi caso, diabetes tipo 1, y lo necesites para tu azúcar en sangre!).

Aunque es muy importante mantenerse hidratada, no es buena idea beberse un litro de agua antes de hacer torsiones e inversiones. Lo mejor es tomar pequeños sorbos de agua y tener una botella a mano para poder rehidratarse adecuadamente tras la práctica.

Después del yoga

Siempre es aconsejable tomarse las cosas con tranquilidad justo después de la práctica; recuéstate sobre un lado, pausa ahí un momento y luego levántate lentamente y con estabilidad de tu savasana. No te apresures a conducir o a montar en bicicleta, sobre todo si tienes presión arterial baja. Date un momento para aclimatarte y recomponerte. Tómate un vaso de agua y bebe mucho a lo largo del día.

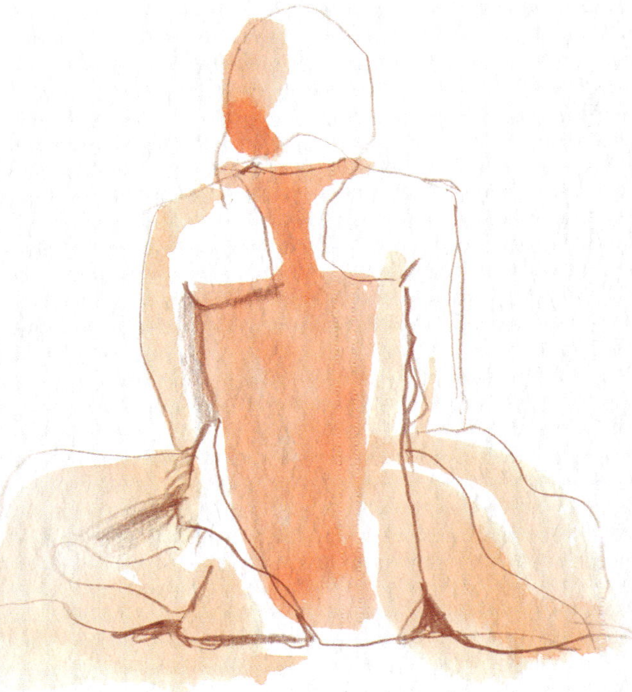

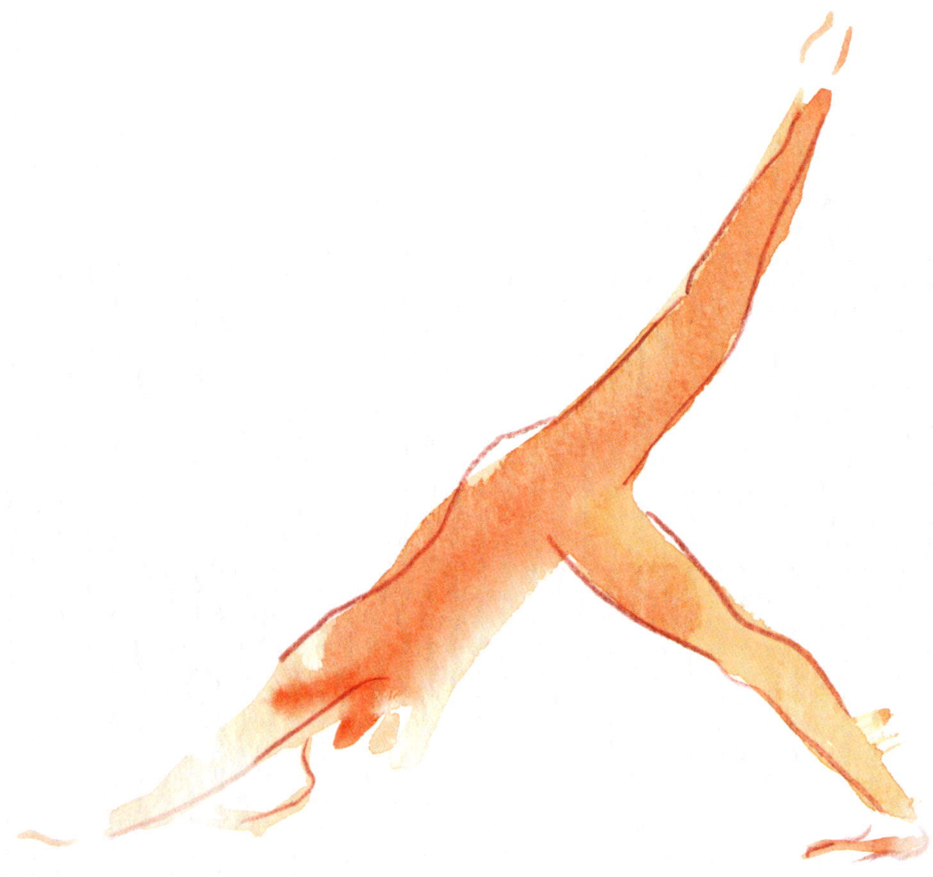

Aprovechar al máximo las instrucciones

Cuando describo una postura complicada y en aras de la claridad, utilizo derecha e izquierda para designar el brazo o la pierna que hay que mover. Invierte las instrucciones cuando estés trabajando con el otro lado del cuerpo. No hagas un sobreesfuerzo tratando de realizar alguna de las posturas de las imágenes. Sé generosa contigo misma y admite que todavía puedes obtener grandes beneficios de una flexión independientemente de si puedes o no tocarte los dedos de los pies. Y recuerda siempre que todas las posturas se verán diferentes en cuerpos diferentes.

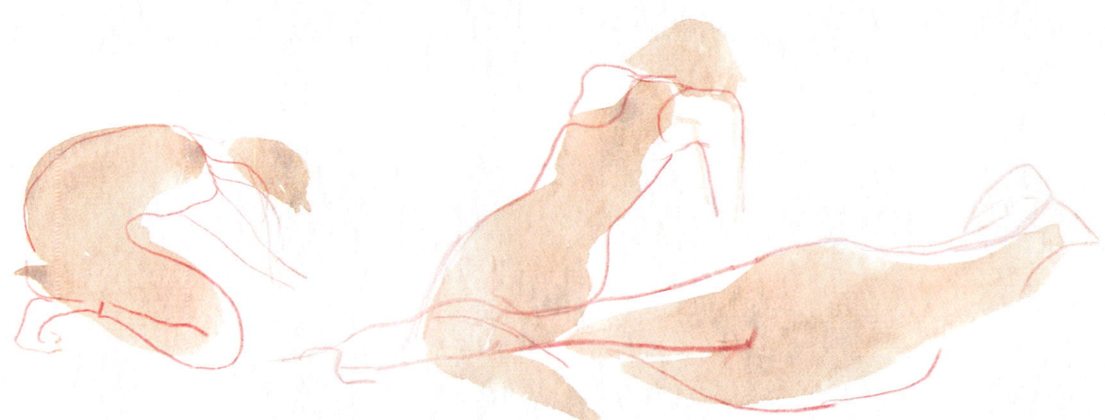

Seguir las secuencias

Las posturas están numeradas secuencialmente de izquierda a derecha a lo largo de las dos páginas. Síguelas en dicho orden. Cuando llegues a los apuntes de los «Tres vinyasas esenciales», fluye por las posturas que los componen tal y como se describe en las páginas 54-59. También verás que, escritos verticalmente de abajo arriba al lado de algunas de las imágenes, hay subtítulos que te informan de dónde estás dentro de las secuencias y te aportan un sentido del arco natural de la práctica. Piensa en ellos como una base útil cuando llegue el momento de crear tus propias secuencias. Un símbolo circular con «I+D» significa que la postura se debe practicar en ambos lados.

Al final de cada secuencia, he prestado atención especial a la postura de cierre (el descanso final). Con ello espero recordarte que terminar con un descanso meditativo es parte esencial de cada secuencia.

Términos de yoga de uso frecuente

Sistema nervioso simpático

Nuestro sistema nervioso autónomo está compuesto de dos partes (tres si se incluye el cerebro visceral). La primera parte, el sistema nervioso simpático, al que a menudo nos referimos como modo de «lucha/huida», controla las respuestas del cuerpo ante una amenaza percibida. Pasamos gran parte de nuestro tiempo en este modo.

Sistema nervioso parasimpático

La segunda parte del sistema nervioso es la función de descanso y digestión, donde experimentamos el descanso profundo.

Línea central

La línea que recorre el cuerpo en sentido descendente desde la coronilla hasta un punto entre ambos pies.

Sacro

Un cúmulo triangular de huesos donde las vértebras inferiores se han fundido. Puedes sentirlo justo en la parte trasera de la pelvis.

Isquiones

Los huesos en los glúteos que puedes sentir cuando te sientas.

Dedos de la paz

Los dedos índice y medio que se suelen utilizar en yoga para enganchar.

Yemas de los dedos

Las zonas suaves y acolchadas donde están las huellas digitales.

Dorsiflexión

El acto de tirar de los dedos de los pies hacia las espinillas utilizando la parte alta del pie (lo contrario de poner en punta los dedos de los pies, que es la flexión plantar).

Colocar la pelvis en neutro

No sacar ni meter los glúteos. Colocar la pelvis en una posición neutra permite que todas las curvaturas naturales de la columna vertebral estén presentes.

Bascular

Elevar las puntas de las caderas y acercarlas hacia el abdomen, acortando la parte anterior del cuerpo y alargando la parte posterior.

Apuntar

Mantener las articulaciones alineadas entre sí, p. ej., la rodilla directamente sobre el tobillo en un corredor.

Apilar

Poner una cosa encima de otra, p. ej., el tobillo sobre la rodilla derecha en la postura del leño ardiente.

Enlace

Una vez que hayas pasado, digamos, los brazos alrededor de las piernas, el enlace es el agarre de las manos.

Medio enlace

Pasar el brazo por detrás de la espalda para que el reverso de la mano quede al ras con la base de la columna o el pliegue de la cadera.

Flexionar

Dejar colgar el torso por delante de las piernas.

Corredor

Un paso del largo de una pierna con los pies paralelos, la rodilla delantera flexionada y la pierna trasera estirada.

Estiramiento diagonal

En lugar de estirarse hacia delante, inclinarse en un ángulo de 45 grados para crear más longitud en el costado del cuerpo.

Círculos de cabeza y cuello

Hacer girar suavemente la cabeza hacia un lado, hacia atrás, hacia el otro lado y hacia delante.

Respiración lateral

Dirigir la respiración hacia los costados del cuerpo. Puedes colocar las manos en el lateral de las costillas y sentir la respiración elevándose y descendiendo en ellas.

Respiración abdominal

Suavizar el abdomen para que el diafragma se pueda mover con libertad. Si estás tumbada sobre la espalda, al inhalar, el abdomen se elevará y al exhalar, descenderá.

Dualismo mente-cuerpo

La idea, mayormente asociada con la filosofía de René Descartes, de que la mente y el cuerpo son dos entidades diferenciadas. Pocas cosas se oponen a esta idea más sucintamente que la práctica de yoga.

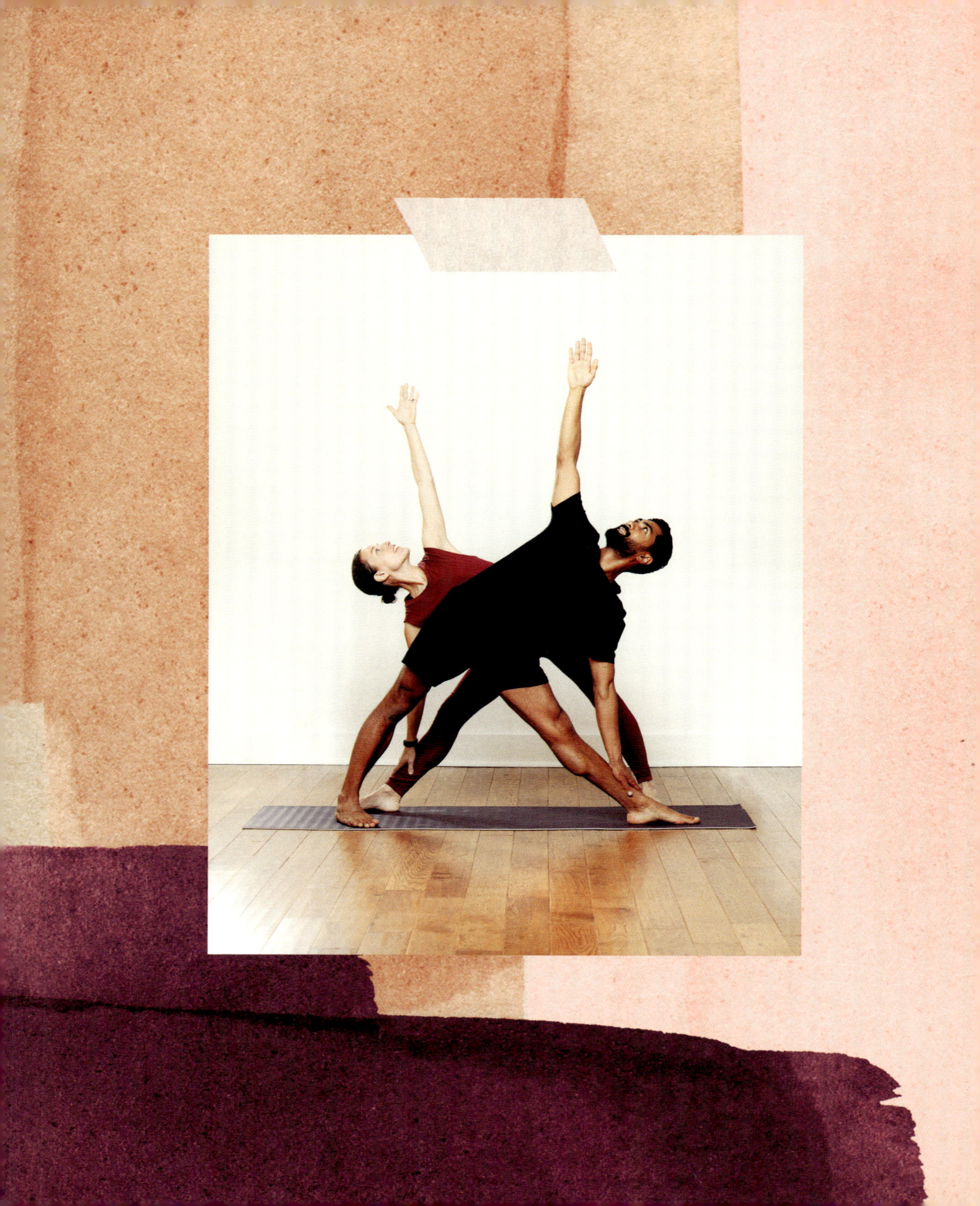

Posturas de pie

—

1/8

Las posturas de pie son yoga dinámico en su formato más simple: tú en tu esterilla, con los pies enraizados en el suelo y reafirmando tu conexión con la tierra. Estas posturas son abordables y accesibles, y constituyen una estupenda manera de establecer estabilidad, de generar fuerza y de recordarte que eres un cuerpo sintiente, que vive en el mundo y pertenece a él. Pero también ofrecen infinitas posibilidades y la oportunidad de extensión, de crear espacio y de disfrutar de las vistas.

Postura de la montaña

Tadasana

Con los pies juntos, o bien separados al ancho de las caderas, utiliza esta asana fundacional para asentarte en tu cuerpo. Siente las piernas que caen hacia abajo desde la pelvis y conectan con las cuatro esquinas de los pies. Extiende los dedos de los pies y siente sus arcos, las partes internas, los bordes externos y el puente horizontal. A medida que llevas la atención en dirección descendente hacia los pies, observa la energía ascendente dinámica recíproca que se eleva a través del torso y que levanta y tonifica el suelo pélvico. Siente el ombligo recogerse levemente hacia dentro y hacia arriba cuando exhalas. Desde este lugar de estabilidad y quietud dinámica, respira hacia el abdomen, llenando la parte posterior de los pulmones y elevando y separando las costillas traseras de la pelvis para crear longitud y una sensación de consciencia tridimensional en la columna. Alinea el pecho sobre la pelvis y la cabeza sobre el corazón. Siente las relaciones que se establecen en el cuerpo a medida que se apila físicamente. Permite que la piel del cuello se suavice y que el pecho se ensanche; deja también que los brazos se sientan pesados y caigan desde los hombros. Sé consciente de la sensación de la respiración a medida que crea la impresión de espacio debajo de las clavículas y a través de ellas. Mientras los brazos se van soltando hacia abajo, sigue la sensación hasta las palmas y los dedos de las manos. Deja que la presencia plena te oriente dentro de tu paisaje interno individual.

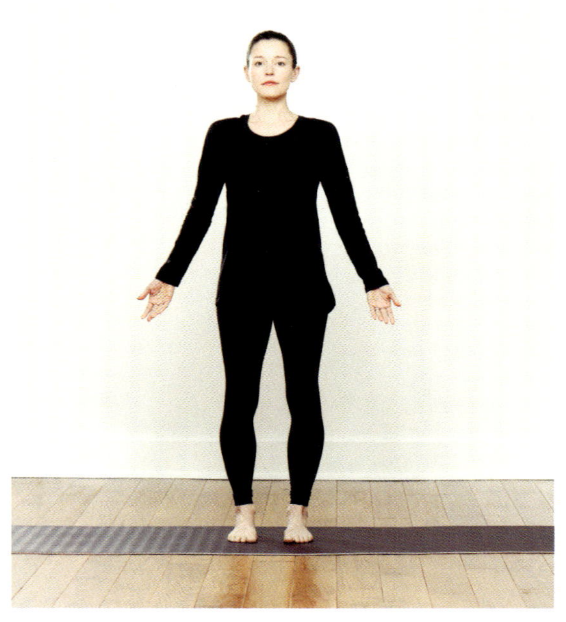

Variante con las manos elevadas

Desde la postura de la montaña, eleva los brazos por encima de la cabeza. Siente la conexión entre los brazos y los omóplatos, que se van deslizando hacia arriba por la espalda. Lleva la mirada hacia el espacio entre las manos. Mantén las palmas mirándose entre sí y los dedos extendidos con viveza.

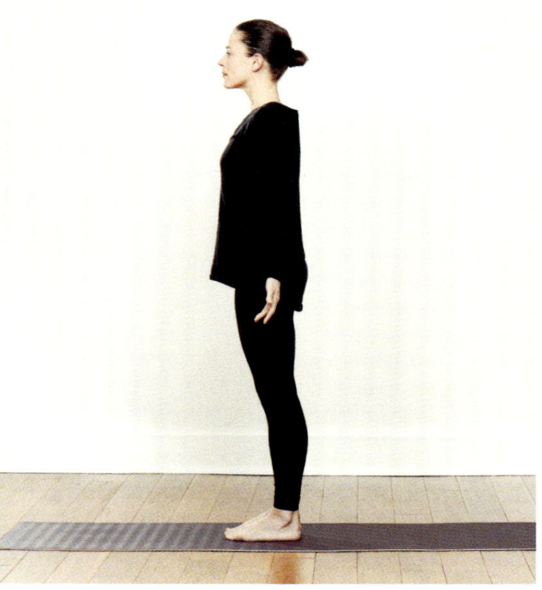

Flexión lateral de pie

Parsva Urdhva Hastasana

Empieza de pie, con los pies debajo de la pelvis y el peso distribuido de manera uniforme desde los dedos hasta los talones. Asegúrate de que las piernas están activas, abrazando con la musculatura de tus muslos a los huesos, y manteniendo las rodillas sin bloquearlas. Respira y, al inhalar, eleva los brazos por encima de la cabeza. Agarra la muñeca izquierda con la mano derecha y luego, al volver a inhalar, utiliza el agarre para crear longitud estirando toda la zona que va desde los pies hasta las puntas de los dedos de las manos. Al exhalar, utiliza la mano derecha para guiar a la izquierda según te inclinas hacia la derecha. Al inclinarte, mantén la cabeza en línea con la columna y los ojos mirando hacia el suelo o directamente al frente. Imagina que el costado del cuerpo es un arco iris con las costillas abriéndose en abanico. Permite que el pulso de la respiración te vaya introduciendo en la postura y sacando de ella. Al inhalar, resta algo de profundidad a la inclinación y, al exhalar, entra un poco más profundo en ella. Siente la totalidad del cuerpo respirando tu forma, como si cada una de tus células fuese un pulmón.

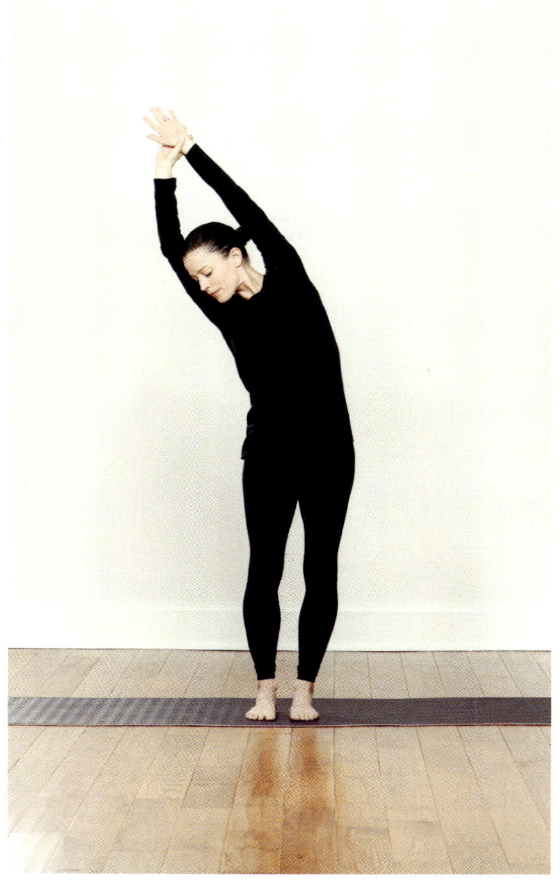

Nota de práctica

No vayas al límite más extremo de tu estiramiento (evita descargar las costillas sobre las caderas).

Si te sientes excesivamente estimulada y ansiosa, bajar la mirada al suelo y suavizarla puede transformar la experiencia en estas posturas de pie.

Postura de la silla

Utkatasana

Con los pies juntos o separados al ancho de las caderas, flexiona las rodillas y siéntate hacia atrás, hacia los talones, al tiempo que dejas caer las caderas como si te sentases en una silla. Extiende la columna hacia arriba y eleva las manos por encima de la cabeza, girando hacia dentro en espiral los dedos meñiques y alineando los bíceps con las orejas. Fija la mirada en un punto en el suelo o elévala hacia las manos, y exhala en línea con tu mirada. Si tienes alguna lesión o molestia en la espalda baja, prueba a practicar con los pies separados al ancho de las caderas y un bloc entre los muslos; hacerlo te ayudará a fortalecer la conexión muslo interno-centro y a mantener la alineación de las rodillas sobre los dedos de los pies. Puedes tener las manos separadas y crear más espacio para los hombros, o bien mantener las palmas de las manos juntas para generar calor y disciplina. Si tener los brazos extendidos por encima de la cabeza causa molestias, prueba a colocar las manos en los muslos (mi variante preferida) y a presionar los muslos entre sí para crear una sensación de fuerza y estabilidad.

Nota de práctica

Enraízate a través de los talones, expándete y afiánzate desde el dedo gordo del pie al dedo pequeño. Si sientes que los hombros se empiezan a encoger, separa más los brazos. Si mirar hacia arriba crea demasiada tensión en el cuello o estrés en la respiración, permite que la mirada descienda.

Fallos de alineación comunes

No metas el estómago hacia dentro. El objetivo es utilizar la respiración para energizar las capas abdominales profundas (así como las superficiales) y los músculos que hay a ambos lados de la columna, todos al unísono. El centro es dinámico, como la respiración, y no has de sentirte ni rígida ni contraída. Intenta inhalar para ensanchar los músculos del suelo pélvico y, al exhalar, imagina que los recoges y elevas. Al inhalar, suelta y ensancha. Y así sucesivamente.

Autoayuda

Cuando descansamos los ojos en un punto es muy frecuente que, en lugar de descansarlos de verdad, estemos mirando fija e intensamente. Intenta suavizar la mirada. Mantén un foco claro para poder permanecer presente, pero permite una relajación consciente detrás de los ojos.

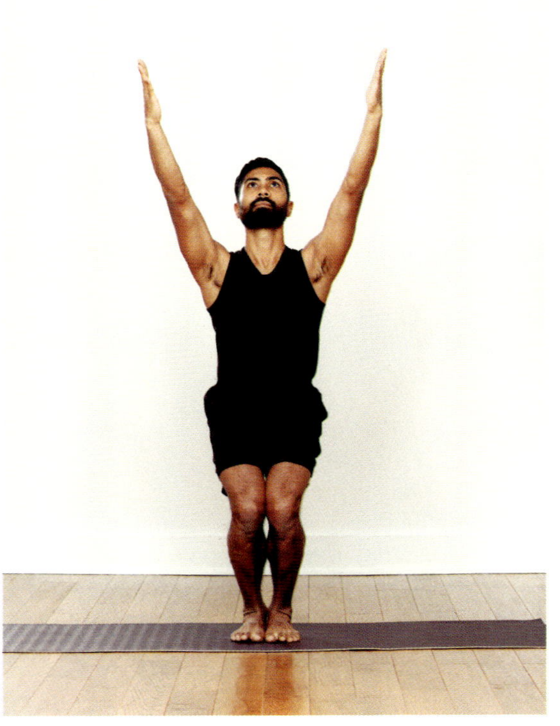

Postura de la silla con torsión

Parivrtta Utkatasana

Desde la postura de la silla, junta las palmas de las manos. Inhala para encontrar tanta longitud a lo largo de la columna como sea posible y luego, al exhalar, lleva el codo a la parte externa del muslo opuesto. Asegúrate de que permaneces enraizada a través de los pies y utiliza la inhalación para avivar la columna. Al exhalar, dale un poco de más profundidad a la torsión girando las costillas hacia la pared lateral y elevándolas hacia el techo. Mientras vas torsionando, mantén las manos en gesto de oración y ensancha el espacio entre los codos.

Nota de práctica

Los alumnos que recién comienzan en la práctica suelen querer seguir a los ojos y entrar en una postura más profunda de la recomendada. Intenta no mirar hacia arriba si sientes que el cuello se tensa. Es mucho más beneficioso mantener la barbilla ligeramente metida para conservar la longitud en el cuello y espacio en la garganta. La torsión debería sentirse como si estuvieses subiendo por una escalera de caracol con tu atención, desde la base hasta la coronilla.

Si teniendo las manos en gesto de oración pierdes la longitud en la columna y el torso, intenta elevarte saliendo un poco de la postura. Coloca una mano sobre el muslo y la otra en el sacro y mantén la longitud según vas torsionando.

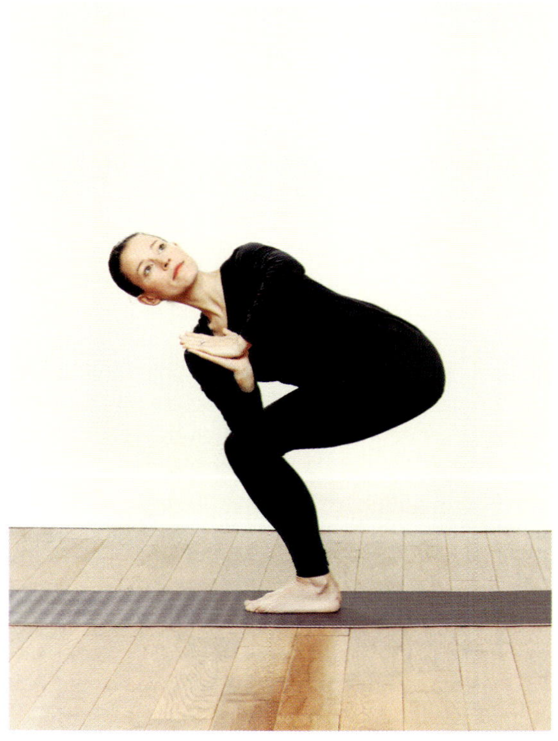

Postura de la guirnalda

Malasana

Comienza de pie, con los pies separados al ancho de las caderas externas y los dedos ligeramente abiertos hacia fuera, para que las rodillas puedan apuntar en la misma dirección que los dedos de los pies a medida que las flexionas*. Al exhalar, entra en una postura de cuclillas (es decir, con los glúteos entre las rodillas). Permite que los talones se levanten. Si es necesario, ofrécete apoyo colocando las manos en el suelo o sobre blocs según te asientas en la postura. Si está dentro de tu rango cómodo, ve llevando lentamente el peso hacia atrás, hacia los talones, con cuidado de no colapsar en los arcos de los pies. Esto es imposible para muchas personas, pero no pasa nada; siempre puedes mantener los talones separados del suelo. Presiona los dedos de los pies hacia abajo abriéndolos bien y siente la conexión con la tierra. Asegúrate de que las rodillas apuntan en la misma dirección que los dedos de los pies, y de que no te duelen, antes de retirar las manos del suelo.

Al exhalar, presiona las palmas de las manos entre sí utilizando una presión uniforme en ambas manos y empujando con las rodillas contra el exterior de la parte superior de los brazos. Mantén el pecho abierto y elevado y mueve los omóplatos hacia abajo por la espalda a medida que alargas la parte anterior del cuerpo, manteniendo la barbilla paralela con el suelo y la coronilla extendiéndose hacia arriba. Respira hacia los costados del cuerpo para sentir la respiración en las costillas, y respira hacia abajo, en dirección a la pelvis como si la respiración pudiese enraizarte y profundizar tu conexión con la tierra. Mientras lo haces, busca crear longitud en la parte anterior del cuerpo. Visualiza la parte delantera de las vértebras y préstales la misma atención. Intenta ensancharte a través de las clavículas para crear amplitud en el pecho, e imagina que el espacio que hay debajo de ellas recibe algo de aire.

Nota de práctica

Sé consciente de la fluctuación natural de la respiración. Quizá esto te invite a mecerte de izquierda a derecha, o a entrar y salir de la profundidad. Estas posturas no son ideales fijos. Atiende a la sabiduría de tu cuerpo y cerciórate siempre de permanecer segura a medida que refinas la postura.

Fallos de alineación comunes

La pronación del pie (volcar hacia dentro los arcos internos) suele ser frecuente. Si es tu caso y colapsas los arcos de los pies, quizá notes que las rodillas se vienen hacia dentro y parecen muy vulnerables. Prueba a practicar con una manta enrollada o blocs debajo de los talones, para que puedas tener una sensación de equilibrio y receptividad en la totalidad del pie. O también podrías enrollar un extremo de la esterilla y colocarlo debajo de los talones si no tienes accesorios a mano.

* Cómo de anchos estén tus pies y cuánto gires los dedos hacia fuera dependerá de tu cuerpo. Nunca fuerces los pies a girar hacia fuera. Más bien, prueba a sentarte en cuclillas y pregúntate cómo te sientes. Puede que sea más cómodo levantar los talones, o puede que sea mejor separar más los pies y darle más anchura a la forma para reducir las exigencias sobre la pelvis y las rodillas al estrechar la alineación de los dedos de los pies.

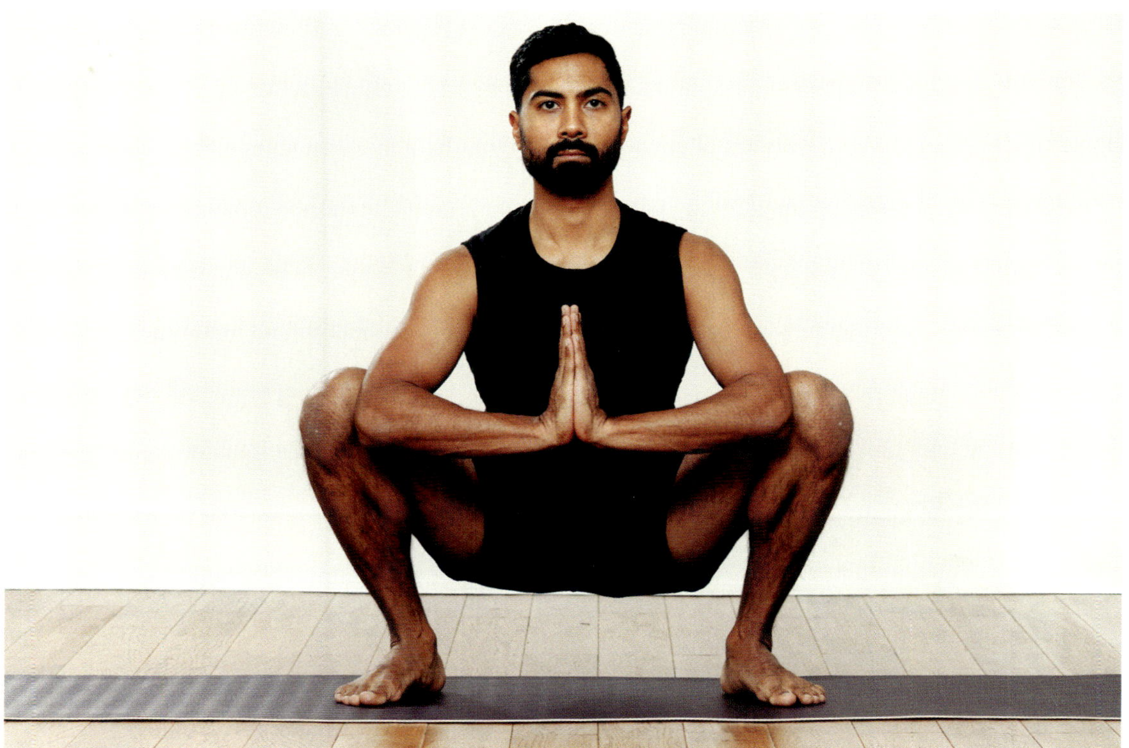

Flexión de pie

Uttanasana

Desde la postura de la montaña, flexiónate hacia delante al exhalar, manteniendo larga la parte anterior del cuerpo. Deja que las caderas se mezan sobre los huesos de los muslos para sentir las piernas caer desde la pelvis hacia el suelo. Siente cómo se estrechan las puntas de las caderas y el coxis se alarga a medida que te arqueas y alargas desde la base hasta el final de la columna y el cráneo. Encuentra longitud en la columna interior y coloca las manos en los tobillos, sobre blocs o en el suelo. Mantén la cabeza alineada con la columna. Una vez en la postura, relaja los músculos del cuello y la cara y conecta con la redondez natural de la columna, entregándote a la gravedad y dejándote colgar hacia el suelo.

Variante de la muñeca de trapo

Desde la flexión de pie, dobla las rodillas un poco más y deja el torso colgar hacia delante soltando la cabeza. Agárrate los codos y permite que la gravedad haga su trabajo, al tiempo que diriges la respiración hacia la parte posterior del cuerpo para que caiga en cascada hacia fuera y hacia abajo. Según profundizas en la respiración, sentirás una leve pulsación de movimiento, como una ola que se mueve a través de ti. Cuando inhales, observa cómo se eleva ligeramente el cuerpo y se sale de la forma. Extiende y enraíza los dedos de los pies en el suelo y distribuye el peso de forma que los arcos estén activos y te proporcionen apoyo.

Cuando tengo la cabeza llena de pensamientos, me gusta acunarla entrelazando los dedos en la base del cráneo. De esta forma, mi atención va suavemente a esa parte de la cabeza, y encuentro que sostenerme así permite que la mente deje ir cualquier cosa que no necesita en ese momento presente.

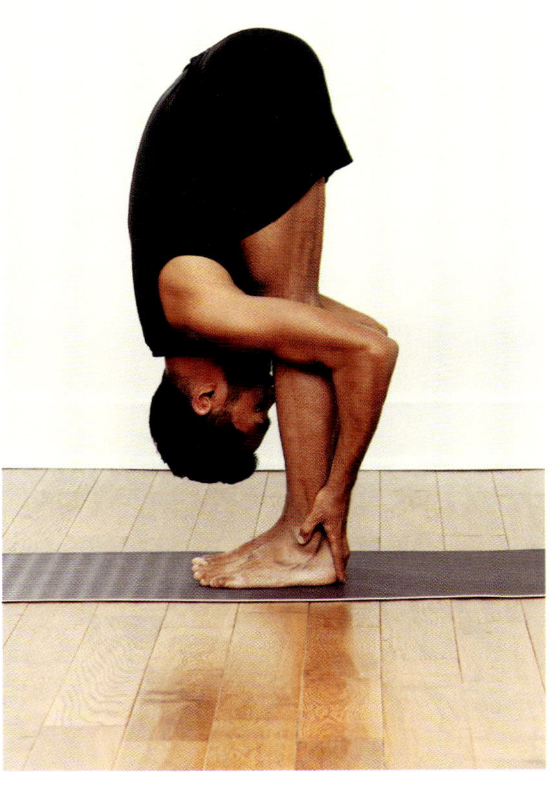

Variante con los dedos entrelazados

Para lograr una flexión más activa, puedes entrelazar los dedos detrás de la espalda y estirar los brazos hacia arriba separándolos de ti. Esto ayuda a crear longitud en la zona de los hombros y la espalda alta. Asegúrate de no forzar los límites de tu estiramiento y de mantener la sensación de espacio alrededor del cuello y los hombros. Dobla las rodillas y deja el torso descansar sobre los muslos para que puedas enraizarte y encontrar estabilidad en todos y cada uno de los 10 dedos de los pies.

Variante de las manos a los pies

Desde la flexión de pie, eleva los dedos de los pies separándolos de la esterilla. Luego desliza las manos, una primero y la otra después, debajo de los pies para quedar pisando las palmas con la mitad delantera del pie. Extiende los dedos de los pies sobre las palmas de las manos para sentir el estiramiento. Si te resulta demasiado duro, simplemente coloca las manos detrás de las piernas o agárrate los codos.

Nota de práctica

Sé consciente de los pies; piensa en ellos como si fuesen un trípode que obtiene su fuerza de los talones y los dedos que están completamente extendidos, desde el pie interno al externo.

Si flexionarte hacia delante te causa cualquier tipo de incomodidad en la espalda baja, coloca los codos sobre los muslos y eleva el pecho.

Esto es algo que muchos alumnos encuentran demasiado exigente para los isquiotibiales. No tengas prisa para estirar las piernas. De hecho, no pasa nada si nunca llegas a estirarlas.

Fallos de alineación comunes

Si llevas poco tiempo practicando y encuentras que los arcos internos de los pies colapsan y las rodillas se caen hacia dentro, prueba a colocar un bloc entre los muslos para mantener las rodillas alienadas sobre los dedos de los pies.

Estate atenta a cualquier agarrotamiento en la parte posterior de las rodillas si no hay tono muscular en los muslos. Recuerda que las rodillas son articulaciones; para poder darles apoyo y mantenerlas seguras, necesitas activar los músculos que las rodean. Piensa en los muslos como si fuesen una polea que levanta la articulación y hace flotar esa energía hacia arriba hasta la pelvis.

Flexión de ángulo abierto de pie

Prasarita Padottanasana

Separa tus piernas a una distancia de metro y medio aproximadamente. Deja caer el peso sobre tus talones y coloca los dedos gordos de los pies uno mirando hacia el otro, de forma que los bordes externos de los pies queden alineados con los bordes de la esterilla. Mantén la sensación de apoyo ascendente a través de los arcos y continúa presionando hacia abajo de manera uniforme a través de los dedos de los pies. Coloca las manos sobre las caderas, al inhalar estira tu torso y crea espacio entre las vértebras y, al exhalar, estira hacia abajo y adelante. Observa cómo al hacerlo te enraízas desde las caderas hasta los pies. Refuerza este movimiento descendente de energía elevando desde los muslos. Una vez que estés en la flexión, coloca las manos por detrás de las piernas (gemelos o talones) y lleva la coronilla hacia el suelo.

Nota de práctica

Para las personas que son hipermóviles: cuida de no hundirte en las articulaciones. Intenta cerrar un poco la separación entre los pies. Cuando alcances el máximo de tu estiramiento, mueve el cuerpo ligeramente hacia arriba y hacia fuera, y visualiza el coxis enganchándose debajo de ti. De esta forma contribuyes a crear una mayor estabilidad.

Si sientes que los isquiotibiales se están tensando, intenta separar los pies un poco más y si quieres flexiona las rodillas durante algunas respiraciones antes de volver a estirar las piernas.

Presta atención a las transiciones para salir de las flexiones, sobre todo si tienes presión arterial baja. Intenta salir con una exhalación y mantén la mirada baja.

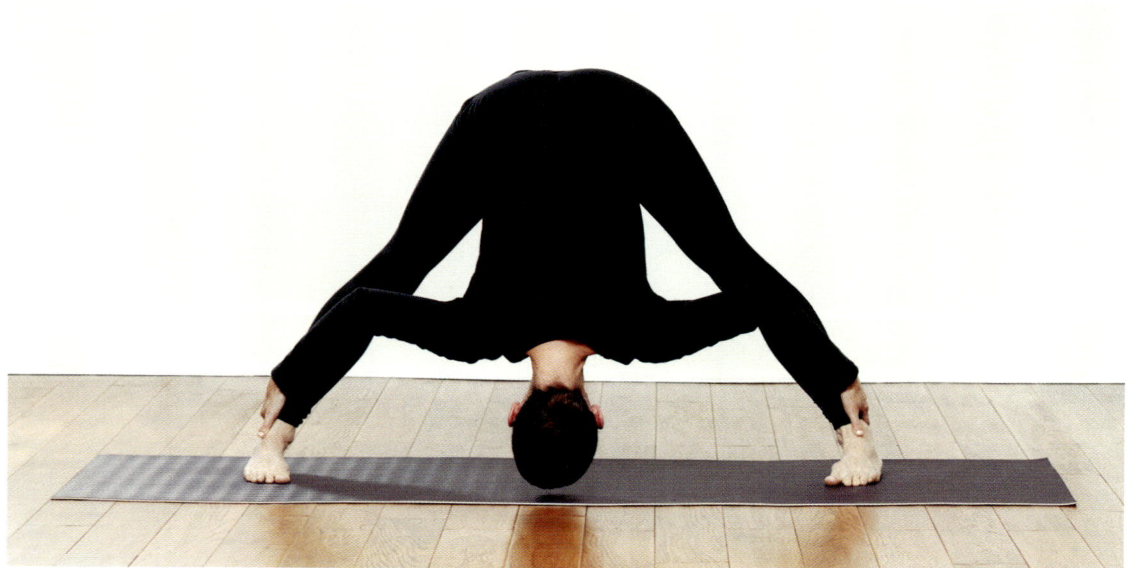

Postura del triángulo

Trikonasana

Separa los pies a la distancia de una pierna aproximadamente. Coloca el pie de atrás aproximadamente a 45 grados, permitiendo que la cadera posterior se coloque mirando diagonalmente hacia la pierna de delante. Gira el pie delantero y colócalo mirando hacia delante y asegúrate de que la rodilla está alineada con los dedos del pie. Si la pelvis se siente cómoda con la posición del pie de atrás, sentirás que los arcos de los pies están recibiendo apoyo. Presiona el suelo con fuerza utilizando tus 10 dedos de los pies y tus talones. Activa los muslos para elevar las rótulas y crear fuerza en las piernas sin bloquear las articulaciones. Al inhalar, eleva los brazos y llévalos hacia los lados hasta que estén en línea con los hombros, con las palmas de las manos hacia fuera. Al exhalar, inclínate lateralmente desde las caderas de forma que la mano delantera pueda descansar sobre el suelo junto al pie delantero, sobre la espinilla o sobre un bloc. Ajusta la barbilla ligeramente hacia abajo mientras miras hacia la mano elevada, hacia a la pared o hacia abajo, mirando al pie delantero. Mantén la expansión generando espacio para que puedas respirar profundamente en la postura. Si comienzas a notar tensión en el cuerpo, sal de la profundidad de la postura y asegúrate de que no hay tensión, sobre todo alrededor del cuello. Mete la barbilla ligeramente pero mantén la garganta espaciosa, y evita la tensión en el cuello anterior, posterior y lateral. Deja que los brazos sean una expresión del corazón: percibe la sensibilidad y la energía que se expande desde tu centro hacia las extremidades.

Nota de práctica

Dónde apoyas la mano de abajo depende de muchos factores. Si tu tendencia es hacia la hipermovilidad, no busques la profundidad en esta postura. En lugar de ir directamente a tu límite natural, usa un bloc y observa la experiencia más plena de la postura. Menos suele ser más.

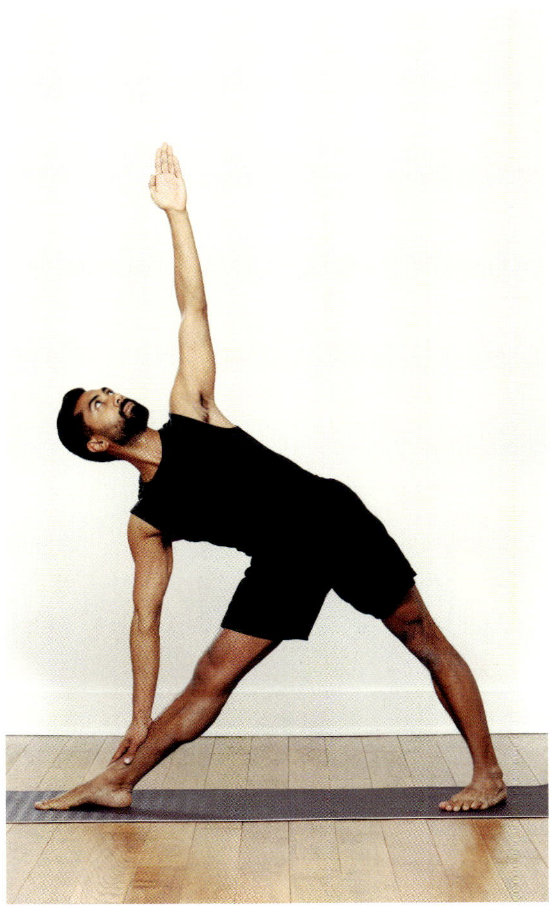

Postura del ángulo lateral extendido

Utthita Parsvakonasana

Separa tus piernas un poco más que al realizar la postura del triángulo, colocando el pie delantero mirando hacia delante. Alinea los talones, con el pie de atrás en un ángulo de 45 grados, y permite que las rodillas apunten cómodamente en la misma dirección que los dedos de los pies, usando la pierna de delante como referencia. Flexiona la pierna delantera hasta donde te sientas cómoda, asegurándote de que paras cuando los isquiotibiales estén paralelos al suelo. Mantén la rodilla delantera alineada con los tres dedos medios del pie y el arco elevado, y lleva la cadera externa hacia abajo y hacia el suelo. El brazo que se apoya puede descansar con el antebrazo en el muslo (a mí me agrada colocar la palma hacia arriba para fomentar la rotación externa en el hueso del brazo), o con la mano sobre un bloc o sobre el suelo. Extiende hacia delante el otro brazo, de forma que continúe con el ángulo de la pierna trasera extendida. Intenta girar la palma para que quede mirando hacia abajo, con el dedo meñique girando en espiral hacia dentro y el omóplato moviéndose con el brazo. Los ojos pueden mirar hacia arriba en la dirección de la palma de la mano elevada, pero si sientes cualquier tensión en el cuello, busca un lugar donde tu mirada esté cómoda. Una vez establecido el punto de la mirada, lleva la atención a la respiración y respira en la plenitud de esta postura.

Variante con enlace

Si quieres explorar un enlace, asegúrate de que lo inicias con precaución y estate preparada para soltarlo con mucho cuidado en cualquier momento si hay incomodidad. Una vez que establezcas la postura y te sientas firme, puedes llevar el brazo superior por detrás de la espalda hacia el pliegue de la cadera. Podrías parar aquí en un medio enlace con la mano inferior apoyada en el suelo o en un bloc. Si quieres explorar el enlace completo, gira internamente en espiral el brazo inferior desde el hombro, pásalo por debajo de la pierna que está flexionada hasta alcanzar la otra muñeca, los dedos o un cinturón. Ten cuidado de no forzar el cuello y busca crear mayor estiramiento a través de la base del cráneo. No te extiendas más de la cuenta. Esforzarse puede resultar tentador, pero recuerda que los accesorios están ahí para ayudarte a sentir la postura con mayor plenitud, y no para bloquear el movimiento.

Autoayuda

Colocar la mano sobre las costillas laterales es una forma agradable de recordarte respirar hacia esa parte del cuerpo. Una manera muy grata de sentir la alineación con más intensidad es guiar la torsión hacia arriba con una mano colocada en la parte inferior de la caja torácica.

Guerrero II

Virabhadrasana II

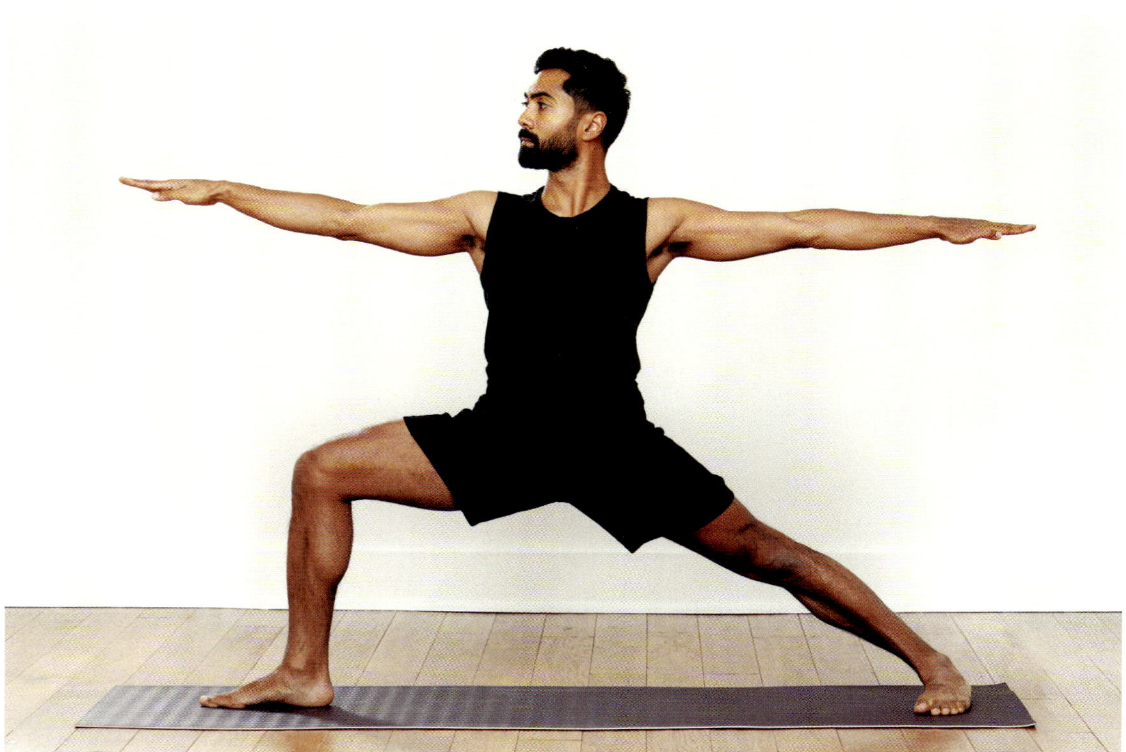

Con los pies separados la distancia de una pierna, alinea los pies talón con talón. Gira el pie de atrás hasta situarlo en un ángulo de 45 grados y permite que las rodillas apunten cómodamente en la misma dirección que los dedos de los pies, usando la pierna adelantada de referencia. Flexiona la pierna adelantada hasta donde se sienta cómoda, asegurándote de que paras cuando los isquiotibiales estén paralelos al suelo. Asegúrate de ampliar la separación de los pies si la rodilla sobresale por encima del tobillo. Extiende los brazos en direcciones opuestas. Siente cómo se alargan y abren como si fuesen las alas de tu corazón, expresivo y expansivo. Siente el ensanchamiento a través de las clavículas para crear una sensación de amplitud en el pecho y crece todo lo que puedas, pero con delicadeza. Permite que los hombros se relajen desde el interior y siente la cabeza flotando hacia arriba desde el cuello para lograr un alargamiento como el de un cisne; coloca la atención en el horizonte y descansa la mirada.

Lleva la respiración hacia los costados del cuerpo. Permítete profundizar en la postura, lleva más apoyo hacia la pierna delantera y ancla la postura activando la pierna trasera, sintiendo la ligereza en cada inhalación y la profundidad en cada exhalación. Si tienes algo más de experiencia con la práctica, puedes jugar con tu consciencia de la respiración: al inhalar, respira profundamente hacia la expansión del abdomen y lleva la respiración hacia el suelo pélvico para ensancharlo; al exhalar, siente una ligera elevación desde el suelo pélvico, subiendo por la columna y saliendo por los brazos.

Nota de práctica

Esta postura es mucho más exigente de lo que la mayoría de la gente piensa. Presta atención para ver si retienes la respiración y se hiperactiva el sistema nervioso (ojos saltones, manos y pies tensos, dientes apretados, respiración pectoral corta). Sé valiente en tu movimiento y disfruta de la encarnación de tu propia guerrera, pacífica pero fuerte.

Si eres hipermóvil, sé consciente de dónde colocas los brazos, asegurándote de que estén alineados cuando los separes. Si te vieses obligada a sacar las costillas y entrar en una extensión involuntaria, es posible que necesites adelantarlos un poco hasta que queden dentro de tu visión periférica. Estate atenta al bloqueo de los codos y fomenta esa sensación de energía que se mueve (sin detenerse) a través de las articulaciones. Lo mismo se aplica a la relación entre la pierna y la rodilla traseras. Observa siempre dónde entiende tu cuerpo que está alineado; el rango final de tu movimiento puede no ser el lugar más útil desde el cual trabajar.

Variante del guerrero humilde

Con las piernas separadas como en el guerrero II, entrelaza los dedos detrás de la espalda. Al inhalar, alarga los brazos y eleva el pecho. Al exhalar, inclina la cabeza por la parte interna de la pierna delantera. Permanece enraizada a través de la pierna trasera presionando hacia el suelo con el centro del talón. Con cada exhalación, relaja la cabeza y estira los brazos hacia arriba un poco más allá de la cabeza.

Variante con arqueo

Desde la postura del guerrero II, desliza la mano trasera sobre la pierna de apoyo. Inhala y extiende el brazo delantero hacia delante, posteriormente llévalo hacia arriba (hacia el techo) y continua con el estiramiento colocando la palma de la mano mirando hacia dentro. Mantén la estabilidad de las piernas y los pies y permite que la respiración se vuelva más profunda en los costados del cuerpo.

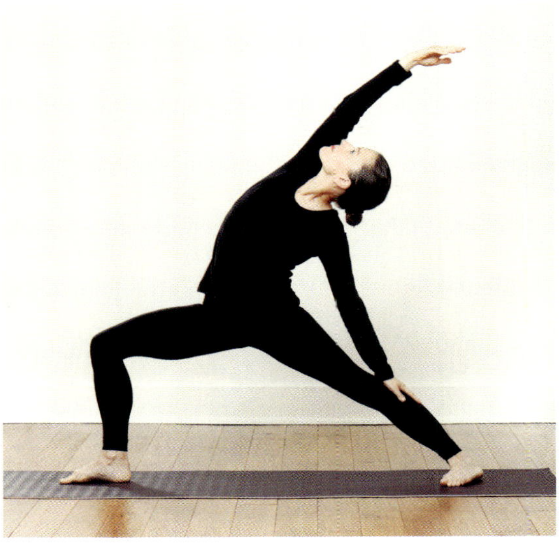

Luna creciente (corredor alto)

Alanasana

Con los pies separados a la distancia de una pierna y los 10 dedos de los pies apuntando hacia delante, dobla la pierna delantera en un ángulo de 90 grados. Mantén la pierna trasera estirada con el talón despegado de la esterilla. Asegúrate de que la pelvis esté neutra; ni basculando ni elevándose. Busca el estiramiento a lo largo de la columna. Extiende los brazos hacia arriba, levantando las costillas traseras y separándolas de la pelvis, al tiempo que mantienes la curvatura natural de la columna. Coloca ambas manos de forma que las palmas queden frente a frente y gira hacia dentro y en espiral los dedos meñiques para envolver los omóplatos hacia fuera, hacia delante y hacia arriba. Una vez consigues dicha envoltura, puedes relajar el espacio entre las orejas y la parte interior de los hombros y descongestionar así el espacio alrededor del cuello y la garganta. Lleva esa experiencia amplia, abierta y espaciosa hacia arriba hasta la cara; atrévete incluso a levantar las comisuras de los labios mientras dejas que la postura se asiente y los ojos descansen en un punto.

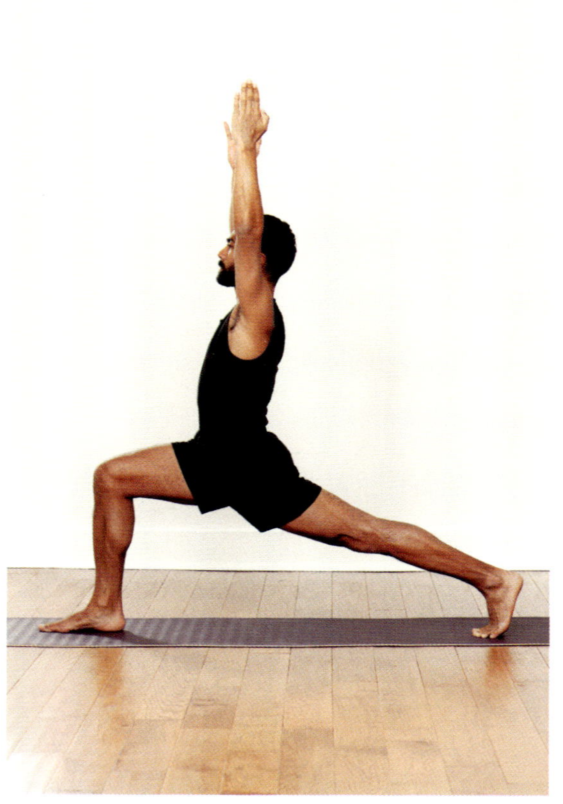

Nota de práctica

Dependiendo de tu nivel de energía, quizá prefieras practicar con la rodilla trasera descansando sobre el suelo. Asegúrate de que la rodilla delantera no sobresale por delante del talón, mantén la espinilla delantera perpendicular al suelo y la pierna trasera activa para que tu peso esté uniformemente distribuido.

Ten cuidado de no meter el coxis hacia dentro, ya que esto afectará a la respiración, alterará la curvatura natural de la columna y creará tensión innecesaria en el cuerpo. Permite que la columna sea tu centro fluido y en movimiento cuando haces la transición de una postura a otra.

Autoayuda

Coloca una mano sobre el abdomen y la otra en el pecho e invita a la caja torácica a alinearse sobre la pelvis. Este apilamiento de los huesos (la pelvis y la caja torácica) te ayudará a sentir la libertad plena de la respiración a través de diafragma.

Torsión con giro de pie

Parivrtta Utthita Hasta Padangustasana

Desde la luna creciente, baja una mano al suelo para poder girar el torso hacia la pierna delantera, despliega el otro brazo hasta que se alce directamente en dirección al techo y continúa esa larga línea de mano a mano. Asegúrate de que la rodilla delantera apunta hacia delante y la pierna trasera está estirada, empuja un poco la cadera hacia abajo y alarga desde el talón hasta la cabeza. Respira creando longitud y espacio entre las vértebras y gira el torso hacia la rodilla flexionada. Siente cómo la caja torácica y tu abdomen son arrastrados hacia la torsión. Inhala y estírate, exhala y profundiza en la postura.

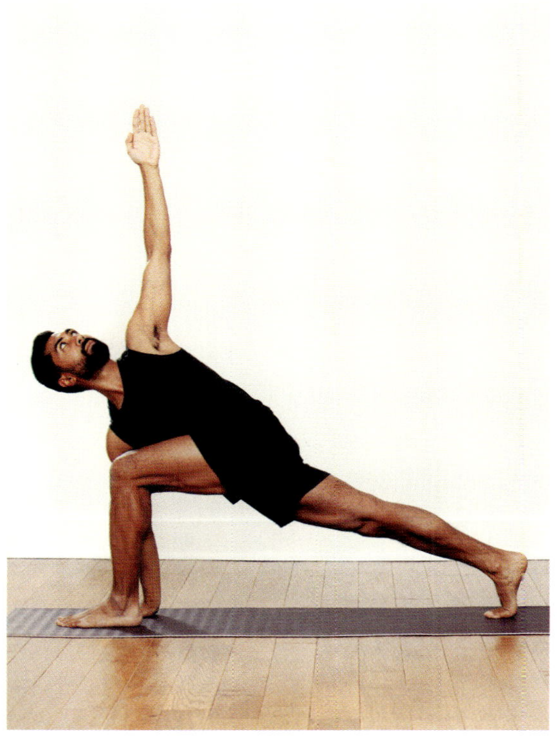

Nota de práctica

Como en todas las torsiones, asegúrate de crear estiramiento y longitud en la columna antes de empezar la torsión. Quizá descubras que fijar tu mirada en un punto te invita a profundizar en la torsión más allá de lo que es cómodo para ti. Si es el caso, trata de asegurar que la torsión nace de la parte baja de la espalda y no en el cuello. Mete ligeramente la barbilla y siente la parte posterior del cuello y hasta la punta de las orejas extendiéndose hacia delante como un telescopio.

Guerrero I

Virabhadrasana I

Desde la postura de la montaña, da un paso atrás con una pierna y asegúrate de que los pies quedan alineados con la pelvis. Coloca el pie trasero en un ángulo de 45 grados y permite que la parte delantera de las rodillas apunte cómodamente en la misma dirección que los dedos de los pies. Flexiona la pierna delantera hasta donde te sientas cómoda y detente cuando los isquiotibiales estén paralelos al suelo y la espinilla delantera esté perpendicular al suelo. Mantén la pierna trasera activa, distribuye el peso entre las dos piernas y presiona hacia el suelo con el centro del talón trasero. Eleva los brazos por encima de la cabeza y mantén los hombros relajados y la mirada hacia el frente. Estira longitudinalmente el torso y deja que los hombros se asienten sobre el cuenco de la pelvis. Coloca la rodilla apuntando en la misma dirección que los dedos del pie y mantén la espinilla perpendicular al suelo. Permite que la pelvis sea el eje de tu consciencia; deja que la columna se extienda desde la pelvis y que las piernas caigan hacia abajo desde el cuenco de la pelvis. Imagina que los brazos se extienden desde la parte posterior del cuerpo, con los riñones como punto de partida. Busca ascender a través de todo el cuerpo y deja que una sensación de optimismo recorra todo el camino hasta los dedos de los pies y los dedos de las manos.

Nota de práctica

Si esta postura no se siente cómoda (sobre todo en la zona del tobillo o la rodilla de atrás), cuando te topes con ella en una secuencia, intenta sustituirla por la postura del corredor alto pivotando sobre el pie trasero para levantar el talón y permitir que la cadera trasera se mueva hacia delante.

Si la respiración se siente superficial (y eres una persona que habla rápido y entrecortadamente), quizá descubras tensión alrededor del diafragma. Si la respiración es corta e intensa, resta un elemento de estrés a la postura y deja que los brazos caigan a los costados, o incluso un poco detrás de ti. Para liberar el diafragma, puedes intentar inhalar, encoger los hombros hasta las orejas y dejarlos caer al exhalar. Y repetir este movimiento acompañando con el flujo de la respiración.

Variante del guerrero humilde I

Desde el guerrero I, entrelaza los dedos detrás de ti. Al inhalar, desliza las manos hacia abajo por la espalda, lleva los omóplatos también hacia abajo y eleva el centro del pecho. Luego, al exhalar, flexiónate hacia delante inclinando la cabeza por la parte interna de la pierna. Mantén las piernas en la postura del guerrero I y enraíza el talón de atrás.

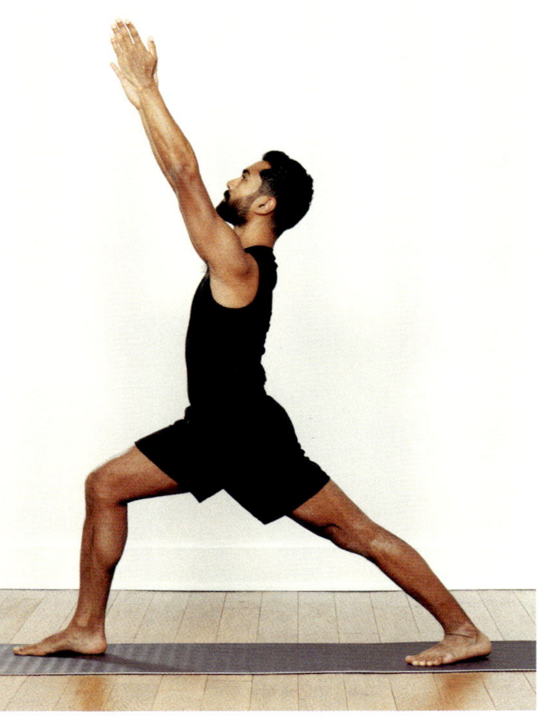

Postura de la pirámide

Parsvottanasana

Trabaja con los pies un poco más cerca de lo que están en las posturas del guerrero, para que las caderas miren hacia delante y la columna pueda estar fluida y receptiva, cómoda con su curvatura y viva en el espacio entre las vértebras. Al inhalar, alarga la columna con la respiración y eleva los brazos por encima de la cabeza. Al exhalar, flexiónate manteniendo la elevación en los muslos, llevando las puntas de las caderas hacia dentro y coloca la pelvis hacia delante para ensanchar los isquiones. Levanta la parte anterior del cuerpo y siente los omóplatos en la espalda deslizándose hacia abajo mientras inhalas para elevarte un poco hacia arriba y hacia fuera, creando longitud desde el coxis hasta la base del cráneo. Al exhalar, deja caer el cuerpo ayudándote de la gravedad. Coloca las manos en las espinillas, sobre blocs o en el suelo.

Nota de práctica

Lleva el muslo delantero hacia atrás y deslízalo al interior del acetábulo de la cadera. Siente cómo la parte trasera de esa cadera se eleva y la musculatura del muslo se abraza al hueso. A medida que vas llevando la cadera delantera hacia atrás, siente la otra cadera rodando hacia abajo y hacia delante. Sintoniza con el pulso de la respiración y al inhalar, siente el espacio en el torso. Al exhalar, envuelve la parte trasera de la cintura hacia delante para enmarcar la pierna delantera con el torso.

Autoayuda

Desliza suavemente hacia arriba la mano por el muslo delantero para invitarlo a levantarse hacia la cadera, creando estabilidad en la pelvis.

Los blocs son compañeros útiles. Prueba a hacer esta postura colocándolos debajo de las manos.

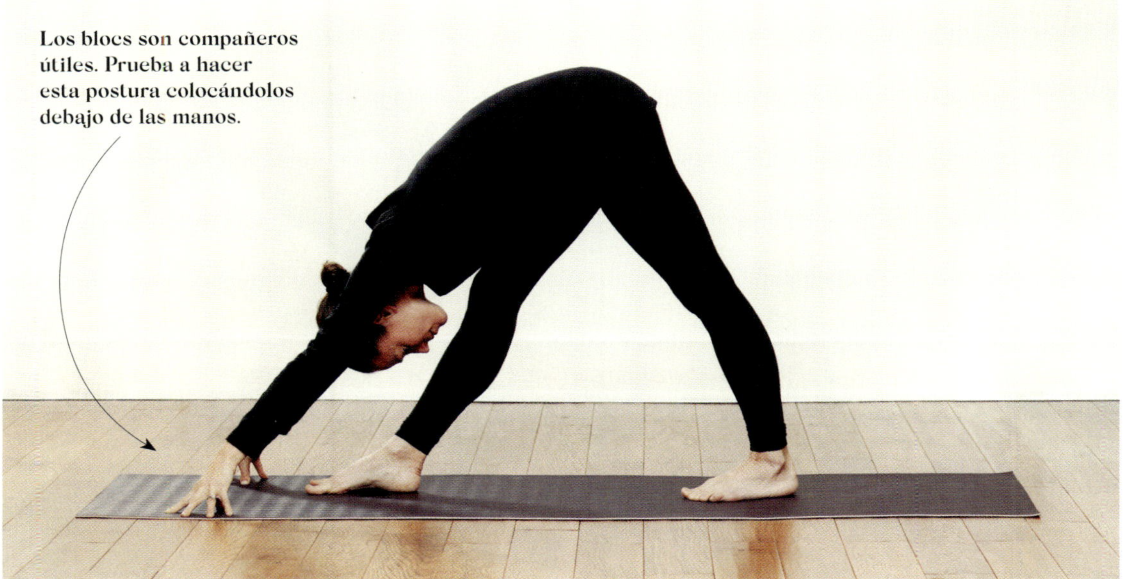

Postura del triángulo con torsión

Parivrtta Trikonasana

Desde la postura de la pirámide, en posición vertical, coloca la mano izquierda en el sacro (la agrupación triangular de huesos que hay en la base de la columna) y extiende el brazo derecho hacia delante mientras inhalas. Al exhalar, pivota desde la pelvis para entrar en una flexión, alargando a través de la columna para sentir una conexión desde el pie trasero hasta las puntas de los dedos de la mano. Pon la mano derecha en la espinilla izquierda, o en un bloc o en suelo por fuera del pie. Afianza tu estabilidad manteniendo las piernas activas y la columna larga. Luego torsiona el abdomen hacia la pierna delantera, estirando el brazo superior hacia arriba. Mantén la mirada tranquila. Los ojos pueden permanecer mirando hacia abajo, o seguir la forma de la torsión para mirar hacia arriba a la mano superior. Enraizarte desde el talón trasero ayuda a crear estabilidad. Desde esta base, siente la energía que sube por las piernas y a través de la columna. Al inhalar, crea longitud a través de la columna y el torso. Al exhalar, profundiza en la torsión mientras el ombligo se ciñe suavemente hacia atrás y ayuda a intensificar el recogimiento interno y el tono del centro.

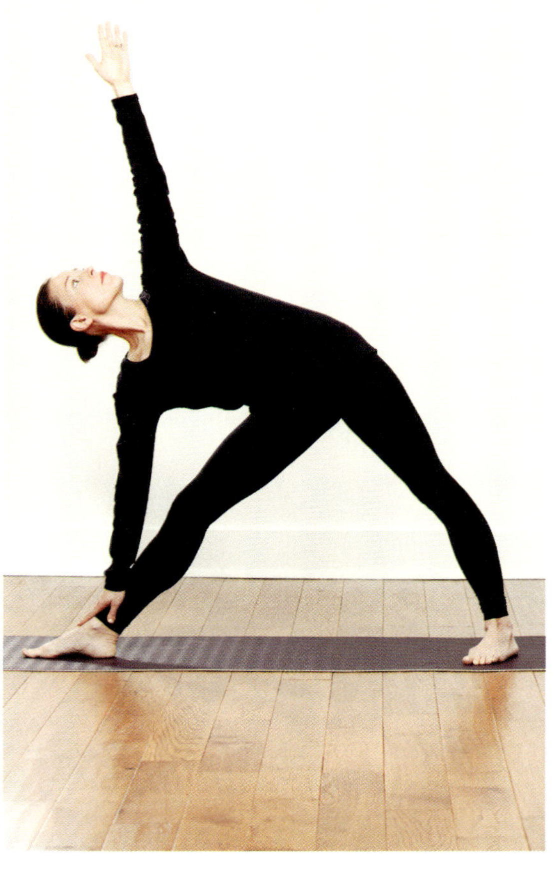

Nota de práctica

Si sientes tensión en el cuello, mira al suelo en vez de mirar hacia la mano elevada. No te perderás nada. Mirar hacia abajo es una bonita variante de la postura; es suave, introspectiva y te conecta con su energía enraizadora. Es más, se trata de un buen antídoto a estar mirando siempre hacia fuera, física y metafóricamente.

Postura del ángulo lateral extendido con torsión

Parivrtta Utthita Parsvokonasana

Desde el guerrero I, inhala y crea espacio en la cintura. Al exhalar, flexiónate y coloca el codo izquierdo y la parte externa superior del brazo izquierdo en la parte externa del muslo derecho. Junta las palmas de las manos y gira el pecho hacia arriba. Quédate aquí, o si quieres ir más profundo, comienza a deslizar la mano izquierda hacia al suelo o un bloc. Extiende el brazo derecho hacia arriba por encima de la cabeza y hacia el frente de la habitación con la palma mirando hacia abajo. Siente el estiramiento desde el talón de atrás hasta la punta de los dedos delanteros.

Nota de práctica

Si entrar en la torsión desde el guerrero I te resulta difícil, prueba a apoyar los metatarsos del pie trasero con la pierna estirada, o baja la rodilla para mantener el equilibrio.

Recuerda que llenar la postura con la respiración es más importante que hacer una postura que no se pueda sentir plenamente.

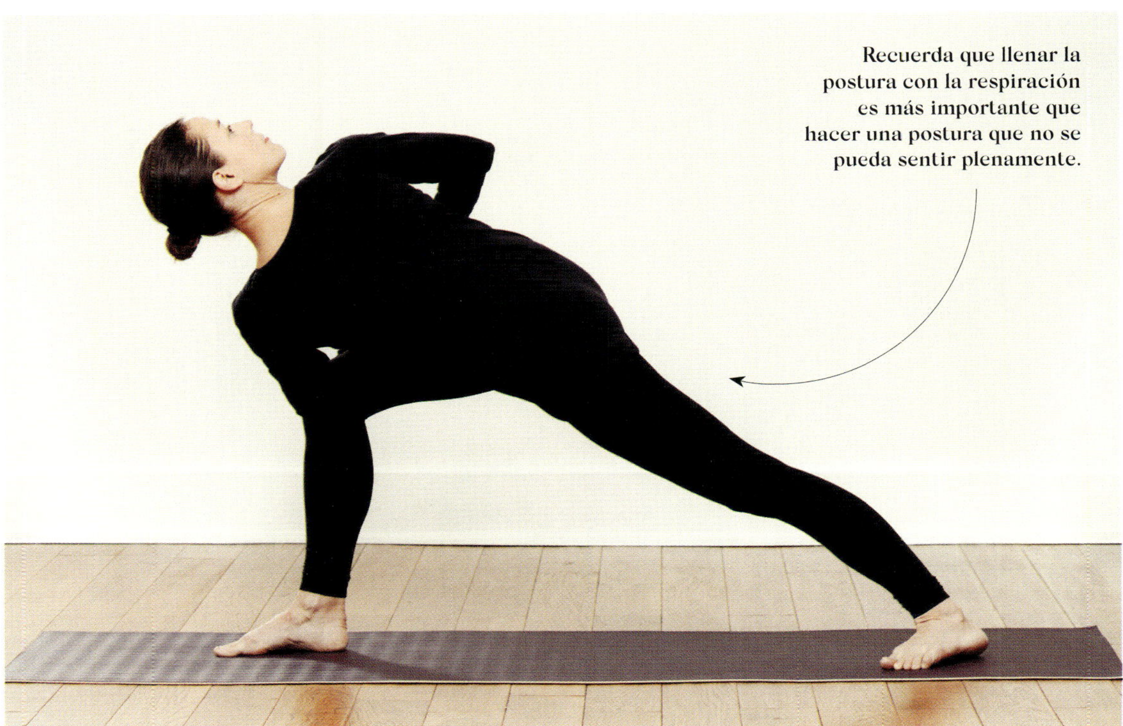

Postura del lagarto

Utthan Pristhasana

Desde el perro bocabajo, levanta la pierna con la que vayas a iniciar la postura y lleva el pie al exterior de la mano de ese mismo lado. Baja la rodilla trasera mientras pivotas sobre el talón delantero para girar los dedos del pie muy levemente hacia fuera. Imagina el muslo en la cadera como si fuese una llave que gira en una cerradura y utiliza esta imagen para recordarte que la abertura se origina allí. Mantén la rodilla trasera en el suelo o estira esa pierna. Apóyate sobre las manos, las yemas de los dedos o sobre blocs y respira para crear apertura en el pecho. Una vez logres longitud y espacio en la parte anterior del cuerpo, baja las manos al suelo o, si tienes la flexibilidad, los antebrazos.

Nota de práctica

Puedes descargar demasiado peso en esta postura, así que trabaja siempre sin acercarte demasiado a tu límite; de esa manera, tendrás espacio para moverte.

Secuencia en una autopráctica

Existen diversas formas de hacer la transición a esta postura.

Aquí tienes varias para experimentar:

1. Da un paso hacia delante desde postura de cuatro apoyos.
2. Da un paso hacia atrás desde cuclillas.
3. Desde la postura de la luna creciente, baja la rodilla trasera al suelo y mueve el pie hacia el lado.

Variante con torsión

Una vez tienes la postura estable con la pierna izquierda adelantada, en lugar de poner las manos en el suelo, gira hacia la pierna izquierda y coloca la mano izquierda sobre ella, creando longitud en el torso y la columna. Lleva el abdomen y las costillas en la dirección de la torsión.

Variante con enlace

Desde la variante con torsión, con la rodilla derecha en el suelo, flexiona la pierna derecha y sujétala con la mano izquierda. Puedes sostener el pie por fuera o deslizar la mano (manteniéndola en contacto con el pie) por el empeine para sostener desde el interior. Asegúrate de poder bajar el omóplato por la espalda para que el brazo esté en una rotación externa relativamente cómoda. Toma cinco respiraciones, llevando el talón hacia tu glúteo, luego al menos cinco respiraciones presionando el pie trasero contra la mano para crear más longitud a través del torso.

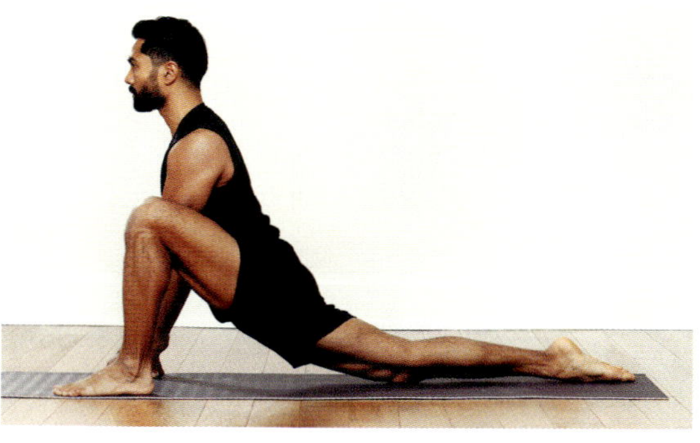

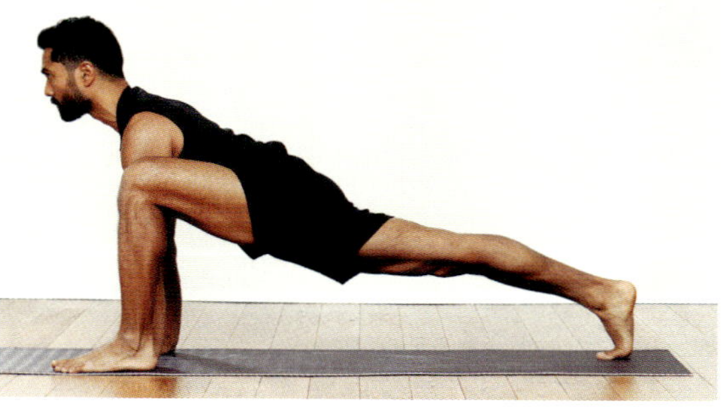

Postura de la diosa

Vatayanasana

Con los pies separados más o menos el largo de una pierna, gira los talones hacia dentro y los dedos de los pies hacia fuera. Extiende los dedos de los pies y mantén los arcos activos (puedes levantar los dedos de los pies si eso te ayuda), pero no te excedas: el ángulo de los pies vendrá determinado por tu anatomía. Asegúrate de girar los dedos de los pies lo suficiente para que puedas equilibrarte cómodamente y seas consciente de que las rodillas apuntan en la misma dirección que ellos. Permanece erguida, con la cabeza, el corazón y la pelvis alineados. Exhala y flexiona las rodillas mientras te vas sentando, con los muslos lo más paralelos posible al suelo y las manos apoyadas sobre ellos o juntas, y mira al horizonte en busca de equilibrio.

Secuencia en una autopráctica

Si tu foco es la extensión de espalda o tu intención es una práctica de apertura de corazón, prueba las variantes de brazos que llevan los omóplatos hacia abajo por la espalda, ya sea con las manos agarradas detrás de la espalda o en gesto de oración inverso.

Variante de piernas

Esta opción tiene un fluir bonito y sutil. Al inhalar, alarga el torso mientras estiras las piernas y luego, al exhalar, flexiona las rodillas. Sigue repitiendo este ciclo y observa cómo la respiración potencia el movimiento.

Variante de brazos

Al inhalar, abre los brazos hacia los lados y levántalos por encima de la cabeza y luego, al exhalar, baja las manos en gesto de oración mientras flexionas las rodillas. Esta variante es excelente para la coordinación, las articulaciones y para fortalecer las piernas.

Variante del águila

Envuelve la parte superior del brazo derecho por debajo de la parte superior del brazo izquierdo y luego alcanza la mano derecha con la mano izquierda. Se trata de una buena postura preparatoria si estás trabajando con equilibrios de brazos como las posturas del bastón con cuatro apoyos o el cuervo, ya que ambas requieren que los omóplatos se separen y luego se envuelvan hacia delante.

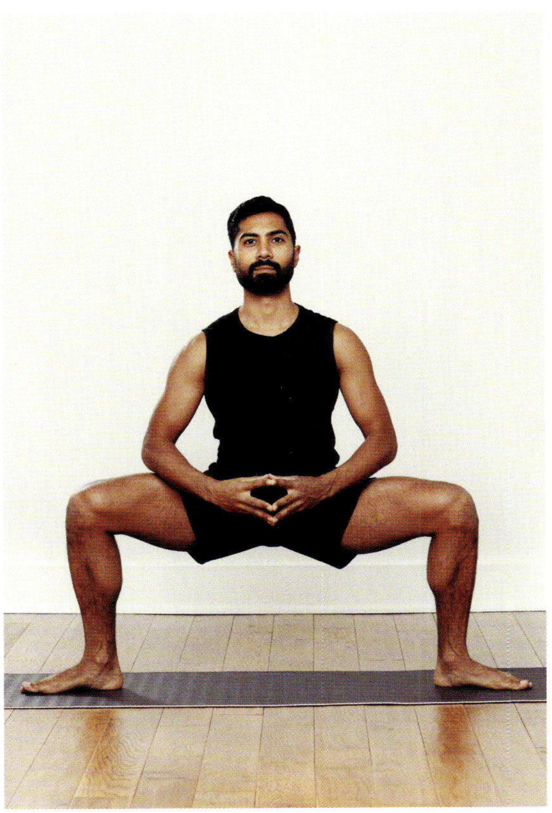

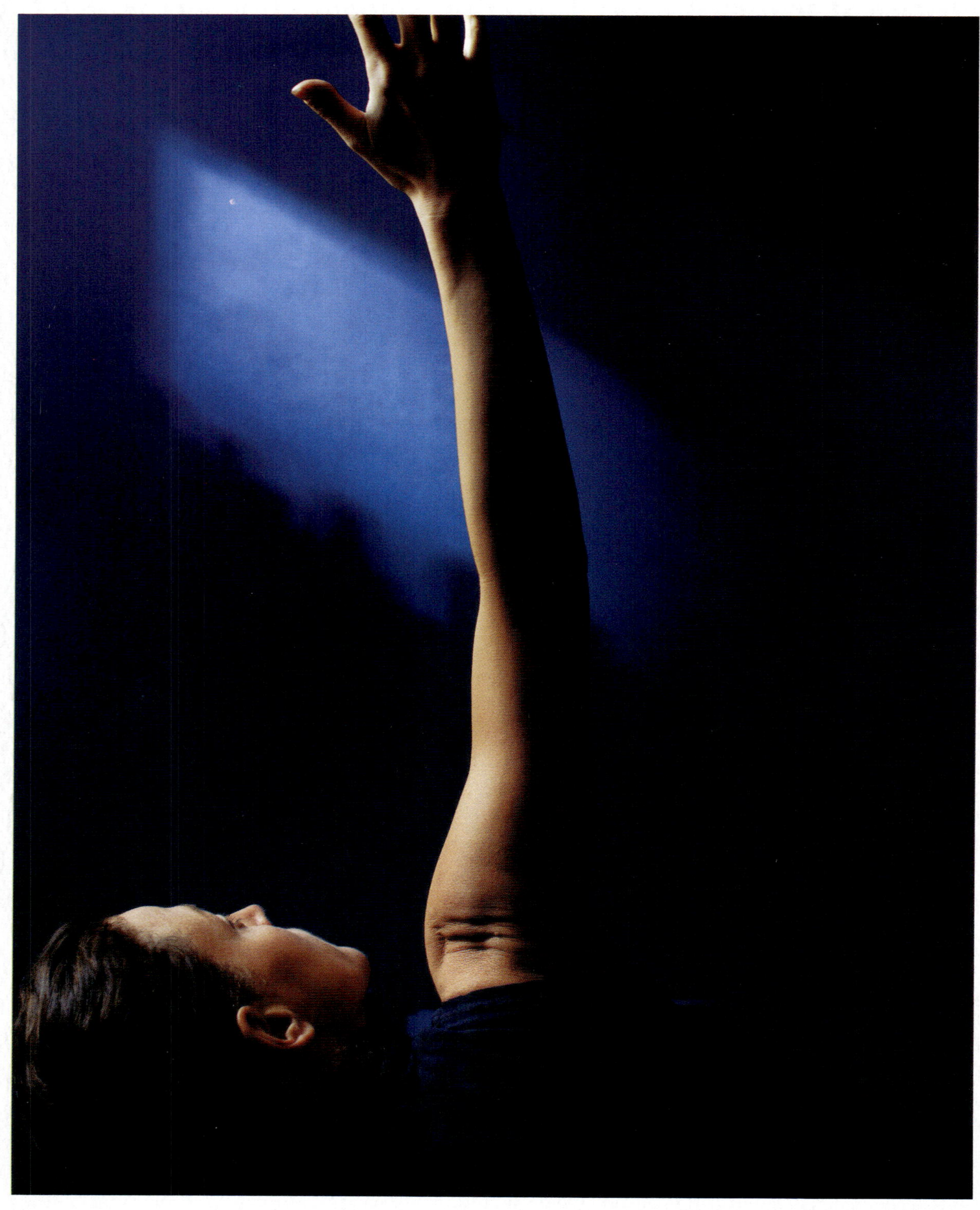

Tres vinyasas esenciales

Una de las maravillas de la práctica física de yoga es sus infinitas posibilidades: siempre puedes reordenar las posturas de mil formas para crear secuencias que mantengan la práctica fresca e interesante. Para esto es importante tener bloques de movimientos secuenciales que conozcas muy bien, porque solo a través de esta familiaridad podrás hacer que la mente y el cuerpo fluyan y trabajen juntos como si fuesen uno. Estos tres vinyasas, como los llamamos en yoga, constituyen el eje de mi práctica dinámica. Son secuencias de movimiento bellas y fluidas; cada una de ellas tiene un ciclo armónico y perfecto de acción que se ha ido perfeccionando a lo largo de los siglos. Las dos primeras son saludos al sol y la tercera es un saludo a la luna. En esencia, las tres poseen la cualidad de la humildad e implican hacer una reverencia y reconocer nuestra deuda con estos dos grandiosos cuerpos celestes, así como nuestro lugar en la tierra. Y las tres son formas excelentes de entrar en el cuerpo mientras se armoniza el movimiento con la respiración.

Saludo al sol

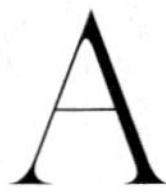

Surya Namaskar A

Desde la postura de la montaña, respira y eleva los brazos por encima de la cabeza. Exhala e inclínate hacia delante, soltando la cabeza, el cuello y los hombros. Inhala, mira hacia delante y apóyate sobre la punta de los dedos (o coloca las manos en las espinillas para tener más espacio en la parte anterior del cuerpo). Exhala y da un paso atrás para ir a la postura de la plancha, luego dobla los brazos mientras desciendes al suelo (con las piernas estiradas o las rodillas dobladas), con los codos recogidos hacia el cuerpo y hacia atrás. Inhala mientras pasas a una extensión de la columna (cobra o perro bocarriba) rodando sobre los pies para impulsarte hacia delante y hacia arriba. Eleva los muslos presionando con las manos contra el suelo y abre el pecho llevando los omóplatos hacia abajo por la espalda y ensanchando las clavículas. Al exhalar, pasa al perro bocabajo, bien apoyando las rodillas en el suelo o bien rodando sobre los dedos de los pies. Toma cinco respiraciones tranquilas hacia la parte posterior del cuerpo. Abre los dedos de las manos y, manteniendo las orejas en línea con los bíceps, crea longitud en la columna. Al final de la quinta exhalación, lleva el abdomen hacia dentro, mira hacia delante, dobla las rodillas y da dos pasos suaves o salta al frente para que los pies aterricen entre las manos. Inhala y mira hacia delante en tu media elevación. Exhala y flexiónate hacia las piernas. Luego inhala, alarga la columna y lleva los brazos hacia arriba a los lados de las orejas para ponerte de pie. Exhala y regresa a la postura de la montaña para crear más longitud a través del torso.

Nota de práctica

Piensa en usar esta secuencia de movimientos como un ejercicio de respiración y asegúrate de que te das tiempo para respirar profundamente. Intenta practicar a un ritmo más lento para notar todas las sutilezas de cada postura y transición.

Nota sobre la respiración

Imagina que la respiración es música a cuyo ritmo bailas. Siente sus cuatro partes: la inhalación, la pausa al llegar arriba, la exhalación, la pausa al llegar abajo. Los beneficios meditativos provienen de disminuir la velocidad y notar todas estas partes, sin obviar en ningún momento los espacios entre inhalación y exhalación.

Variante

Si te resulta difícil soportar el peso en las muñecas, prueba una variante con gato-vaca. En lugar de hacer la transición a través del perro bocabajo, vuelve a ponerte de rodillas y practica gato-vaca, alternando entre los dos. Esto puede ser liberador para quienes desean fluir pero no les gusta el perro bocabajo. Mantén el ritmo de la respiración tal y como lo harías en un saludo.

Comienza en la postura de la montaña (la postura de las doce en punto) y sigue la secuencia en la dirección de las agujas del reloj hasta regresar al comienzo.

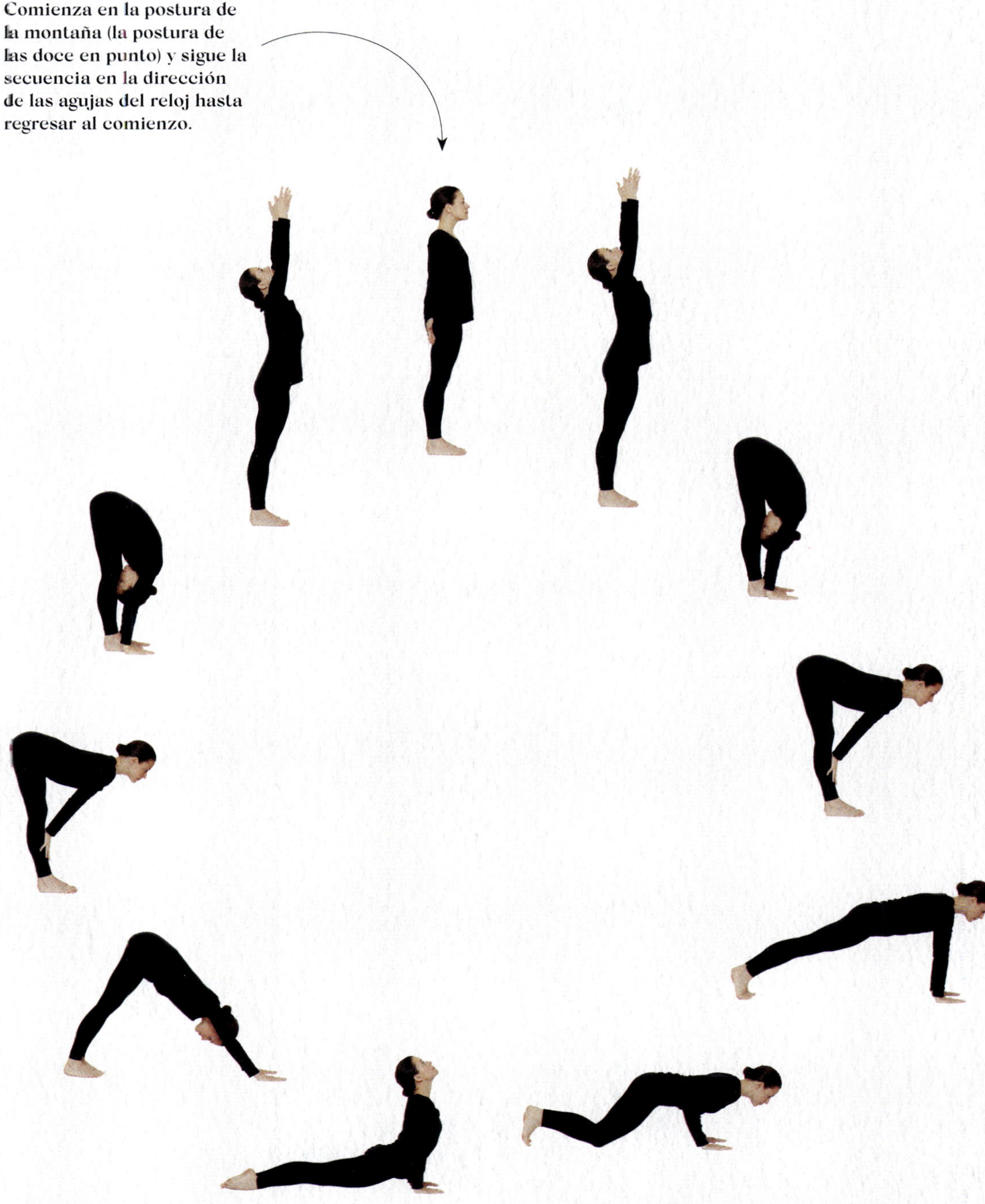

Saludo al sol B

Surya Namaskar B

Desde la postura de la montaña, respira y eleva los brazos por encima de la cabeza mientras doblas las rodillas para entrar en la postura de la silla. Exhala e inclínate hacia delante, soltando la cabeza, el cuello y los hombros. Inhala, mira hacia delante y apóyate sobre la punta de los dedos (o coloca las manos en las espinillas para tener más espacio en la parte anterior del cuerpo). Exhala y da un paso atrás para ir a la postura de la plancha, luego dobla los brazos mientras desciendes al suelo (con las piernas estiradas o las rodillas flexionadas), con los codos recogidos hacia el cuerpo y hacia atrás. Inhala mientras pasas a una extensión de la columna (cobra o perro bocarriba) rodando sobre los pies para impulsarte hacia delante y hacia arriba. Eleva los muslos presionando con las manos contra el suelo, y abre el pecho llevando los omóplatos hacia abajo por la espalda. Al exhalar, pasa al perro bocabajo, bien apoyando las rodillas en el suelo o bien rodando sobre los dedos de los pies. Gira el talón izquierdo hacia dentro y da un paso adelante con el pie derecho hacia la mano derecha. Presiona los talones contra el suelo y elévate llevando los brazos por encima de la cabeza mientras inhalas para entrar en el guerrero I. Exhala, coloca las manos en el suelo y pivota sobre los metatarsos del pie trasero mientras das un paso hacia atrás a la postura de la plancha. Inhala y luego, en una exhalación, ya sea apoyando las rodillas o con las piernas estiradas, flexiona los codos, desciende al suelo e inhala a cobra o perro bocarriba. Exhala a perro bocabajo. Repite en el otro lado. Una vez regreses al perro bocabajo, abre los dedos de las manos, alárgate a través de la columna y los brazos con el cuello relajado y los ojos suaves pero enfocados, y toma cinco respiraciones tranquilas hacia la parte posterior del cuerpo. Al final de la quinta exhalación, lleva el abdomen hacia dentro, mira hacia delante, flexiona las rodillas y da dos pasos suaves o salta al frente para aterrizar entre las manos. Inhala, mira hacia delante y apóyate sobre las yemas de los dedos (o coloca las manos en las espinillas para tener más espacio en la parte anterior del cuerpo). Exhala y flexiónate. Inhala, sube a la postura de la silla y lleva los brazos hacia arriba a los lados de las orejas. Exhala y regresa a la postura de la montaña.

Comienza en la postura de la montaña (la postura de las doce en punto) y sigue la secuencia en la dirección de las agujas del reloj hasta regresar al comienzo.

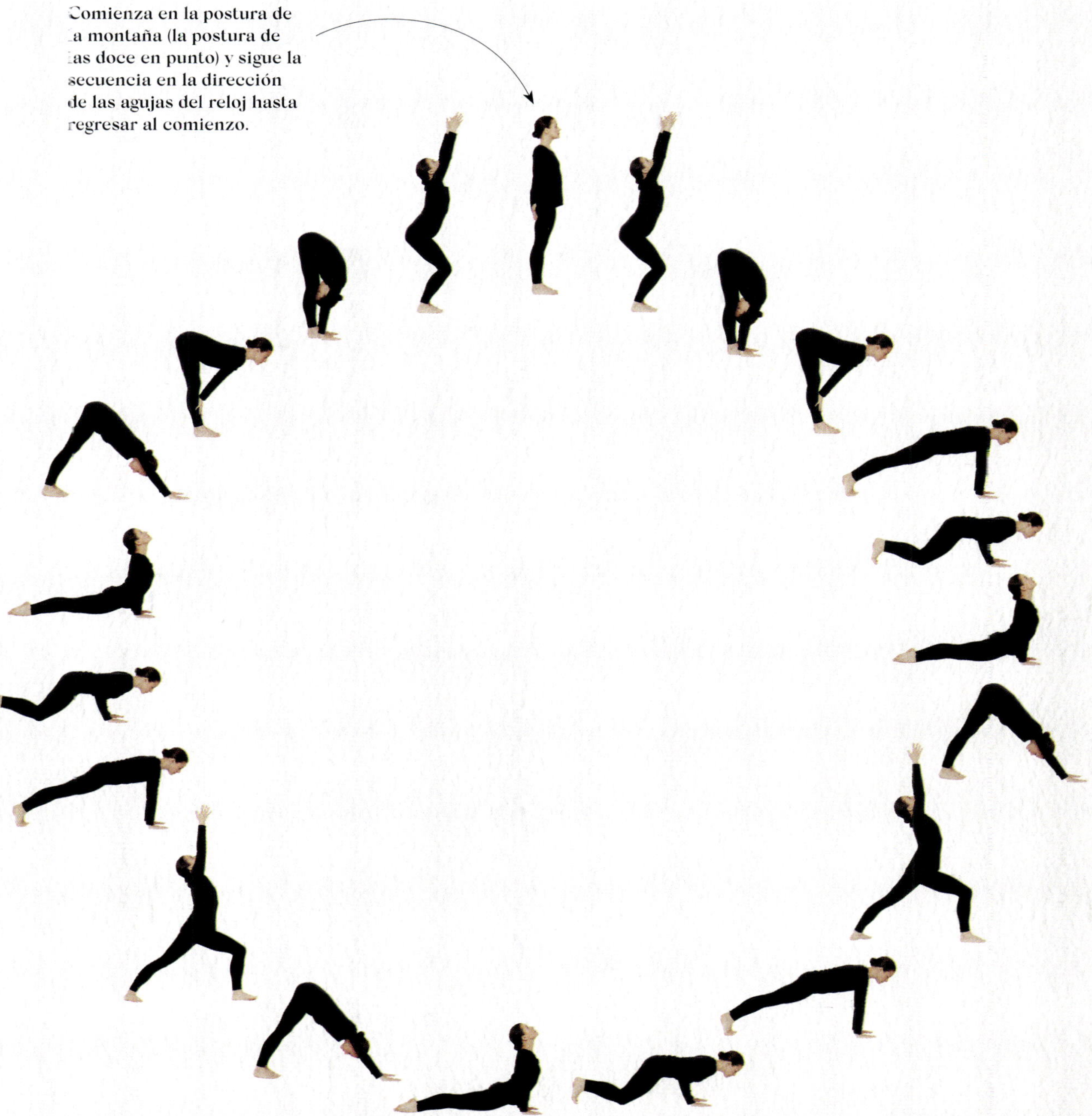

Saludo a la luna

Chandra Namaskar

Desde la postura de la montaña, respira y eleva los brazos por encima de la cabeza. Exhala e inclínate hacia delante, soltando la cabeza, el cuello y los hombros. Inhala, mira hacia delante y apóyate sobre las yemas de los dedos (o coloca las manos en las espinillas para tener más espacio en la parte anterior del cuerpo). Exhala, da un gran paso hacia atrás con el pie derecho y luego baja la rodilla para entrar en postura de la luna creciente, de forma que el muslo quede perpendicular al suelo con el torso alineado sobre él. Inhala y lleva los brazos por encima de la cabeza. Exhala y da un paso atrás para ir a la postura de la plancha, luego flexiona los brazos mientras desciendes al suelo (con las piernas estiradas o las rodillas dobladas), con los codos recogidos hacia el cuerpo y hacia atrás. Inhala mientras pasas a una extensión de la columna (cobra o perro bocarriba) rodando sobre los pies para impulsarte hacia delante y hacia arriba. Eleva los muslos presionando con las manos contra el suelo y abre el pecho llevando los omóplatos hacia abajo por la espalda y ensanchando las clavículas. Al exhalar, pasa al perro bocabajo, bien apoyando las rodillas en el suelo o bien rodando sobre los dedos de los pies. Levanta la pierna derecha hacia atrás y hacia arriba mientras inhalas y luego, al exhalar, da un paso hacia delante bajando la rodilla trasera para entrar nuevamente en la postura de luna creciente. Inhala elevando los brazos por encima de la cabeza y luego, al exhalar, da un paso al frente hasta colocar los pies juntos en la parte delantera de la esterilla y flexionarte hacia delante. Inhala y mira hacia delante en tu media elevación. Exhala y vuelve a flexionarte completamente. Inhala, alarga la columna según te elevas para ponerte de pie y lleva los brazos altos por encima de la cabeza. Exhala en la postura de la montaña. Repite en el otro lado.

Nota de práctica

Al dar un paso hacia el frente o hacia atrás, observa cómo colocas los pies. Busca una cualidad felina ligera y agradable. Extiende los dedos de los pies, siente la tierra con una pisada gatuna.

Fallos de alineación comunes

La postura de luna creciente puede ser complicada para quienes tienen las rodillas sensibles. Asegúrate de que la rodilla apunta en la misma dirección que los dedos de los pies y, siempre que sea posible, mantén la espinilla perpendicular al suelo.

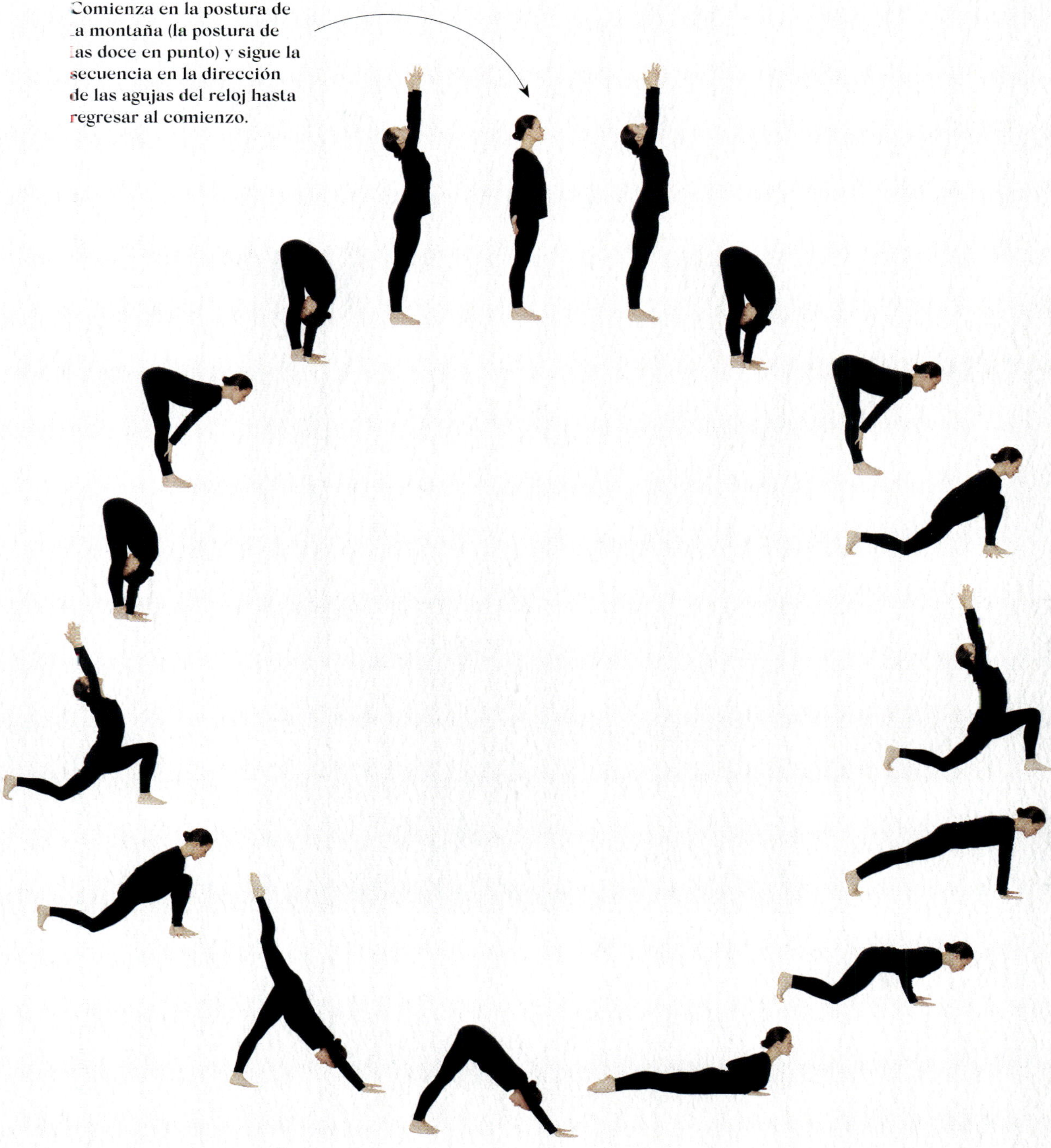
Comienza en la postura de
la montaña (la postura de
las doce en punto) y sigue la
secuencia en la dirección
de las agujas del reloj hasta
regresar al comienzo.

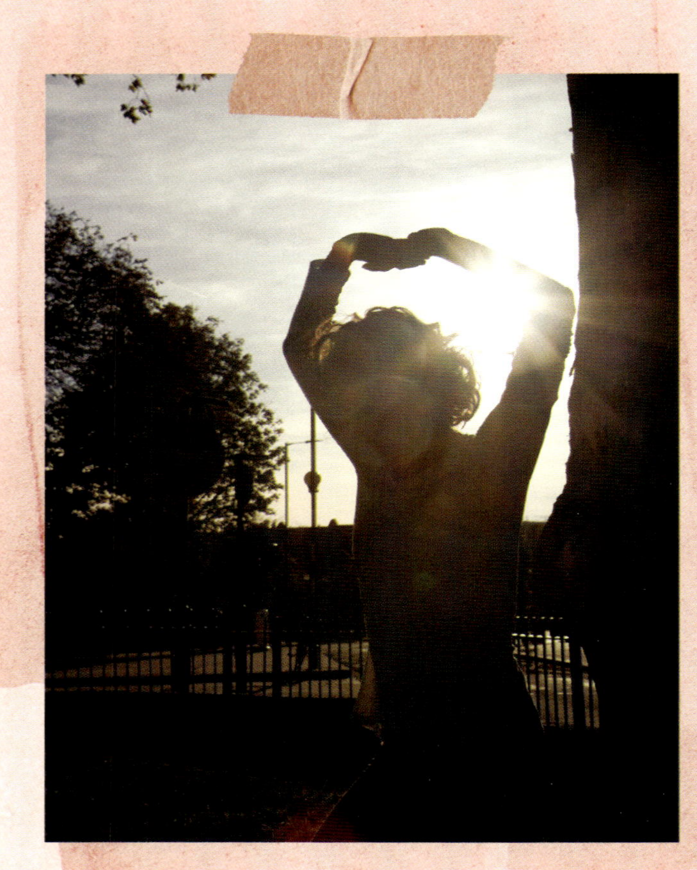

Una secuencia para la mañana. Despiértate e inspírate

Practicar por la mañana tiene una magia especial. Empezamos el día libre de sus dramas, con la mente despejada de ansiedades cotidianas, rumores o chismes. En esos momentos, podemos embarcarnos en un tipo de autoindagación más sincera en la que no se impone el clamor de otras voces, en la que podríamos obtener una mejor percepción de nuestro punto de partida: dónde estamos realmente, cómo estamos respirando realmente, cómo nos sentimos realmente.

También empezamos el día con una relativa rigidez física después de pasar ocho horas acostadas. Por eso, la práctica matutina debe ser una en la que estemos obligadas a escuchar lo que nuestros cuerpos nos dicen. Esta práctica incorpora posturas de pie activas que trabajan para despertar al cuerpo. Debe ser un punto de partida para un nuevo tipo de autocompasión que acepta el cuerpo tal y como es, además de fomentar el irse abriendo suavemente con la delicadeza como eje central.

A medida que te vas moviendo, escucha a la mente y al cuerpo con la misma atención. De este modo obtendrás mayor claridad sobre qué partes de tu crítica interna no están basadas en la realidad. También sintonizarás de forma más intuitiva con tu yo físico, qué quiere y qué necesita de tu práctica.

La palabra «práctica» aquí es, por supuesto, la clave de todo. No esperes milagros. Espera en cambio descubrir que, cada vez que practiques, mejorará tu concentración y disposición para estar «en ella». Acepta que nadie más que tú puede realizar este proceso. Establece una intención. No la abandones. Comienza hoy.

Inicio

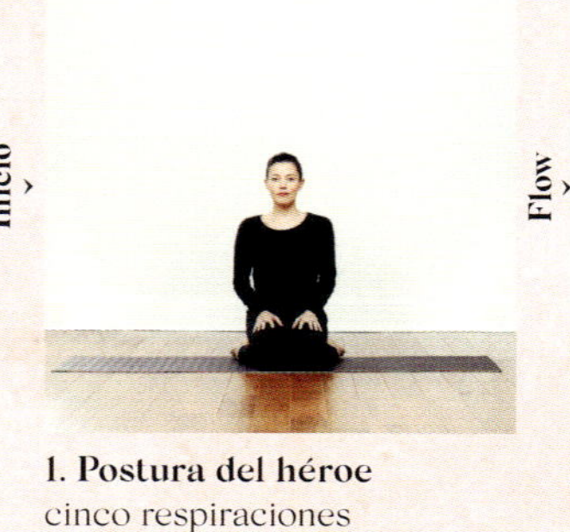

1. Postura del héroe
cinco respiraciones

Flow

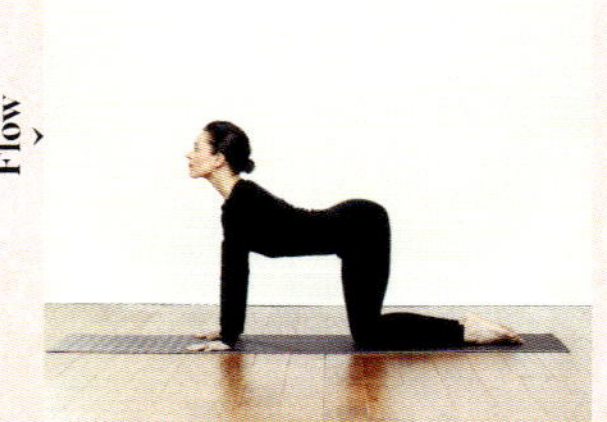

2. Postura de la vaca
(inhala)

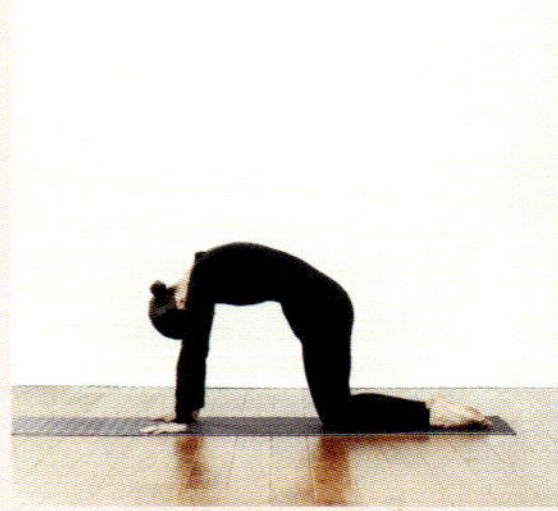

3. Postura del gato
(exhala) cinco respiraciones

De pie 1

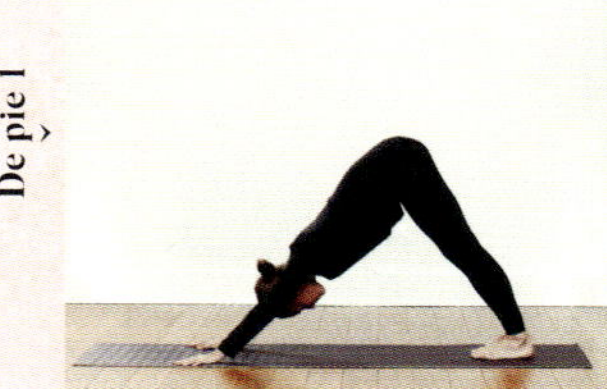

8. Perro bocabajo
cinco respiraciones

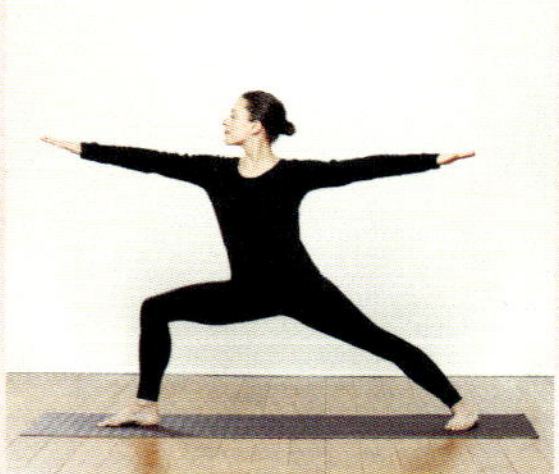

9. Guerrero II
cinco respiraciones

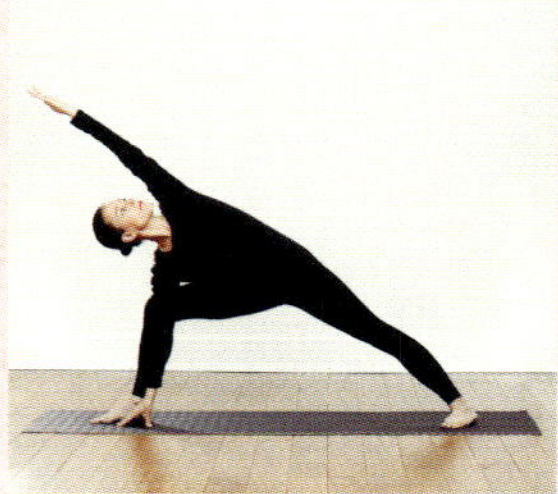

10. Postura del ángulo lateral extendido
cinco respiraciones

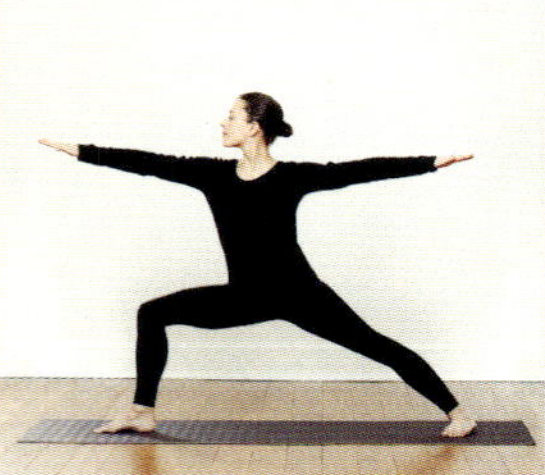

15. Guerrero II
cinco respiraciones

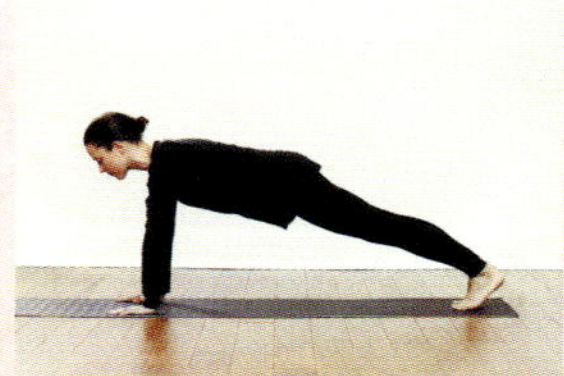

16. Postura de la plancha
cinco respiraciones

Repite 13-17 en el otro lado

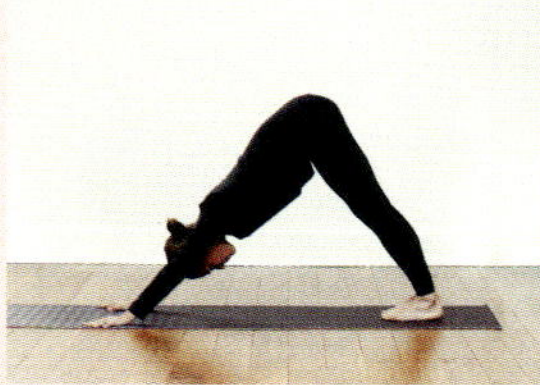

17. Postura de la plancha
cinco respiraciones

Repite 21-22 en el otro lado

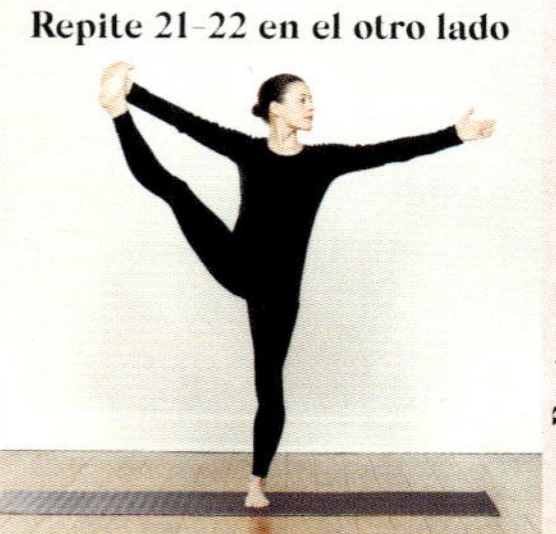

22. Postura extendida de la mano al dedo gordo del pie B
cinco respiraciones

Posturas pronas

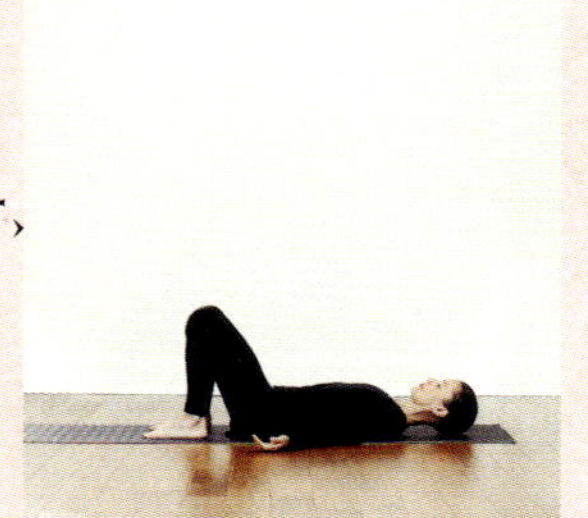

23. Postura tranquila de descanso
cinco respiraciones

I+D

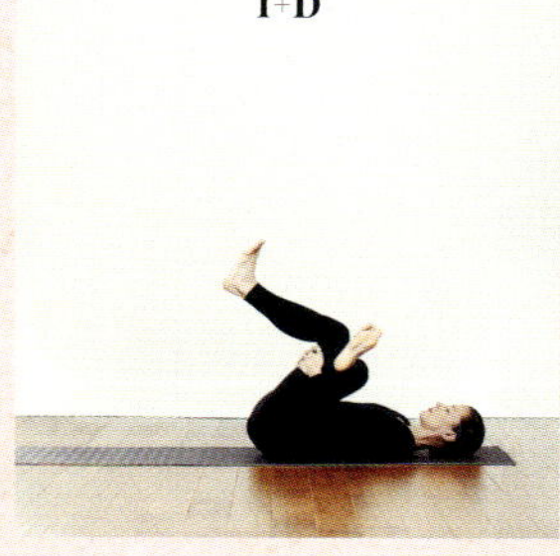

24. Enhebrar la aguja
cinco respiraciones

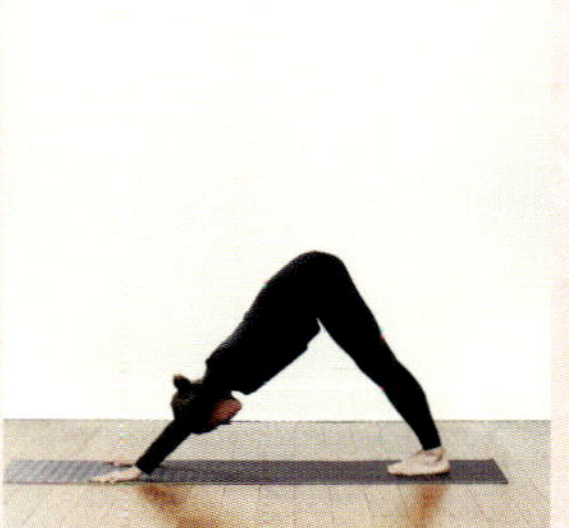

4. Perro bocabajo
cinco respiraciones

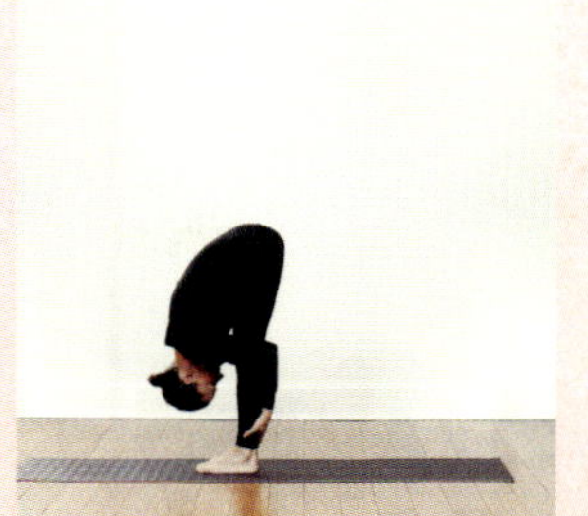

5. Flexión de pie
cinco respiraciones

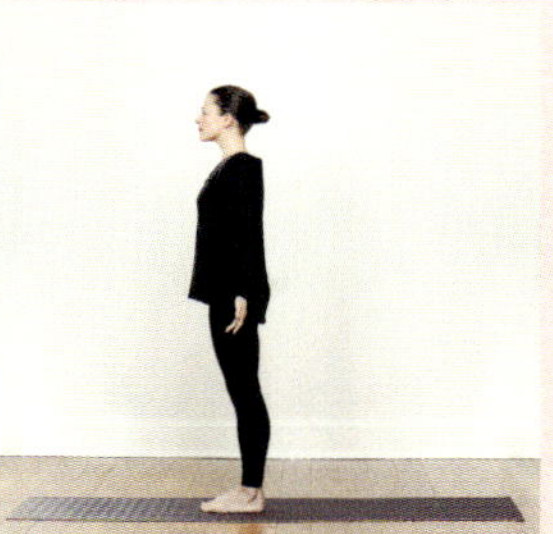

6. Postura de la montaña
cinco respiraciones

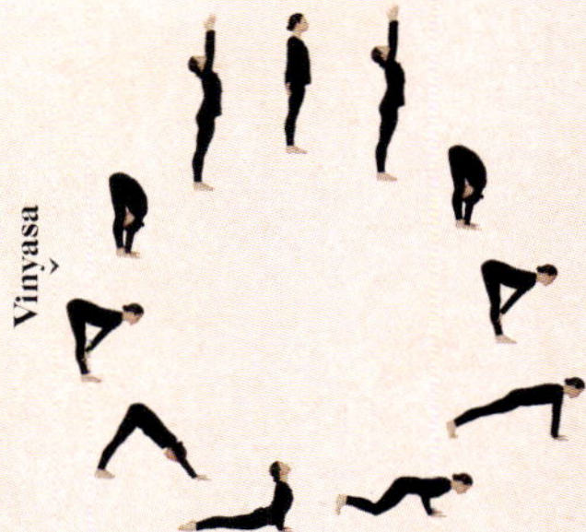

7. Saludo al sol A
(ver página 54) una-tres veces

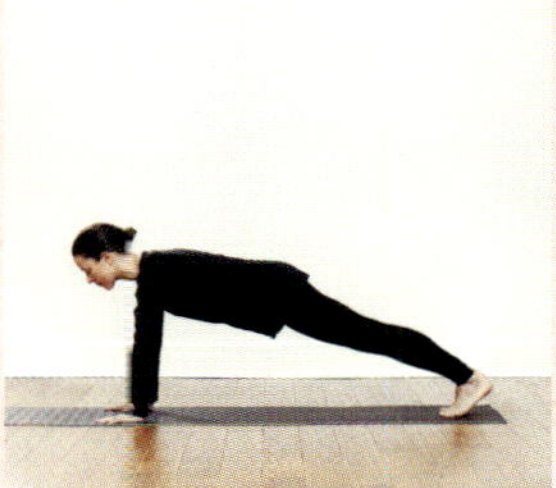

11. Postura de la plancha
cinco respiraciones

Repite 8-12 en el otro lado

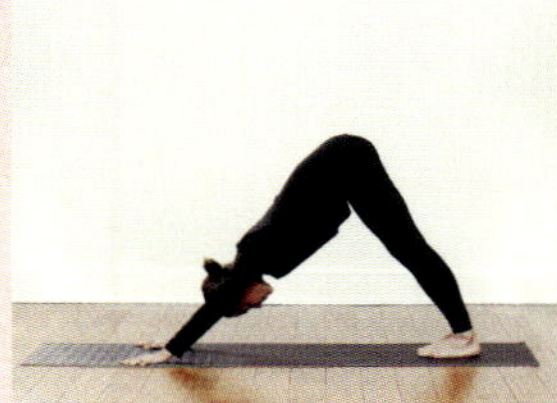

12. Perro bocabajo
cinco respiraciones

De pie 2

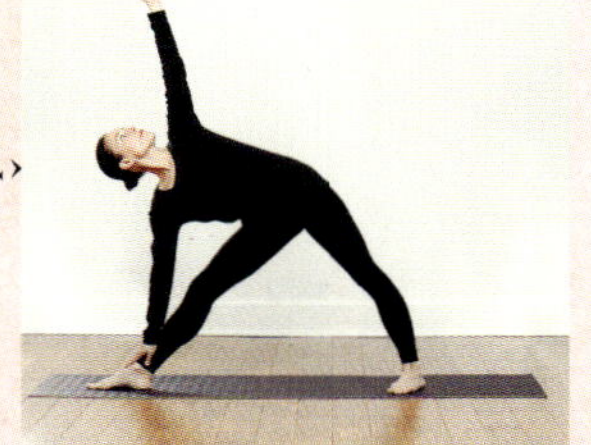

13. Postura del triángulo
cinco respiraciones

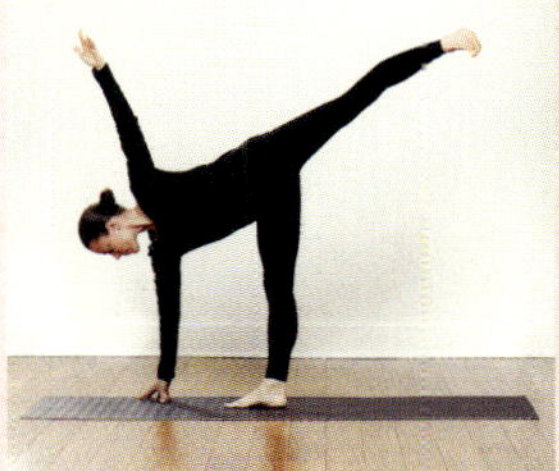

14. Media luna
cinco respiraciones

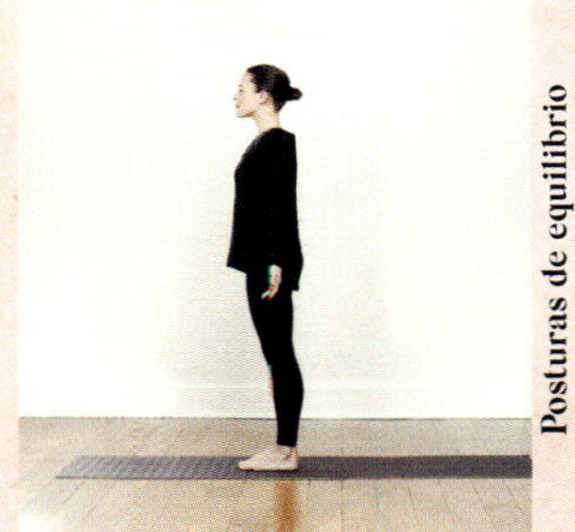

18. Postura de la montaña
cinco respiraciones

Posturas de equilibrio

I+D

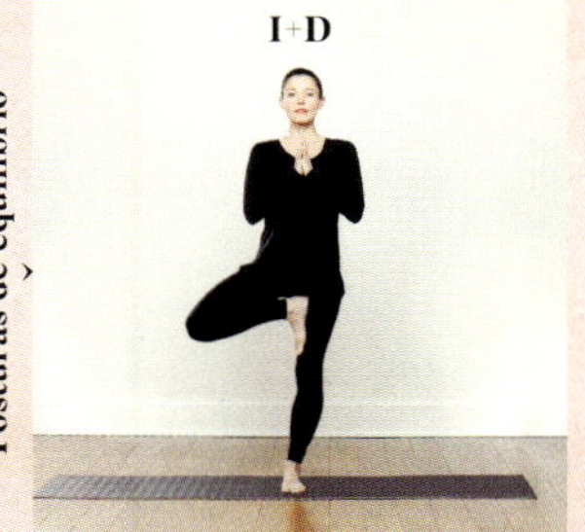

19. Postura del árbol
cinco respiraciones

I+D

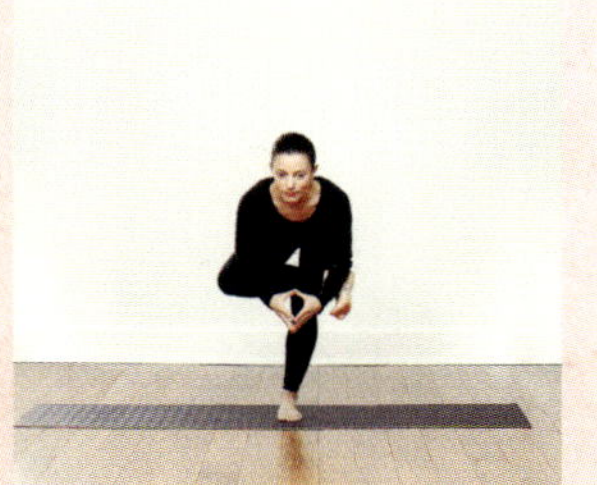

20. Paloma de pie
cinco respiraciones

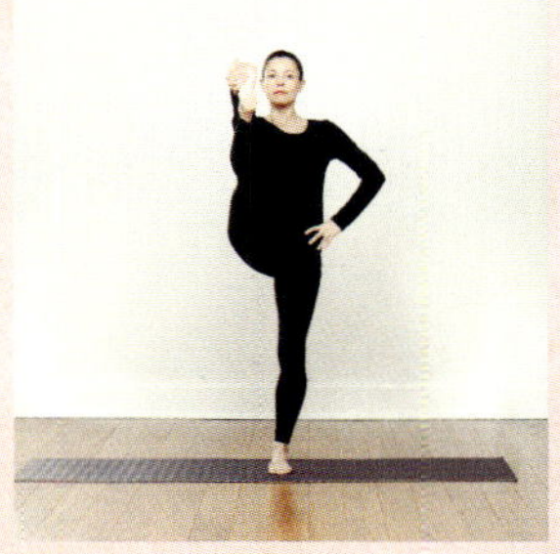

21. Postura extendida de la mano al dedo gordo del pie A
cinco respiraciones

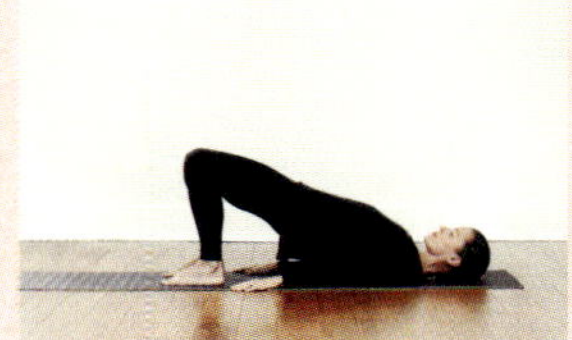

25. Postura del puente
cinco respiraciones

Cierre

I+D

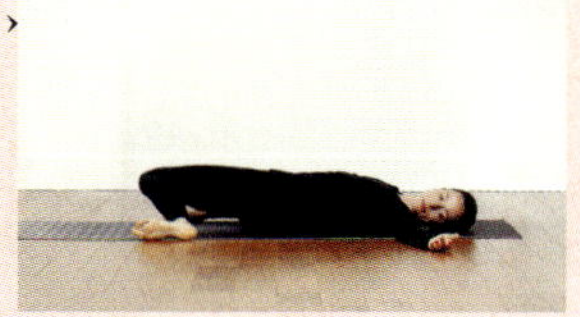

26. Torsión del limpiaparabrisas
cinco respiraciones

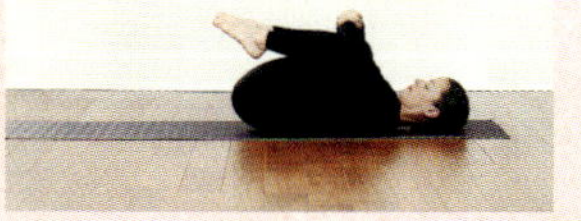

27. Rodillas al pecho
cinco respiraciones

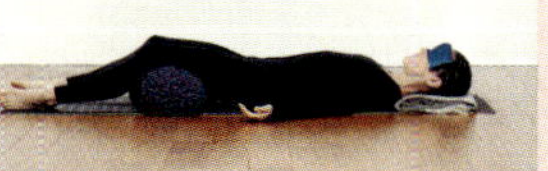

28. Savasana
cinco minutos

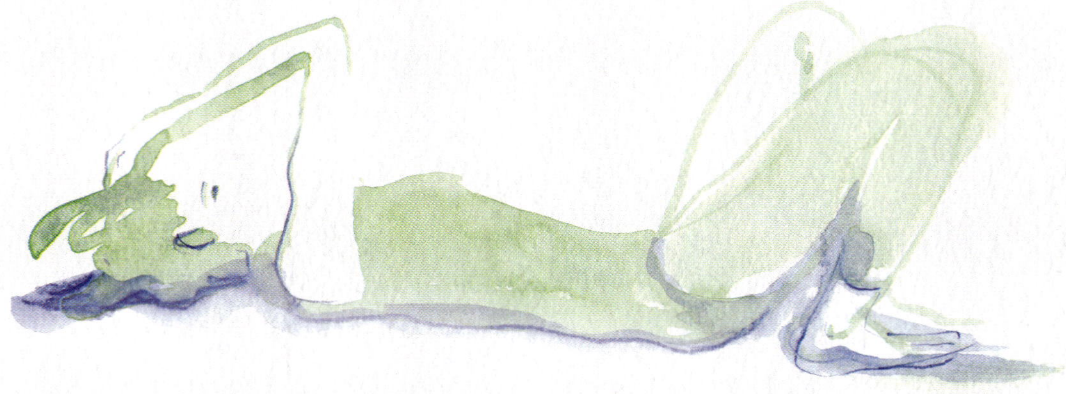

Descanso final

Respiración abdominal

Túmbate sobre la espalda, coloca un *bolster* o un cojín debajo de la parte posterior de las rodillas y encuentra una posición cómoda en la que te sientas sostenida. Descansa las manos sobre el abdomen, siente la calidez de tu tacto y luego comienza a dirigir la respiración hacia el abdomen; nota cómo suben las manos cuando inhalas y cómo bajan cuando exhalas. Relájate y siente la respiración durante cinco rondas. A continuación, coloca las manos cómodamente sobre la caja torácica, con las palmas a los lados de las costillas y los dedos ligeramente separados. Al inhalar, observa cómo se separan sutilmente las manos por la expansión de los pulmones y cómo se retrae la caja torácica cuando exhalas. Finalmente, sube las manos al pecho de forma que las puntas de los dedos descansen justo sobre las clavículas. Observa cómo la onda de la respiración expande el abdomen, ensancha la caja torácica y mueve las clavículas hacia arriba y hacia fuera. Siente el cuerpo abriéndose en la inhalación y enraizándose en la exhalación.

Prácticas de respiración

La respiración es fundamental en el yoga. Además de constituir el núcleo de la práctica dinámica, existen prácticas de respiración independientes llamadas *pranayama*, a las que siempre se les ha otorgado la misma importancia que a las posturas físicas. La razón es que la respiración consciente tiene una capacidad enorme para influir sobre el estado de ánimo y tu relación contigo misma. La respiración es el punto central de atención para la meditación, así como el camino más seguro para llegar a estar **presente** con autenticidad, que es lo que se busca al realizar estas prácticas. Su belleza reside en que puedes hacerlas en cualquier lugar, en cualquier momento. No importa si estás tumbada en tu esterilla o sentada en un tren abarrotado de gente. Dondequiera que las hagas, lo importante es que les prestes toda tu atención, pues son herramientas poderosas y pueden resultar inesperadamente estimulantes.

Me llevó años confiar en mi instinto, pues había aprendido que un tipo de respiración en concreto era «el correcto» para mí y la seguía practicando a pesar de tener mis dudas. Ahora entiendo que no fue lo correcto continuar con esta práctica de respiración. Si algo te hace sentir mareada, deja de hacerlo. Si te provoca ansiedad, deja de hacerlo. Tú eres tu mejor maestra y nadie mejor que tú puede juzgar qué necesitas en un día concreto. No te esfuerces más de la cuenta. No estamos compitiendo. La respiración profunda y consciente consiste en explorar tu propio territorio interno sin forzar nada. Piensa en ello como en una exploración, un viaje hacia el equilibrio en lugar de una lucha con cualquier otro fin.

Concibe las prácticas como una oportunidad para recalibrar tu sistema. Cuando era bailarina de ballet, pasaba muchas horas todos los días en la barra. Los ejercicios que hacía en ella se quedaban conmigo y fueron cambiando mi postura con el tiempo. Estos ejercicios de respiración son una versión suave de esto: mucho después de que los hayas hecho, todavía podrás sentir sus efectos positivos.

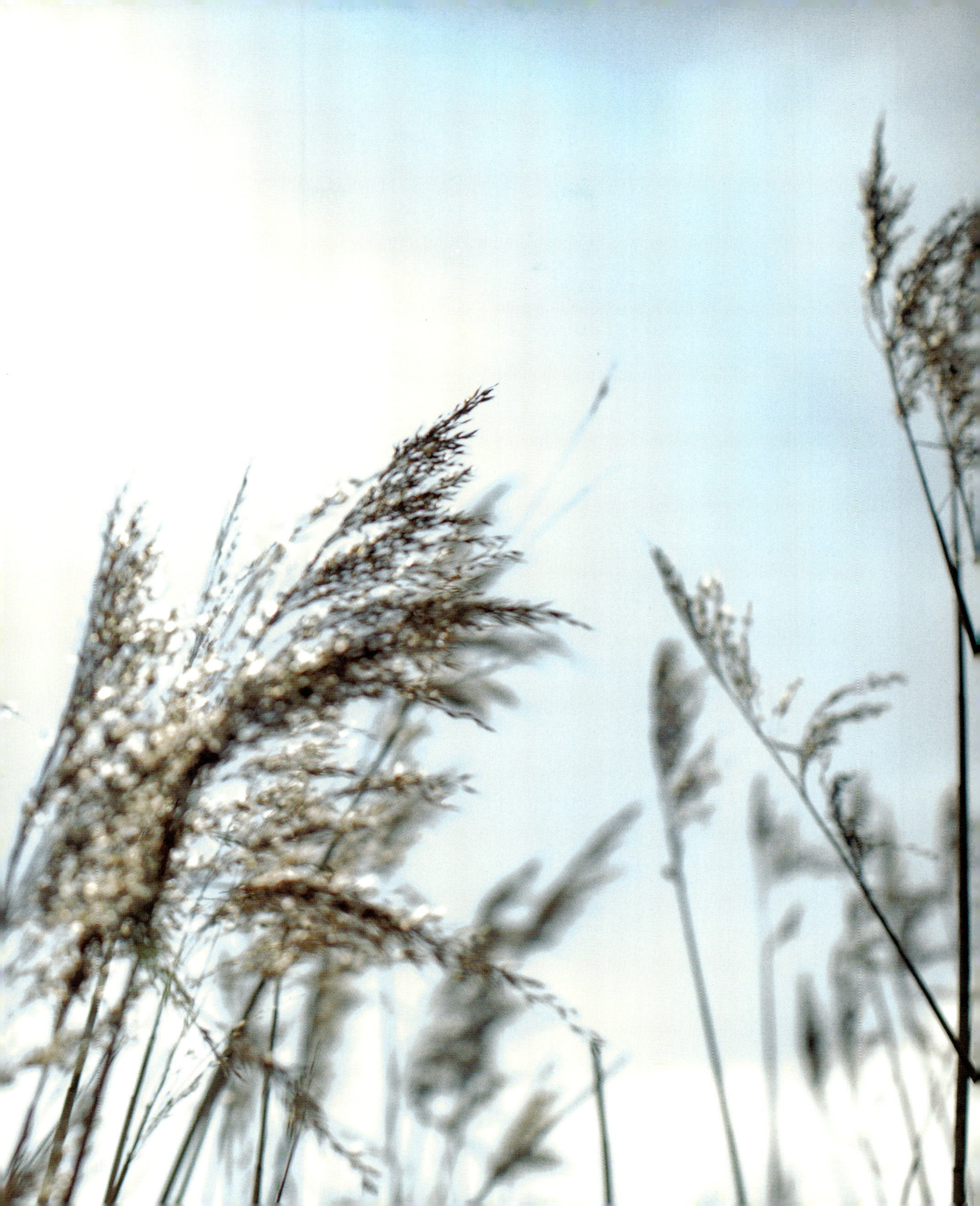

Reconfortante:
Respiración uniforme
Sama Vritti

Se trata de una forma muy sencilla de meditación instantánea. Es fácil, es rápida y se puede hacer en casi cualquier situación. Empieza tomándote unos momentos para asentarte en el cuerpo. Asegúrate de estar cómoda. Toma unas pocas inhalaciones por la nariz para despejarte y suelta el aire por la boca con una exhalación firme. Lleva la atención a la respiración y encuentra un ritmo respiratorio circular: inhala y pausa, exhala y pausa. A medida que respiras, notarás cómo emerge una respiración natural más larga y profunda logrando un sentimiento de plenitud, sin esfuerzo. La velocidad del ciclo no importa; puedes contar dos, tres o cuatro segundos en cada inhalación y exhalación. Algunas personas tienen una mayor capacidad pulmonar que otras, algo que además varía en cada persona según el día. No estamos compitiendo. Al inhalar, cuenta hasta el número que hayas elegido y al exhalar, haz la cuenta atrás con el mismo número. Esto te proporcionará una agradable sensación de aire y energía, observado el ir y venir de tu respiración. Sigue enfocándote en la respiración y simplemente permítete estar. Tras practicar así durante unas pocas respiraciones, déjalo y vuelve a tu respiración natural. Observa sin más y nota cómo te invade una quietud estable.

Encarnante:
Respiración victoriosa/ respiración yóguica
Ujjayi Pranayama

Esta forma meditativa de respiración consigue ser, al mismo tiempo, cálida, estimulante y también calmante, como un masaje profundo para el sistema nervioso. Puede que te la hayas encontrado en formas dinámicas de yoga, aunque a menudo se la malinterpreta y he visto que muchas alumnas se esfuerzan demasiado y se tensan, cuando debería ser una práctica meditativa suave y fácil.

Para empezar, coloca una mano delante de la boca. Inhala por la nariz y luego exhala hacia la mano por la boca. Presta atención a la calidez de tu respiración y al sonido que hace. Tras unas rondas así, intenta crear un sonido oceánico parecido en la inhalación. Lleva el aire hacia la garganta a través de la nariz y asegúrate de que inhalas con calma y control, no como si estuvieses olfateando algo. La nariz es solo un pasaje: la idea es dirigir la respiración hacia abajo por la garganta. Imagina que tus cuerdas vocales son las cuerdas de un violín y tu respiración es el arco. Quieres que sea suave y fluida, sin cambios bruscos irregulares. No podrás dominar esta técnica inmediatamente; es algo que lleva tiempo y práctica, al igual que tocar el violín. Pero la práctica dará sus frutos y el refinamiento merecerá la pena. Si encuentras que la garganta se estrecha y se tensa, lleva la atención hacia los dientes. Sepáralos parcialmente para que haya espacio entre los superiores y los inferiores y la mandíbula esté relajada. Mientras respiras, imagina el velo del paladar elevándose como una cúpula y ensanchándose en la parte trasera de la boca, hacia arriba y hasta el cráneo. Siente cómo llega la respiración a la totalidad del cuerpo y disfruta del momento, para poder experimentar una conexión más profunda contigo misma.

Equilibrante:
Respiración por fosas nasales alternas
Nadi Shodhana

Esta es una estupenda práctica para cualquiera que busque equilibrio, ya que armoniza los canales izquierdo y derecho, además de despertar el circuito interno aportando un sentido íntimo de las sutilezas de la respiración.

Pon el pulgar derecho en la parte externa de la nariz y presiona suavemente hasta que la fosa nasal derecha esté completamente cerrada. Inhala a través de la fosa nasal izquierda. Al llegar al pico de la inhalación, sella la fosa nasal izquierda con el dedo anular mientras sueltas el pulgar para poder exhalar por la fosa nasal derecha. Inhala por la fosa nasal derecha y repite. Inclina levemente la barbilla y deja la mente descansar en el cuerpo. Para afinar la concentración, permite que los dos dedos de la paz (segundo y tercer dedo) descansen en la frente. Siéntate erguida y siente la expansión en el cuerpo mientras vas creando un equilibrio entre los lóbulos izquierdo y derecho del cerebro, y los canales izquierdo y derecho de tu circuito energético.

Si una de las fosas nasales está bloqueada, prueba a recostarte en una posición fetal tumbándote sobre el lado de la fosa bloqueada, y permanece ahí de 5 a 10 ciclos de respiración para ver si consigues despejarla. Tras unos minutos de respiración por fosas nasales alternas, siéntate, haz una pausa y luego túmbate en savasana para integrar los efectos. Puedes practicar aquí imaginando que al respirar el aire entra por una fosa nasal y sale por la otra, una alternativa agradable para todos.

Calmante:
Respiración de uno-a-dos
Vishama-Vritti

Esta es la práctica perfecta para momentos de estrés, cuando tu ritmo cardíaco esté acelerado y necesites calma instantánea. Inhala a la cuenta de dos y luego exhala el doble de tiempo: cuatro, tres, dos, uno. Esta práctica nos enseña que si bien la inhalación es muy importante, la fase más interesante de la respiración, cuando de lograr la calma se trata, es la exhalación, pues tiene el potencial de ser un agente de cambio y de responder al sistema nervioso. Al exhalar completamente, obligas al diafragma a elevarse como una cúpula debajo de las costillas, mientras la caja torácica se abraza hacia dentro y hacia abajo. La exhalación desencadena la inhalación, que baja el diafragma y estimula que los órganos abdominales se inflen como un globo y se expandan hacia delante. Los efectos son casi inmediatos: el ritmo cardíaco disminuye, el sistema nervioso simpático (el que controla todo, desde la presión arterial hasta la dilatación de las pupilas) se calma y te sientes menos estimulada y más relajada. Cuando estés lista para volver a tu respiración natural, te sentirás más enraizada y con mayor claridad mental. Cinco respiraciones están muy bien para empezar. Sube gradualmente hasta los cinco minutos de práctica de respiración y observa la diferencia.

Vivificante:
Respiración en tres partes

Viloma Pranayama

Descansa las manos sobre el abdomen, siente la calidez de tu tacto y luego comienza a dirigir la respiración hacia el abdomen; nota cómo suben las manos cuando inhalas y cómo bajan cuando exhalas. Toma cinco respiraciones. A continuación, coloca las manos cómodamente sobre la caja torácica, con las palmas a los lados de las costillas y los dedos ligeramente separados. Al inhalar, observa cómo se separan sutilmente las manos por la expansión de los pulmones y luego cómo se retrae la caja torácica cuando exhalas. Finalmente, sube las manos al pecho de forma que las puntas de los dedos descansen justo sobre las clavículas. Observa cómo la onda de la respiración expande el abdomen, ensancha la caja torácica y mueve las clavículas hacia arriba y hacia fuera. Siente el cuerpo abriéndose en la inhalación y enraizándose en la exhalación. Repite de cinco a diez de estas respiraciones profundas antes de volver a tu respiración natural.

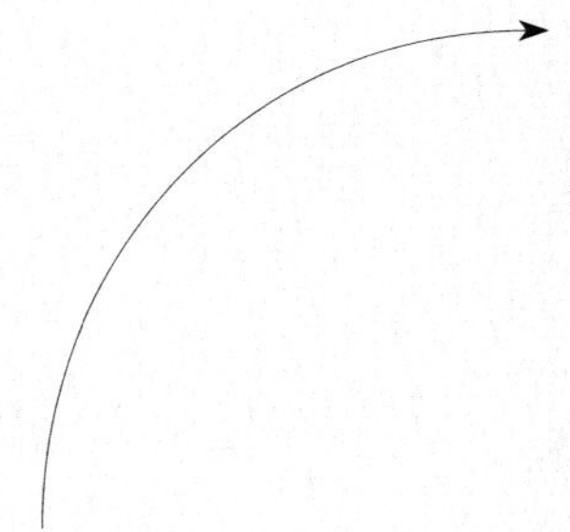

No te preocupes si ves que te distraes. Desarrollar foco y concentración lleva tiempo y es parte de la práctica. Una forma agradable de estar alerta sin estrés es sentarse con la espalda contra la pared. La frescura y la dureza de la pared pueden proporcionarte algo con lo que trabajar. Otra alternativa es tumbarse. Cuanto más cómoda estés, más disfrutarás de la práctica.

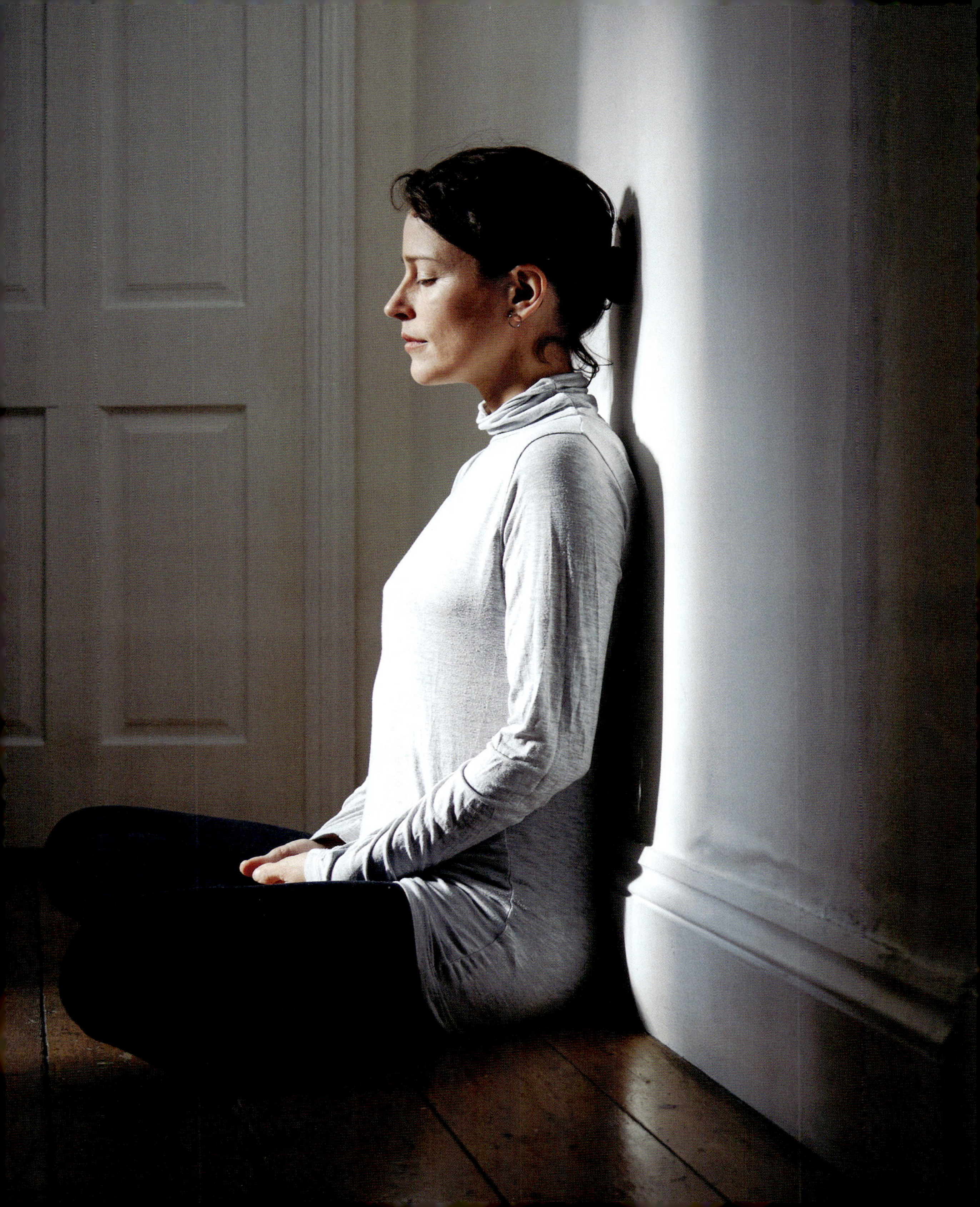

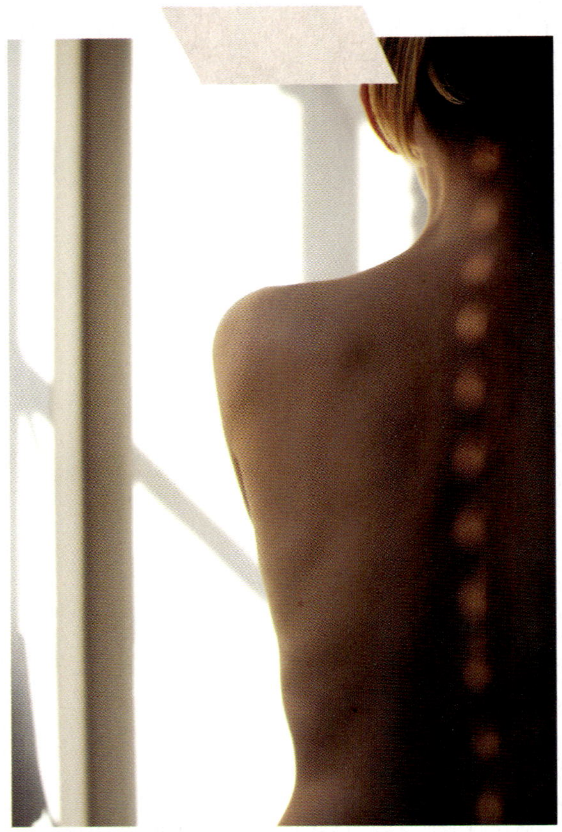

Pequeños cambios, grandes diferencias

Reinicia tu postura

Las horas que pasamos sentados (en sillas, en asientos de coche o, lo peor de todo, pegados a pequeños ordenadores portátiles) han hecho que dejemos de ser animales orgullosos y erguidos para convertirnos en animales deprimidos, con los hombros encogidos cerca de las orejas y las vértebras lumbares de apoyo peligrosamente comprimidas. Este tipo de bajón anímico no solo nos afecta físicamente: nuestro estado de ánimo impacta en nuestra postura y, a su vez, la postura impacta en el estado de ánimo. Nuestra memoria muscular recuerda las cualidades del ser; cuando nos sentamos orgullosos, nos sentimos expansivos y preparados para la vida.

Sin embargo, con demasiada frecuencia, nuestro instinto es corregir en exceso e imaginamos que la postura correcta es con la columna rígida, vertical y recta. Pero la realidad es que la columna es bella y fluida, con curvaturas naturales que distribuyen el peso y crean fuerza permitiendo todo tipo de movimiento y receptividad.

Así que si te notas deprimida (física o emocionalmente), reinicia tu postura usando esta simple técnica de restablecimiento.

Primero, ponte de pie y da unos pasos decididos por la habitación antes de volver a tu asiento. Siéntate en una silla con las caderas un poco más altas que los muslos (también puedes sentarte en un bloc con las piernas cruzadas, si te resulta cómodo). Luego haz círculos con las caderas, rodando alrededor de los isquiones de forma que puedas sentir la pelvis inclinándose hacia los lados, hacia delante y hacia atrás. Podrías imaginarte la pelvis como un cuenco lleno de agua que haces girar arremolinando el agua una y otra vez.

Tras hacer tres círculos, cambia de dirección y vuelve a sentir la parte superior del cuerpo fluida, con la columna que se agita circularmente dentro de la pelvis. Cierra los ojos y ve ralentizando los círculos para hacerlos cada vez más pequeños hasta que encuentres una quietud dinámica centrada en tu postura.

Ahora, coloca una mano justo detrás de ti, en el borde posterior de la silla, y la otra en la rodilla opuesta. Al inhalar, crea espacio entre cada vértebra y al exhalar, entra en la torsión. Toma cinco respiraciones aquí, luego eleva los brazos por encima de la cabeza antes de repetir en el otro lado.

A continuación, con las manos a los costados del cuerpo, deja caer la oreja derecha hacia el hombro para sentir el comienzo de un estiramiento de cuello y una flexión lateral. Inclínate hacia la mano derecha y desliza la mano izquierda hacia arriba sobre la caja torácica. Toma cinco respiraciones para sentir cómo se ensancha el costado del cuerpo. Sobre todo, siente la respiración debajo de la mano que descansa sobre las costillas. Repite en el otro lado.

Finalmente, gira la cabeza a cámara lenta, a la izquierda y a la derecha, di «sí», di «no», una vez más haciendo estos movimientos cada vez más pequeños, hasta que sientas que la cabeza se equilibra por encima del corazón. Crea espacio entre los dientes y siente la mandíbula suavizarse al respirar.

Ahora deberías sentir la coronilla espaciosa para poder alinear la cabeza sobre el pecho y el pecho sobre las caderas, con la columna conectándolo todo sin esfuerzo. Aquí me gusta imaginar mi columna vertebral como un alga que busca la luz de la superficie y responde al vaivén de la vida, libre de moverse, sin rigidez.

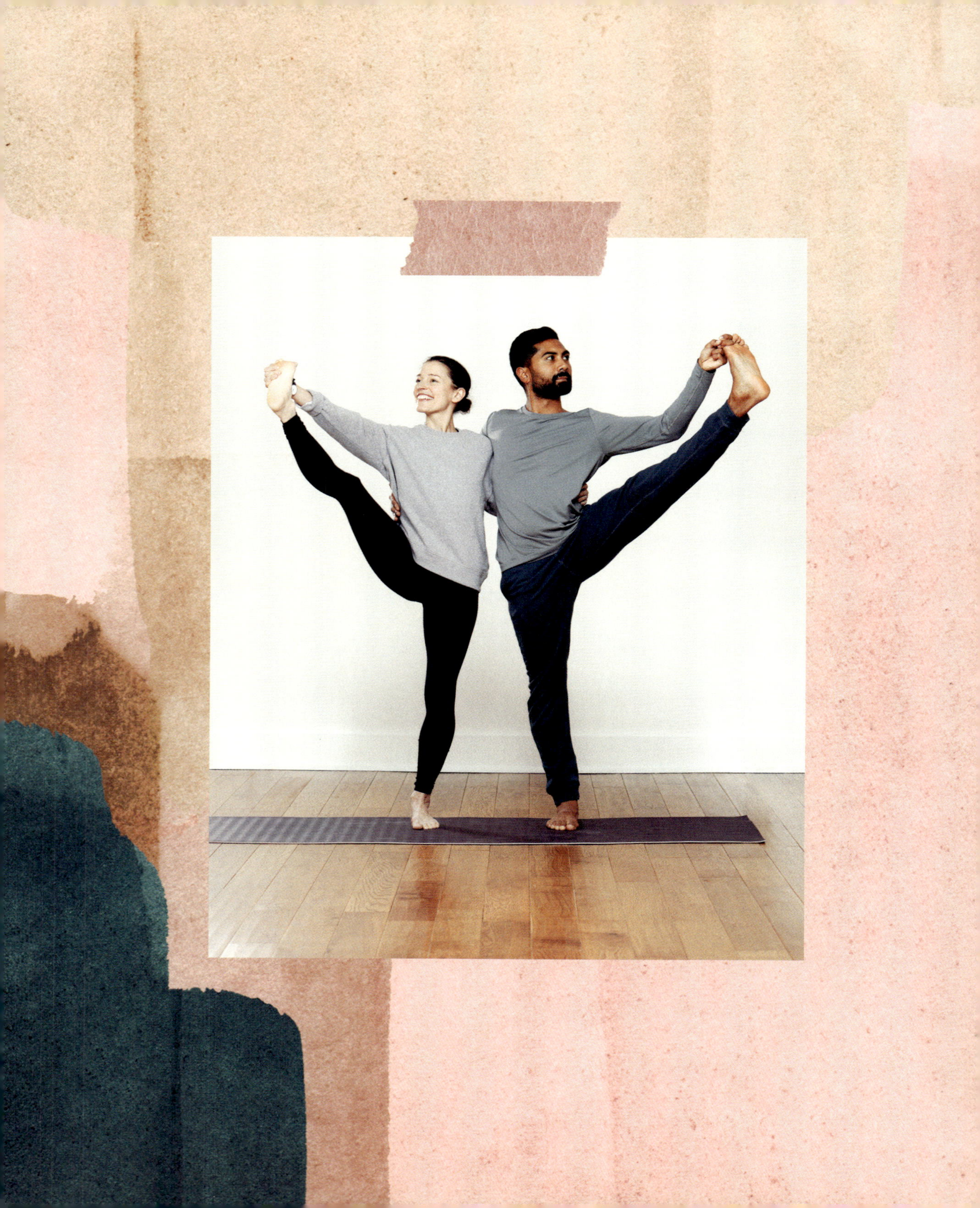

BIBLIOTECA de ASANAS

Posturas de equilibrio

—

2/8

El equilibrio constituye el núcleo de la práctica de yoga. Lo digo en su sentido más amplio, y me refiero a lo que podríamos llamar el equilibrio continuo que, por supuesto, incluye tambalearse y caerse. Levantarse e intentarlo de nuevo tiene su elegancia y su aplomo. Y es algo que tenemos hacer: cuanto mayor te haces, más difícil es mantener el equilibrio. Por eso se debe practicar todos los días. Como suelo decir en clase con un guiño a Samuel Beckett: «Inténtalo de nuevo. Cáete de nuevo. Cáete mejor».

Postura del árbol

Vrksasana

Desde la postura de la montaña, eleva una de las piernas, llévala hacia delante desde tu centro y agarra el tobillo para colocar el interior del pie en el interior de la otra pierna, por encima o por debajo de la rodilla. Pon las palmas de las manos juntas en gesto de oración y siente la presión uniforme de las palmas, así como la presión uniforme entre el pie y la parte interna de la pierna. Coloca la rodilla hacia el lado y luego envuelve ese mismo lado hacia delante, sintiendo la sutil torsión y la activación de los músculos del tronco a medida que creces desde dentro y hacia arriba para crear longitud y estabilidad. Extiende los dedos de los pies y siéntete enraizada. Presiona hacia abajo a través del dedo gordo del pie, el dedo pequeño y el centro del talón. Deja que el coxis caiga y siente el levantamiento desde la pelvis y la ramificación hacia arriba y hacia fuera desde el torso. Utiliza la imagen de raíces expandiéndose hacia abajo para ayudarte con el equilibrio; acepta que los brazos y el torso son como ramas moviéndose en el viento. No hace falta tener una visión excesivamente rígida de qué constituye el equilibrio. Deja que esta postura sea un juego, una danza, una expresión de ti en ese momento (no tiene que ser algo fijo). Siente el crecimiento en todas las direcciones, el juego de la vida moviéndose a través de ti.

Nota de práctica

Puede que te resulte útil comenzar manteniendo la mirada baja en un punto inmóvil y luego, a medida que generas confianza, intentar levantar la mirada y posarla en el horizonte. Si quieres un desafío, intenta cerrar los ojos. No sientas miedo de caerte y tener que empezar de nuevo.

Ten cuidado de no hundirte en las caderas (a veces podemos hundirnos en las articulaciones, sobre todo cuando estamos fatigadas). Intenta alargarte hacia arriba, y nota los pequeños compartimentos de espacio que se abren dentro de las articulaciones.

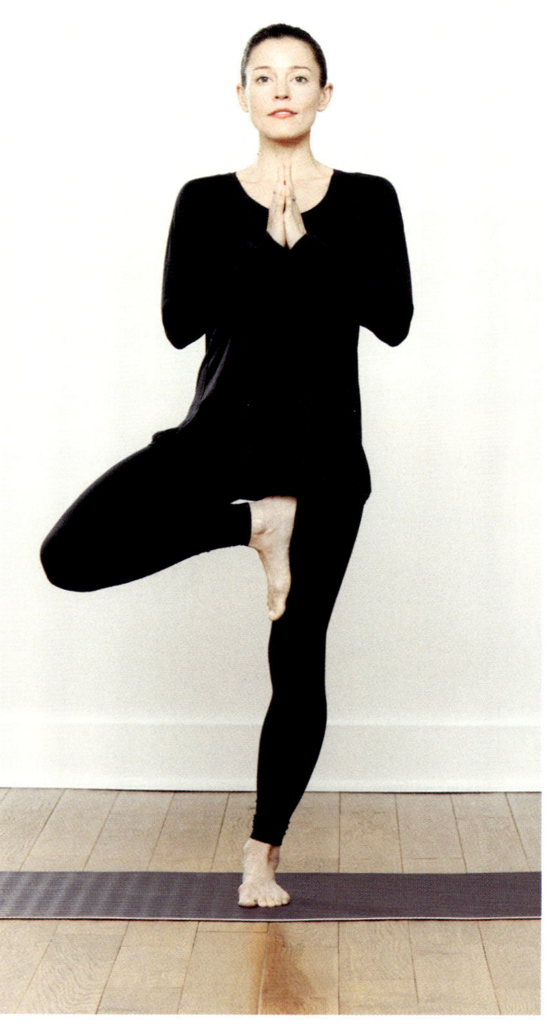

Paloma de pie

Tada Kapotasana

Desde la postura del árbol, separa el pie de la pierna de apoyo mientras mantienes la alineación. Flexiona la pierna de apoyo para que el otro pie se pueda apoyar atravesado sobre ese muslo y, al mismo tiempo, siéntate hacia atrás como en una silla. Coloca los dedos de los pies hacia atrás y hacia la cara para que el pie esté en dorsiflexión. Lleva el abdomen hacia dentro y hacia arriba al exhalar. Una vez que hayas establecido tu estabilidad y te sientas conectada con tu centro, inclínate hacia delante, descansando las manos sobre el pie y el muslo. Toma algunas respiraciones aquí. Si quieres ir más profundo, apoya los codos donde colocaste previamente las manos. Para salir de la postura, guía la pierna de nuevo frente a ti, lleva la rodilla al pecho y suéltala para cambiar de lado.

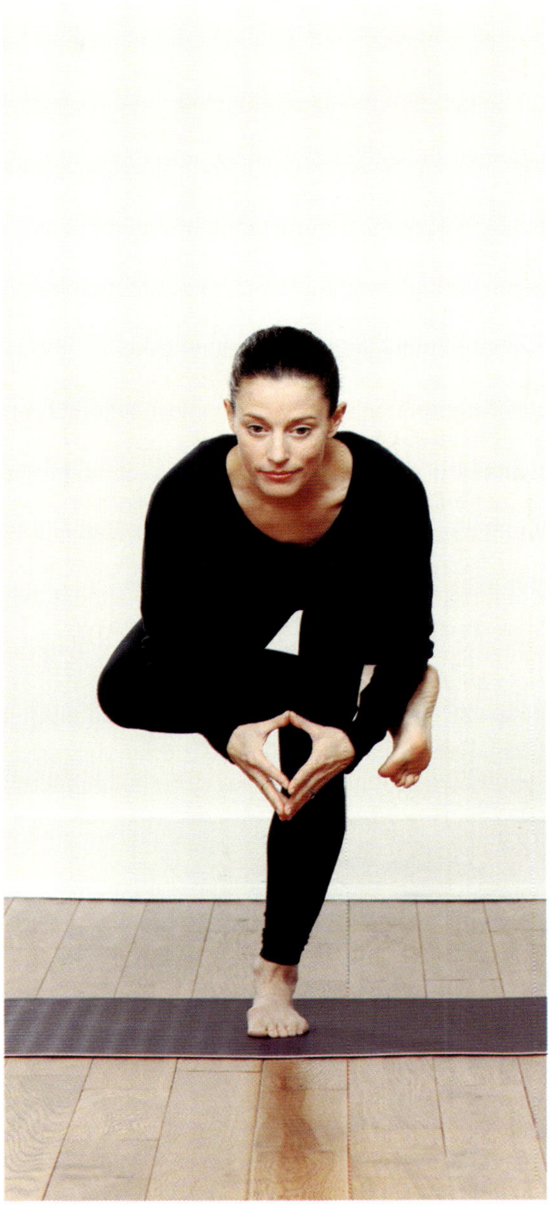

Nota de práctica

Si sientes alguna molestia en la rodilla, haz la postura del árbol como alternativa.

Postura del águila

Garudasana

Desde la postura de la montaña, respira llevando los brazos hacia delante, cruza uno por debajo del otro por la parte alta y luego coloca las manos en los hombros. Si sientes que tienes más espacio para profundizar, haz un segundo cruce de los brazos colocando las manos palma con palma, con los pulgares mirando hacia la cara. Siéntate en la postura de la silla, sintiendo el peso sobre los talones, y extiende los dedos de los pies para activar los pies. Cruza la pierna del mismo lado con que iniciaste la postura sobre la otra pierna; aquí los dedos de los pies pueden descansar en el suelo para ayudarte con el equilibrio, o puedes jugar con un doble cruce de las piernas para que los dedos se enganchen alrededor de la pantorrilla. Al exhalar, aprieta los muslos y siéntate con más profundidad en la postura mientras continúas levantando el pecho como un pájaro orgulloso. Ensancha las clavículas e imagina que las costillas traseras son tus alas de águila listas para volar.

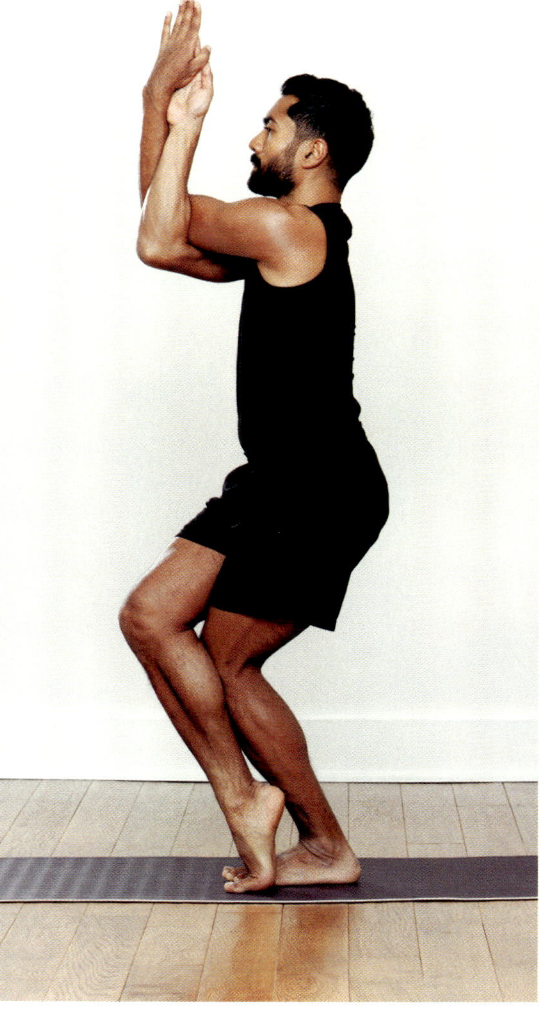

Nota de práctica

Si sientes los hombros tensos en el enlace o algún tipo de restricción alrededor del pecho y la respiración corta, coloca las manos sobre los hombros, pues esto te permitirá respirar profundamente y dejar que el pulso de la respiración te ayude a sostener la postura.

Fallos de alineación comunes

Si el doble enlace de las piernas te lleva a colapsar en el arco del pie, haz un cruce simple. Necesitas que la postura te haga sentir estable y segura desde los pies hacia arriba. Al hacer la transición a esta postura, evita descargar la energía en las caderas. En vez de eso, siente como un abrazo alrededor la línea central y sé consciente de la columna como pilar energético.

Postura extendida de la mano al dedo gordo del pie A y B

Utthita Hasta Padangusthasana

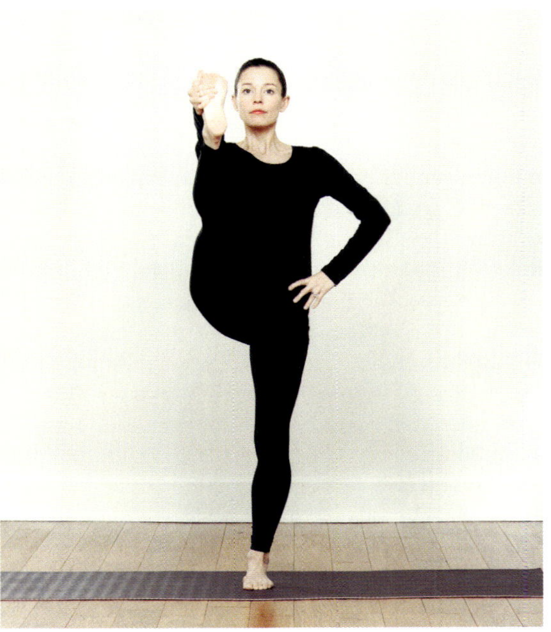

A Desde la postura de la montaña, levanta una pierna hacia delante y hacia arriba como si hubiera una atracción magnética entre el muslo y el abdomen. Sostén la espinilla, alcanza el canto del pie o enlaza el dedo gordo con los dedos de la mano (dedos índice y medio) sellando el cierre con el pulgar. Al exhalar, extiende la pierna derecha hacia delante mientras mantienes la columna creciendo hacia el cielo y el brazo derecho encajado dentro de su hombro para no permitir que la pierna te saque de tu centro. Crece y observa el estiramiento a través de las puntas de las orejas y siente la longitud que esto crea desde la pierna que te sostiene hasta la cúpula del velo del paladar. Toma al menos cinco respiraciones aquí antes de salir como entraste.

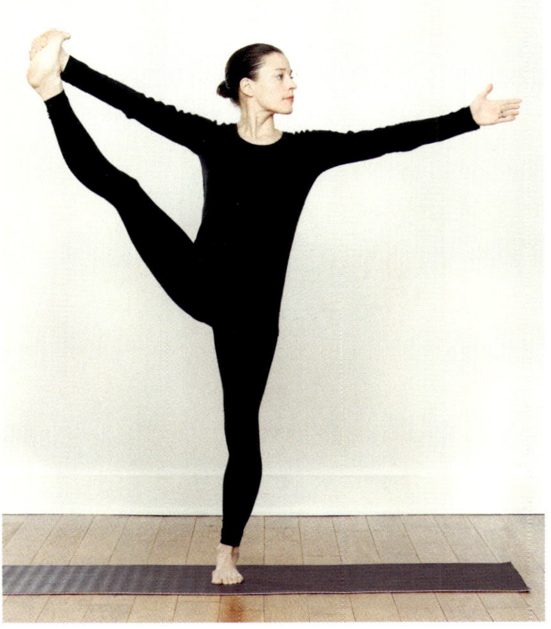

B Solo cuando estés lista, al exhalar, desde la variante A, extiende la pierna hacia el lado sin inclinar o levantar la cadera. Cambia ligeramente el peso para encontrar el equilibrio sobre la pierna que te sostiene y, si te sientes segura y estable, gira la cabeza por encima del hombro. Toma unas respiraciones aquí y luego, al exhalar, lleva la pierna al centro de nuevo. Puedes salir de la postura en cualquier momento y deshacerla tal y como habías entrado en ella.

Nota de práctica

Practicar junto a una pared es una manera estupenda de entrar en esta postura. Podrías ponerte de lado a la pared, o con la espalda apoyada en ella, lo cual está muy bien para mantener la alineación en el torso y no salirte de tu centro. Como con todas las posturas de equilibrio, imagina que tus cejas son un nivel de burbuja que te ayuda a mantener el equilibrio entre el lado izquierdo y el derecho, y entre la parte anterior y la posterior del cuerpo.

Postura del bailarín

Natarajasana

Empieza de pie sobre una pierna. Luego extiende la mano contraria hacia atrás por la parte exterior del tobillo levantado. Mantén el estiramiento en el brazo mientras sostienes el tobillo y deja que el peso del muslo caiga hacia el suelo; esto ayudará a relajar el hombro y a crear una sensación de comodidad en el pecho. Antes de seguir adelante, asegúrate de que las caderas estén razonablemente niveladas, que las rodillas estén una al lado de la otra y que la mirada descanse hacia el frente. Desde aquí, extiende lentamente el otro brazo hacia el techo, respira profundamente y busca crear longitud y espacio en el torso separando las costillas de las caderas. Exhala para iniciar el balanceo del cuerpo y siente la misma extensión a través del brazo largo y el costado del cuerpo, al tiempo que presionas hacia atrás contra la pierna. Mientras te extiendes hacia arriba y hacia delante, siente cómo tira la pierna que sostienes mientras presionas la energía hacia la mano trasera y extiendes el muslo alejándolo de la cadera. Respira y siente esta danza de energía entre el pie trasero y el brazo delantero. No te preocupes si te caes de la postura; es parte del viaje.

Nota de práctica

Escoge el tipo de agarre con el que vas a trabajar: la parte externa del pie o la interna con el hombro abierto. En ambos casos, asegúrate de que el hombro está cómodo. Si ninguna de las dos opciones funciona, puedes usar un cinturón alrededor del tobillo para que la postura sea más accesible. Si te resulta difícil mantener el equilibrio, practica cerca de una pared, bien de lado o bien de frente usándola como apoyo ocasional.

Dónde secuenciar en una autopráctica

Puedes hacer la transición a esta postura desde una secuencia de vinyasa, impulsándote hacia delante desde la postura de la luna creciente. También podrías partir desde la postura de la montaña como una opción de conexión al suelo más simple.

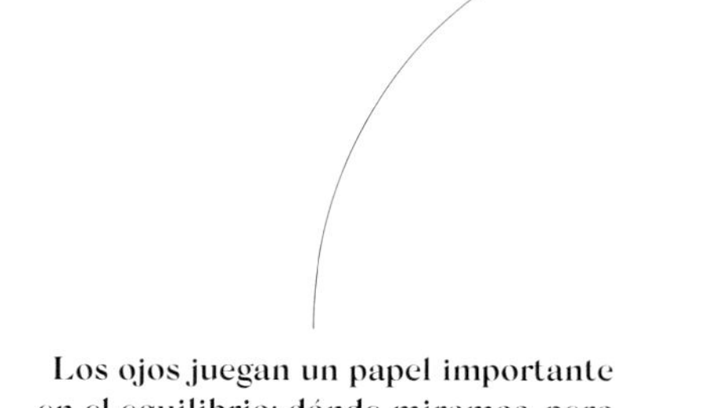

Los ojos juegan un papel importante en el equilibrio: dónde miramos, pero también cómo miramos. Descansa la mirada en un punto y luego pregúntate: «¿Tengo la sensación de estar fijando la mirada?». Si es así, suaviza un poco la parte posterior de los ojos y observa cómo el cuerpo se siente más relajado y cómodo en esta complicada forma.

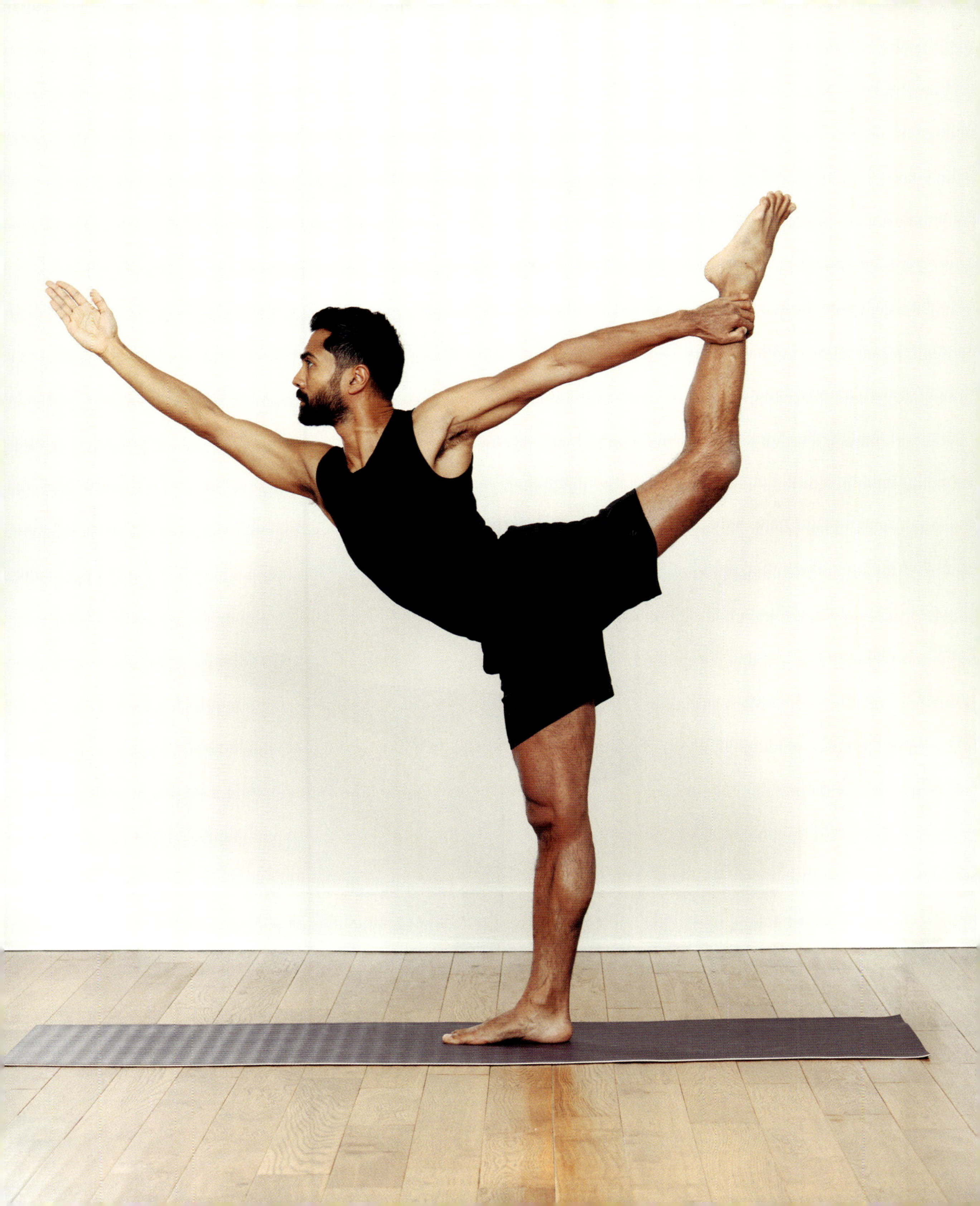

Guerrero III

Virabhadrasana III

Desde la posición de pie, da un paso adelante con las manos descansando suavemente en las caderas y levanta la pierna posterior. Inclina el peso hacia delante con un balanceo, hasta que el torso y la pierna estén en una línea y lleguen a estar paralelos al suelo. Si el equilibrio es difícil, mantén las manos en las caderas, de lo contrario, ábrelas hacia los lados como si fuesen las alas de tu corazón. Crea una larga línea de energía desde la pierna elevada hasta la coronilla. Mantente abierta y activa al mismo tiempo, sintiendo la expansión en todas las direcciones.

Cuando estés lista para salir de la postura, retrocede del mismo modo que entraste y prepárate para repetir en el otro lado.

Fallos de alineación comunes

Esta postura es un reto para todo el mundo. Intenta hacer la transición despacio. Así tendrás tiempo para notar si estás hundiendo el pecho o bloqueando las articulaciones.

Variantes

Si te sientes cómoda en la postura, puedes experimentar con variantes de brazos. Extiende los brazos por encima de la cabeza, hacia fuera como un avión, o simplemente hacia abajo a los lados.

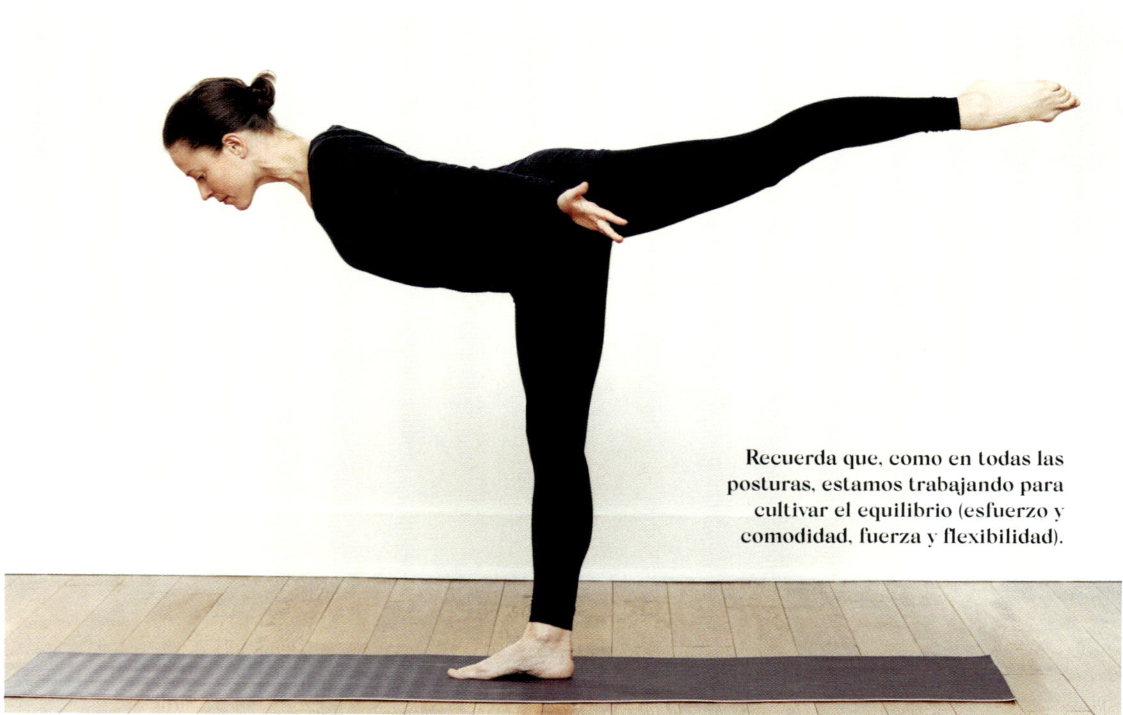

Recuerda que, como en todas las posturas, estamos trabajando para cultivar el equilibrio (esfuerzo y comodidad, fuerza y flexibilidad).

Spagat de pie

Urdhva Prasarita Eka Padasana

Al exhalar, lleva tu peso hacia una pierna manteniendo la elevación a través de los arcos de los pies y el apoyo en la pierna que te sostiene. Flexiónate y pon las manos en el suelo o sobre blocs. Levanta la pierna sin apoyo hacia el techo y, a medida que te inclinas hacia delante, lleva longitud y tono al abdomen recogiendo suavemente el ombligo mientras exhalas. Suelta para entrar en la flexión de pie y estira la pierna elevada. Al inhalar, mira hacia delante para crear un poco más de espacio en el torso y valora si necesitas un bloc bajo las manos. Al exhalar, flexiónate buscando la profundidad de la postura. Mientras respiras en la postura, gira la cadera con la que estás trabajando hacia abajo y crea un estiramiento hacia atrás desde la cadera hasta los dedos de los pies. Extiende los dedos de los pies para que haya dinamismo en todo el recorrido de las extremidades.

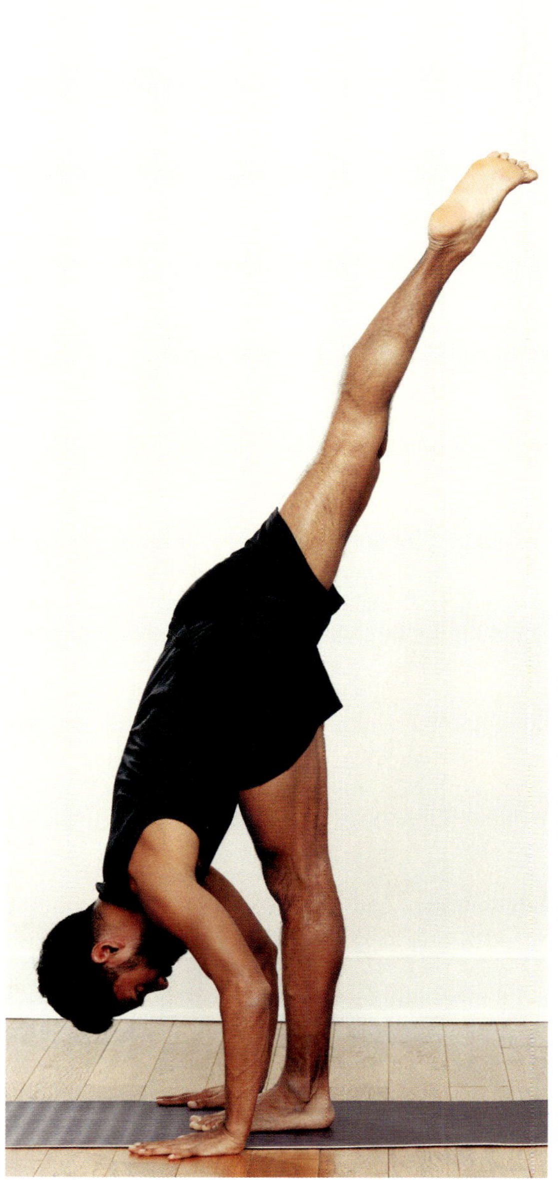

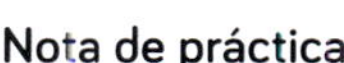

Nota de práctica

Haz una transición lenta y consciente para que los dedos del pie puedan pivotar y girar el pie que te sostiene, y evita que las rodillas se flexionen. Una transición más estable puede fomentar una mayor consciencia general dentro de la postura.

Dónde secuenciar en una autopráctica

Puedes entrar en esta postura desde un guerrero o desde una postura de equilibrio como el águila o el árbol.

Media luna

Ardha Chandrasana

Entra en la postura del triángulo y coloca un bloc frente a ti. Lleva el cuerpo hacia delante y coloca las yemas de los dedos en el suelo, o la palma de la mano en el bloc o en el suelo, de modo que la mano quede debajo del hombro. Encuentra estabilidad en las rodillas abrazando la musculatura de los muslos alrededor de sus huesos. Activa la pierna posterior y levántala para que esté paralela al suelo y con la misma alineación que tenía en la preparación. Sé consciente de colocar y orientar la pierna en la misma dirección de la cadera mientras la levantas. El pie debe estar activo con los dedos expandiéndose, el metatarso extendiéndose hacia fuera y los dedos mirando hacia la pared lateral. Una buena forma de imaginar la postura es como un triángulo, pero en el aire.

Nota de práctica

Una de mis variantes favoritas de esta postura consiste en hacer como una garra con los dedos de la mano inferior para crear una forma de tienda de campaña. Esta acción genera una especie de ventosa en la palma que imita muy bien la elevación que se da en el suelo pélvico cuando exhalas para entrar en la postura. Puedes usar la imagen de un paracaídas, o del centro de un pañuelo del que se tira hacia arriba, para inspirar el levantamiento desde tu centro más profundo hasta las puntas de los dedos.

La prioridad en la media luna es la estabilidad en las piernas y el torso, así que empieza con la mano en la cadera. Una vez establecida la estabilidad, puedes abrir los brazos y florecer, o realizar un medio enlace envolviendo la mano libre alrededor de la espalda y luego tratar de elevar la mano del suelo separándola de su apoyo; esto permite transiciones elegantes para salir de la postura.

Dónde secuenciar en una autopráctica

Puedes hacer una buena transición a esta postura desde el ángulo lateral extendido o desde el triángulo, pues la colocación de los pies en estas posturas es un buen trampolín. Ten preparados tus accesorios si vas a trabajar con ella dentro de una secuencia. La mayoría de la gente necesita uno o dos blocs, pues las transiciones de entrada y salida suponen un reto para los isquiotibiales y la espalda baja. No te esfuerces demasiado tratando de recrear una imagen: la postura se verá diferente en diferentes cuerpos. Prueba a hacer una forma preparatoria con ambas manos presionando sobre los blocs, o bien esta postura con la pierna trasera contra la pared para encontrar equilibrio.

Fallos de alineación comunes

Hay que tener cuidado de no sobrecruzar las piernas, colocar incorrectamente las manos o los blocs (deben estar directamente debajo de la axila), ni esforzar innecesariamente el cuello.

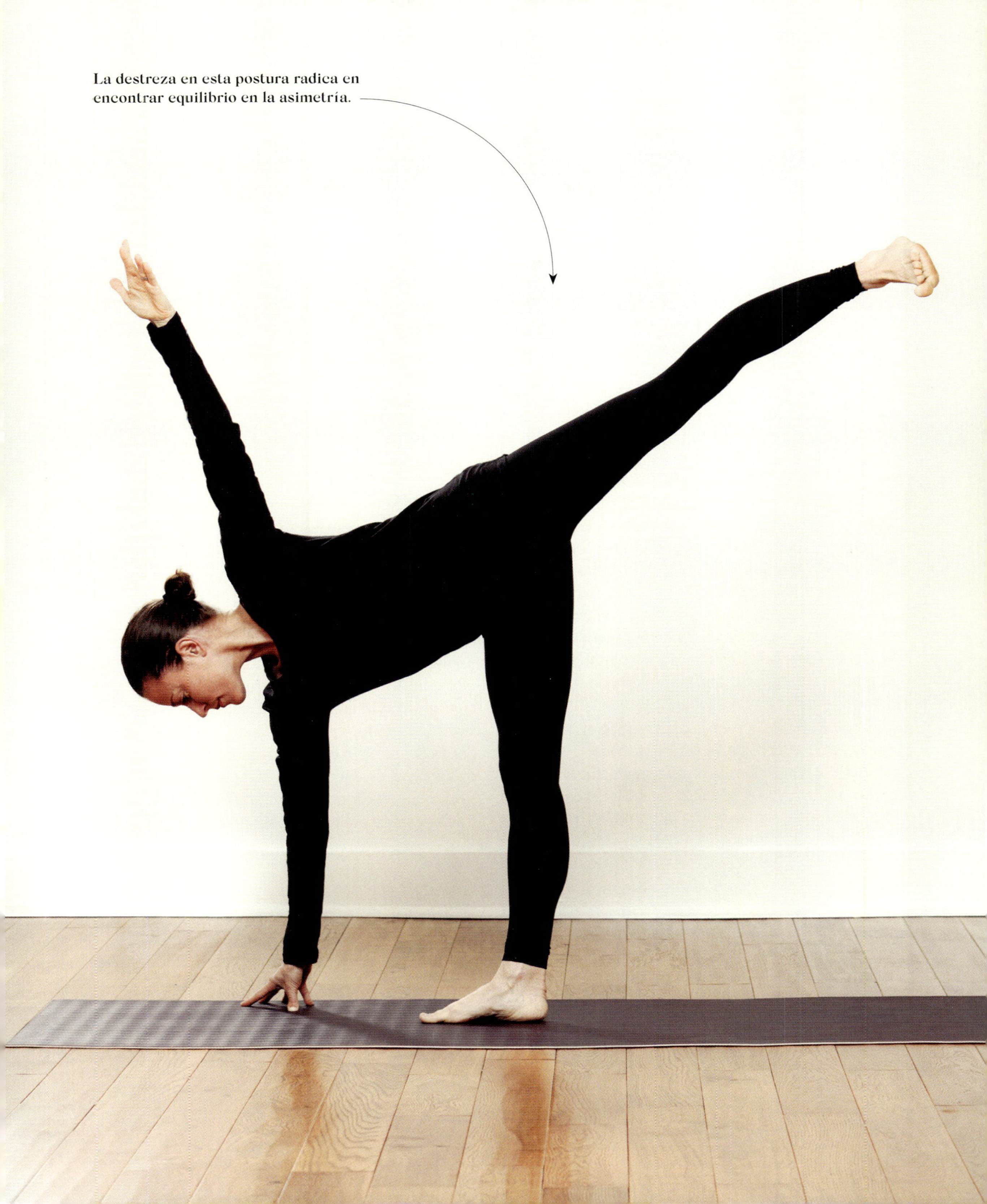
La destreza en esta postura radica en
encontrar equilibrio en la asimetría.

Media luna con torsión

Parivrtta Ardha Chandrasana

Desde la flexión de pie, inhala levantando la parte anterior del cuerpo y despega el pecho de las piernas para crear longitud desde el coxis hasta la base del cráneo. Eleva los muslos para levantar las rótulas y crear estabilidad en la parte inferior del cuerpo. Con las manos apoyadas en blocs o colocándolas en forma de tienda de campaña como pequeñas ventosas, para que estés apoyada sobre las yemas de los dedos, crea un trípode estable. Siente la parte delantera de los muslos activarse y la parte trasera de las piernas soltarse. Desplaza el peso sobre una pierna y comienza a extender la otra lejos del cuerpo con los dedos de los pies apuntando hacia abajo, y alarga la pierna desde el glúteo hasta el talón y el metatarso. A medida que extiendes hacia atrás la pierna elevada, cambia el peso a la mano opuesta a la pierna que te sostiene. Coloca la mano libre en el sacro y, desde la extensión de la columna, empieza a girar el abdomen hacia la pierna que te sostiene entrando en tu torsión. Si te sientes estable en esta postura y puedes ir más lejos, extiende el brazo libre hacia el techo, pero hazlo sin forzar nada. Una opción es mirar hacia arriba, hacia esa mano. Otra es mirar hacia abajo, hacia el suelo. En ambos casos, elige un punto donde descansar suavemente la mirada para ayudarte con el equilibrio. Continúa respirando profundamente y permite que el pulso de la respiración cree primero longitud y luego, una rotación del pecho hacia arriba hasta llegar a tu expresión plena de la postura. Al inhalar, crea longitud a través de las piernas y respira hacia los costados del cuerpo. Al exhalar, suaviza la caja torácica y entra con más profundidad en la torsión.

Nota de práctica

Esta es una postura difícil y es tentador no buscar mucha elevación, aunque en realidad se vuelve más fácil una vez que la pierna elevada está paralela al suelo. Usar blocs debajo de las manos puede ayudarte a lograrlo. Intenta extender la pierna elevada a través del metatarso y tonifica el suelo pélvico para dar apoyo muscular mientras te mueves hacia arriba y hacia fuera desde la pelvis al exhalar.

Dónde secuenciar en una autopráctica

Puedes entrar en esta postura desde el guerrero I o la postura de la pirámide. Si lo haces desde la última, ten preparados antes los accesorios.

Variante

Desde esta postura en torsión, podrías doblar la pierna trasera y agarrar el tobillo trasero, empujando el muslo lejos de ti para abrir la parte anterior del cuerpo y continuar con la torsión. Mantente aquí si te resulta cómodo, o prueba a agarrar el lado del dedo gordo del pie con el brazo, rotando externamente la parte superior del brazo y sintiendo amplitud en el pecho. Sal de la postura del mismo modo que entraste y prepárate para repetir en el otro lado.

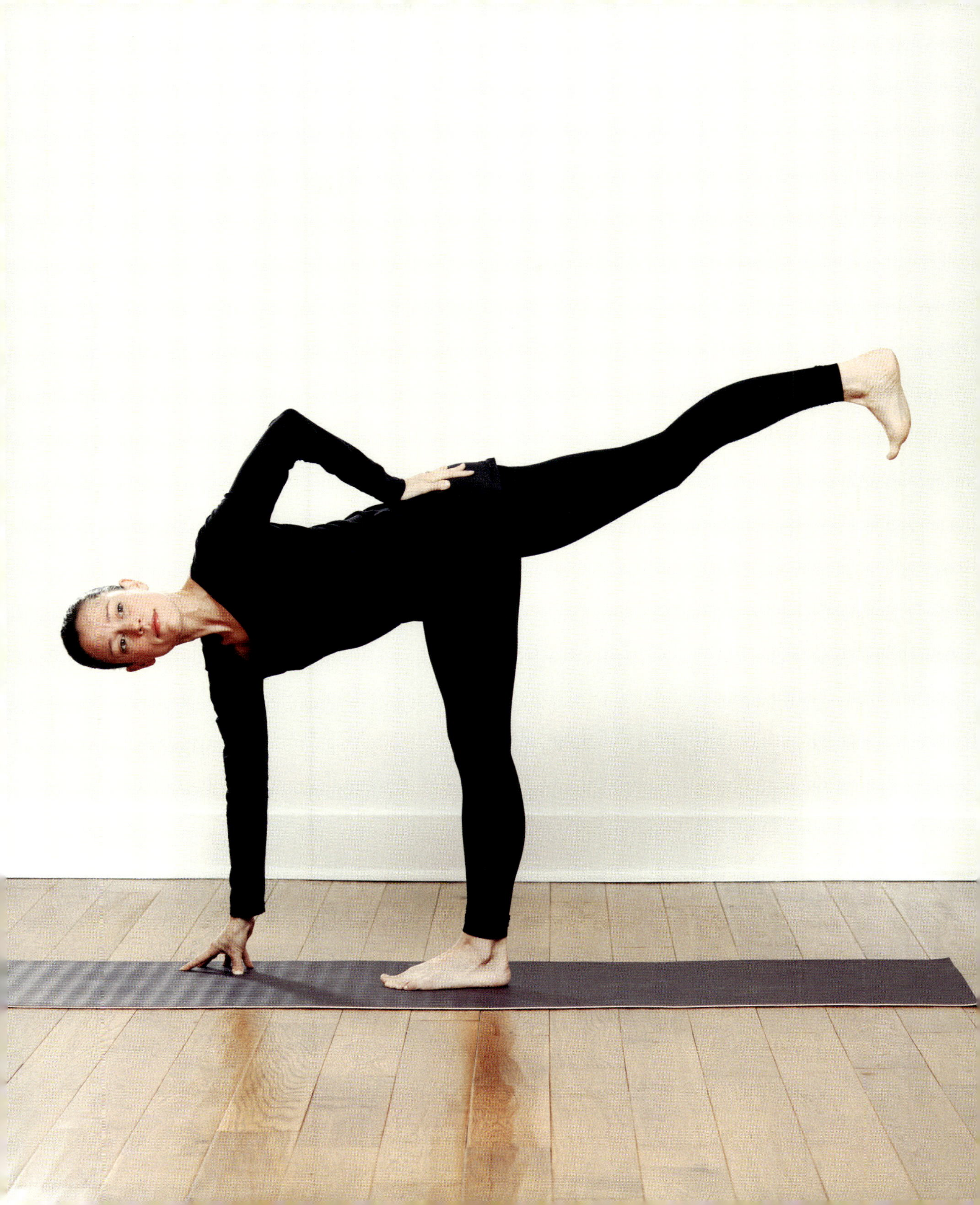

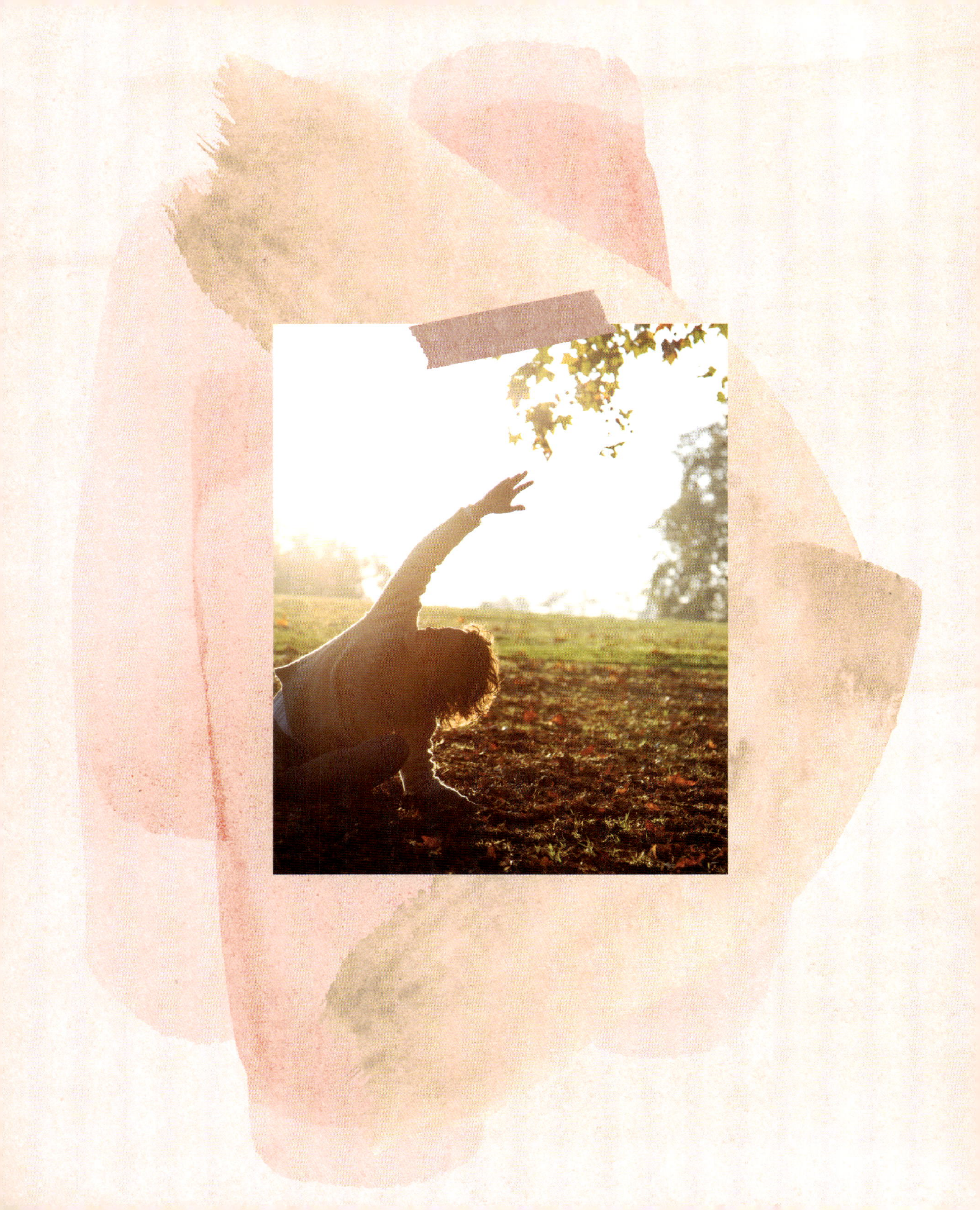

Una práctica dinámica para animarse y energizarse

El yoga tiene una capacidad única para mejorar y transformar el estado de ánimo. Esta secuencia alegre y exigente es ideal si te sientes apagada y necesitas algo de estímulo, pero también es una forma estupenda de encarnar un estado de ánimo ya elevado. No obstante, eso no significa que sea una práctica que se deba hacer de forma acelerada. El dinamismo proviene de moverse con la respiración: hay una sensación de fuerza que solo puede darse con una inhalación realmente expansiva y una exhalación completa. Así que tómate tu tiempo. No te precipites al hacer las posturas para irlas marcando como terminadas. Presta atención a cada momento. Una buena imagen es la del péndulo. Piensa en el ritmo de tu respiración, en cómo va y viene con su suave pausa al llegar arriba, como si fuese un péndulo que sigue su parábola. Estos espacios entre las respiraciones son una oportunidad para sentir la magia del espacio intermedio, ese lugar que podemos habitar y que convierte al ejercicio en una meditación en movimiento.

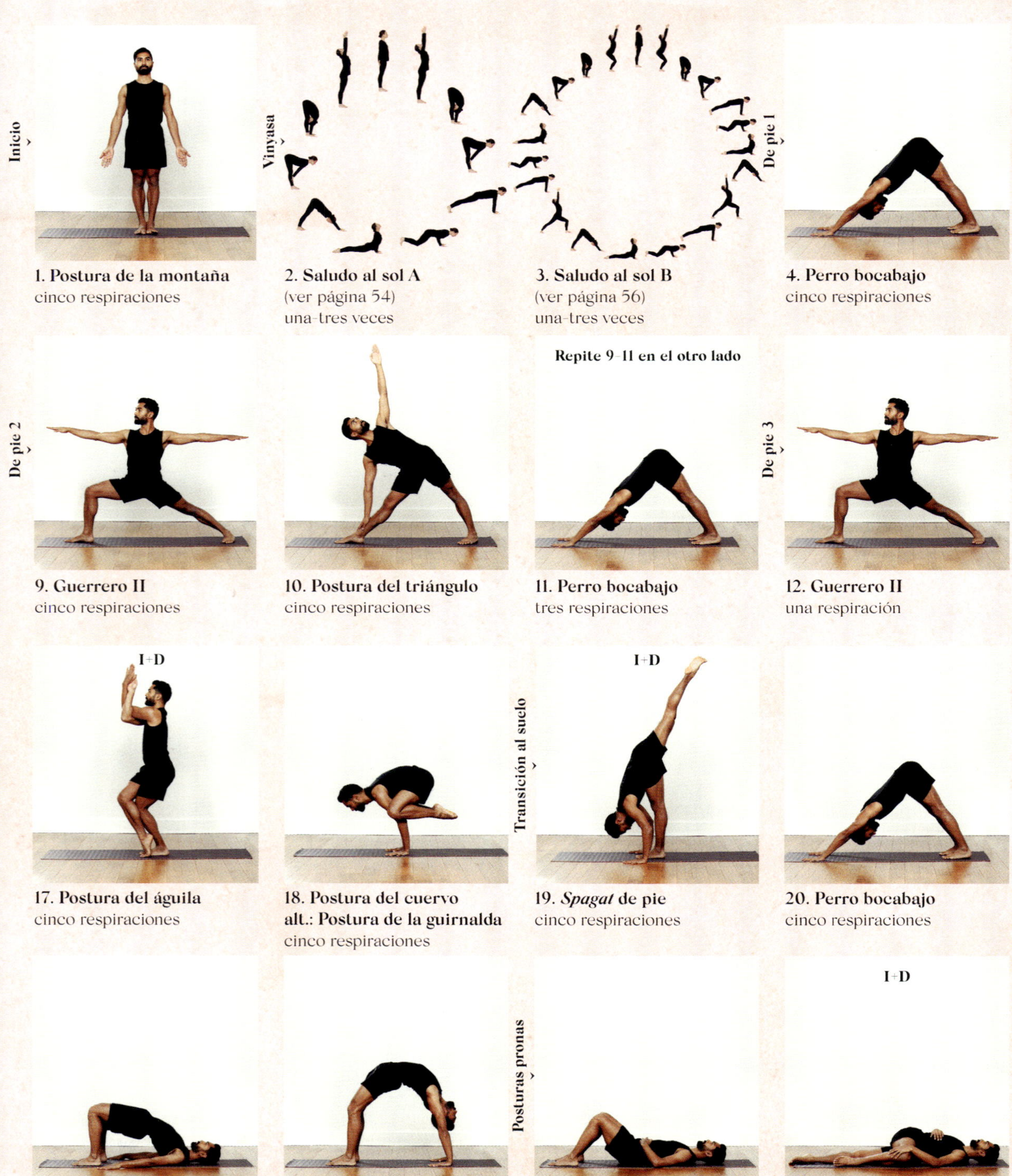

1. Postura de la montaña
cinco respiraciones

2. Saludo al sol A
(ver página 54)
una-tres veces

3. Saludo al sol B
(ver página 56)
una-tres veces

4. Perro bocabajo
cinco respiraciones

9. Guerrero II
cinco respiraciones

10. Postura del triángulo
cinco respiraciones

11. Perro bocabajo
tres respiraciones

12. Guerrero II
una respiración

17. Postura del águila
cinco respiraciones

18. Postura del cuervo
alt.: Postura de la guirnalda
cinco respiraciones

19. *Spagat* de pie
cinco respiraciones

20. Perro bocabajo
cinco respiraciones

25. Postura del puente
cinco respiraciones

26. Rueda
alt.: Postura del puente
cinco respiraciones

27. Postura tranquila de descanso
cinco respiraciones

28. Torsión supina
cinco respiraciones

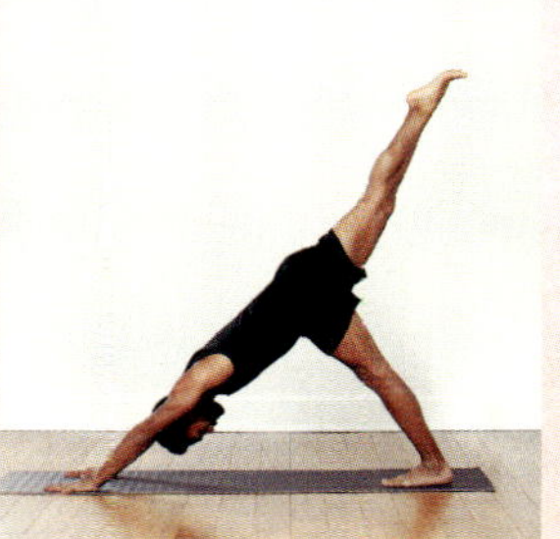
5. Perro bocabajo variante con pierna elevada
una respiración

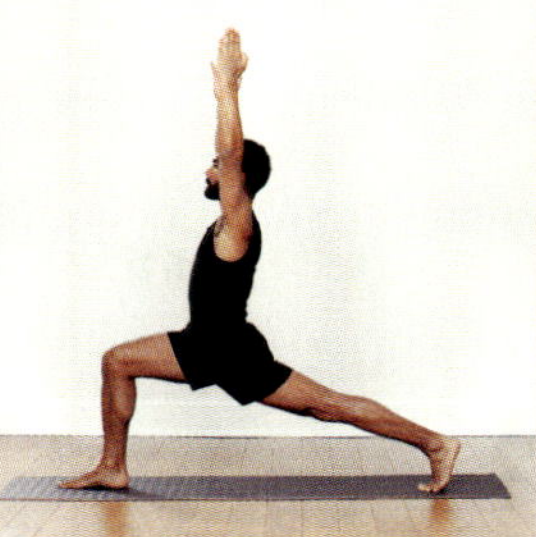
6. Luna creciente
cinco respiraciones

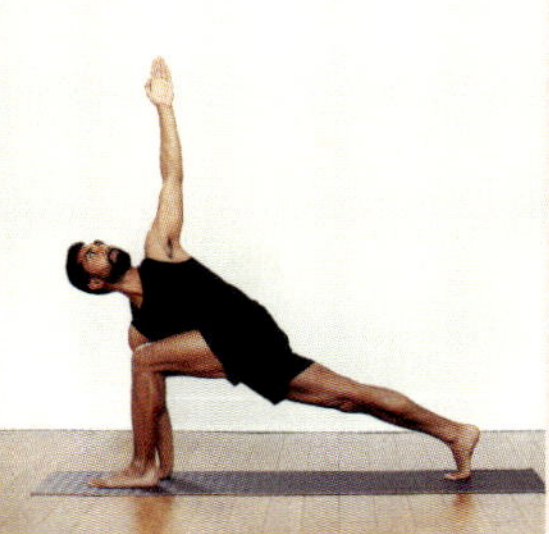
7. Torsión con giro de pie
cinco respiraciones

Repite 12-14 en el otro lado

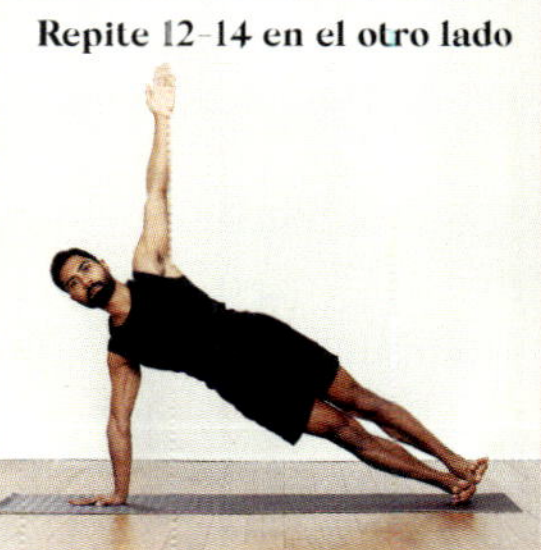
8. Plancha lateral
cinco respiraciones

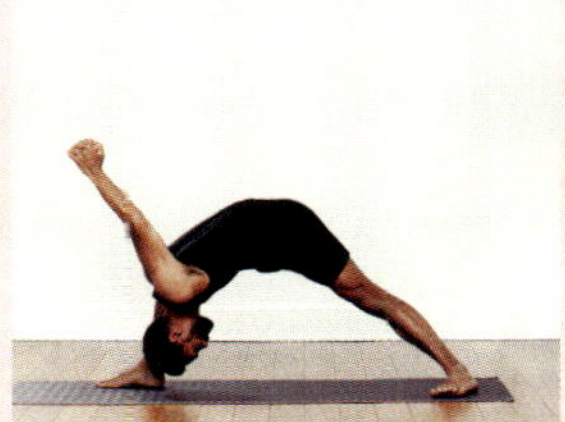
13. Guerrero II variante humilde
cinco respiraciones

Repite 12-14 en el otro lado

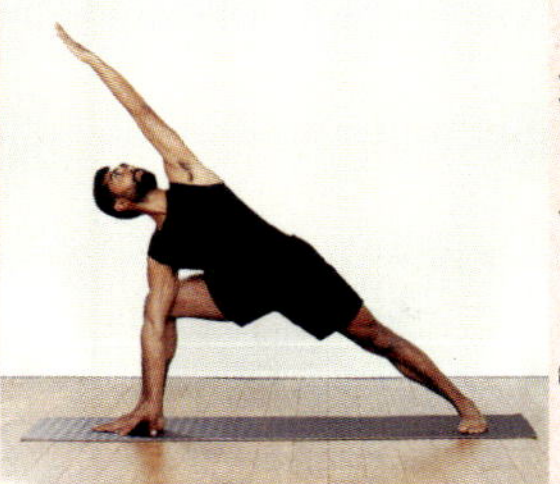
14. Postura del ángulo lateral extendido
cinco respiraciones

Posturas de equilibrio ›

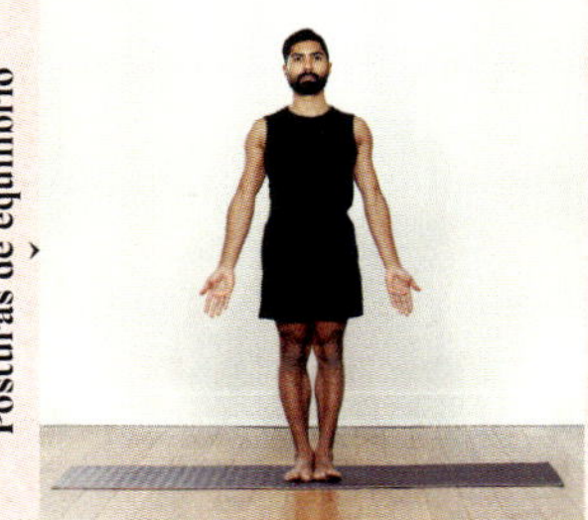
15. Postura de la montaña
cinco respiraciones

I+D

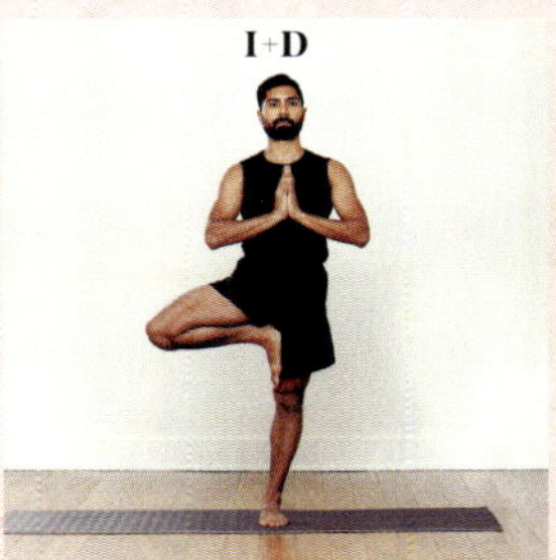
16. Postura del árbol
cinco respiraciones

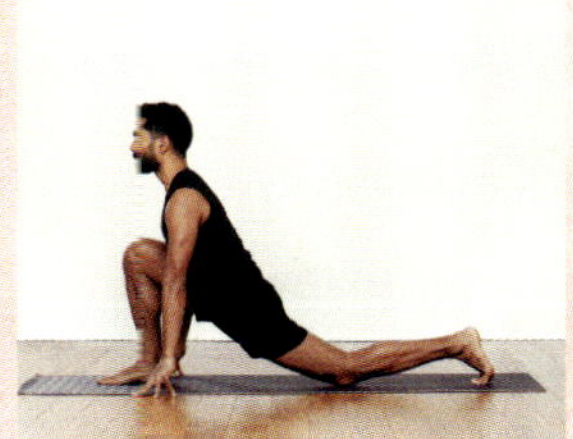
21. Corredor bajo
cinco respiraciones

Repite 20-22 en el otro lado

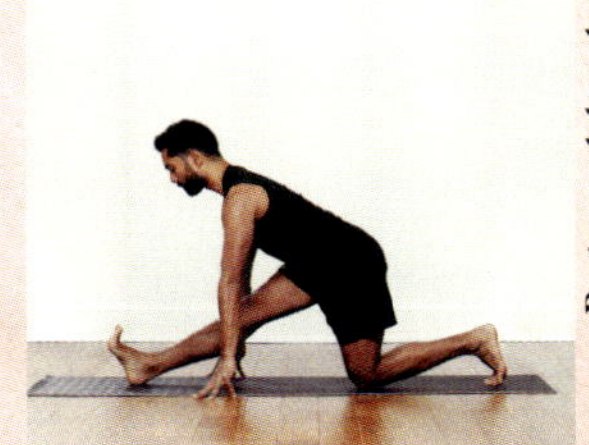
22. Medio *spagat*
cinco respiraciones

Posturas del suelo ›

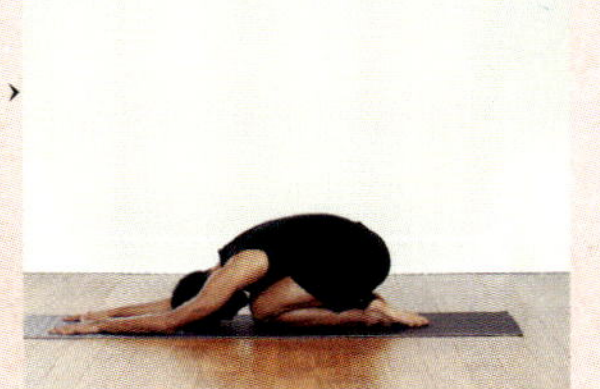
23. Postura del niño
diez respiraciones

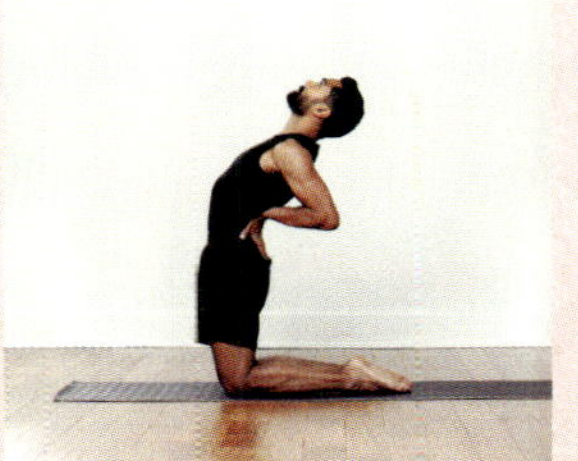
24. Postura del camello
cinco respiraciones

Cierre ›

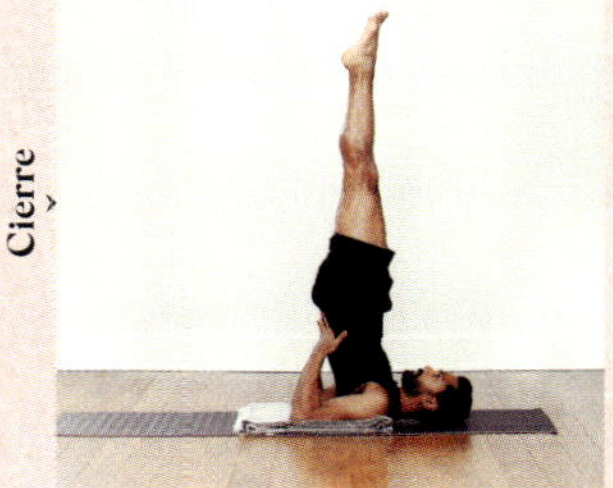
29. Postura sobre los hombros alternativa: Piernas a la pared
cinco-diez respiraciones

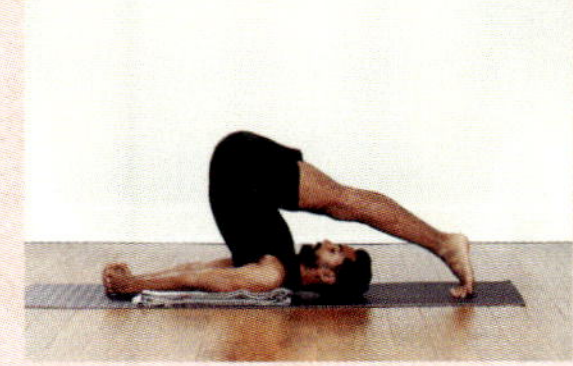
30. Postura del arado alternativa: piernas a la pared
cinco-diez respiraciones

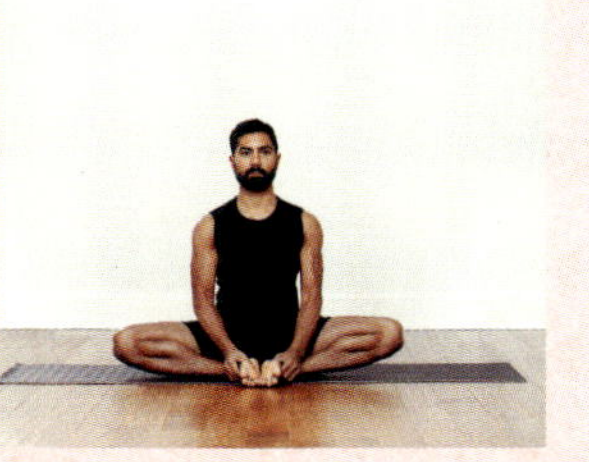
31. Postura del ángulo atado
diez respiraciones

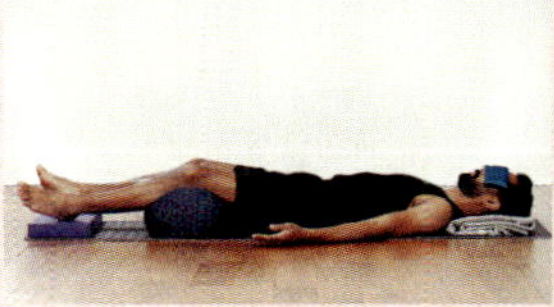
32. Savasana
cinco minutos

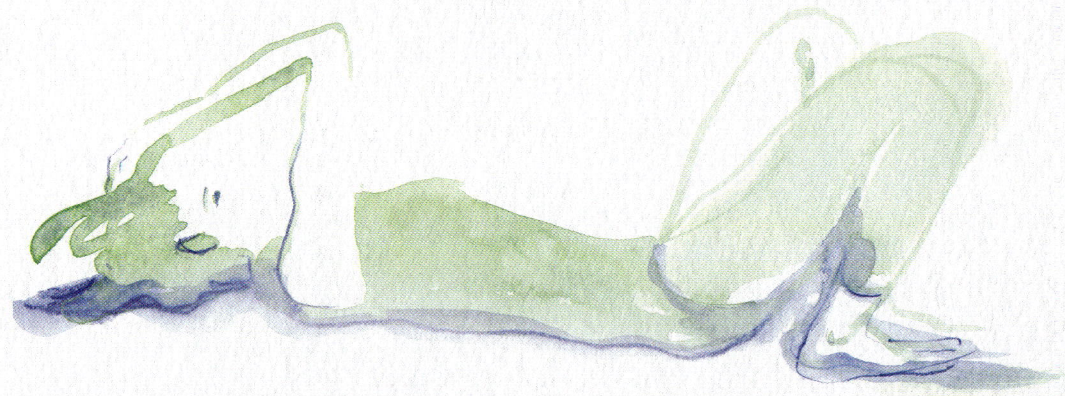

Descanso final

Respiración en tres partes

De las ocho ramas del yoga, pranayama es la que se ocupa del manejo de la respiración. Una de sus técnicas más accesibles es la respiración en tres partes, que constituye una estupenda herramienta para las mentes ocupadas que anhelan la concentración y el enfoque.

Siéntate o túmbate sobre la espalda. Pon las manos en el abdomen y respira hacia ellas. Inhala. Pausa. Coloca las manos sobre la caja torácica. Inhala un poco más. Pausa. Mueve las manos a la parte superior del pecho. Inhala el siguiente sorbo de respiración hacia la parte superior de los pulmones. Pausa. Exhala de forma lenta y estable.

Para lograr el ritmo adecuado, imagina que la respiración está subiendo una escalera. Sube dos escalones y se para. Otros dos escalones y se para. Y luego otros dos y se para. Eso significa que tienes seis escalones que bajar con calma y estabilidad mientras exhalas.

Trabaja a un ritmo que sea adecuado para ti y tu capacidad pulmonar. Evita estresarte o competir contigo misma. Asegúrate de que escuchas al cuerpo y te detienes ante cualquier signo de malestar para volver a la respiración natural.

Después de hacer unas cuantas rondas, para y observa tu patrón de respiración natural. Lo que buscas es sentir plenitud y elasticidad en los pulmones, pero sobre todo, sentirte acompasada y en control de la respiración.

Pequeños cambios, grandes diferencias

El savasana diario

Solemos pensar en savasana como algo que viene al final de la práctica de asana, cuando en realidad es una práctica en sí misma. En savasana no se trata simplemente de acostarse y descansar, se trata de armonizar la mente pensante y activa con la sensación clara de estar en el cuerpo. Es una forma de recargar el cuerpo y la mente si alguno de los dos está sobreestimulado o aletargado. Plantéatelo como una forma de restablecer tu sistema, una oportunidad para volver a tu punto de partida y comprobar cómo estás.

La belleza de savasana reside en que se puede hacer en tan solo cinco minutos, aunque si dispones de hasta 20 minutos tendrás la oportunidad de pasar por diversas capas de tu ser. Y no requiere nada: solo a ti y suficiente espacio en el suelo para tumbarte. Aun así, convertirlo en un ritual es, en sí mismo, nutritivo. A mí me gusta atenuar las luces, ponerme una manta doblada debajo de la cabeza y otra sobre el cuerpo, y también un *bolster* debajo de las piernas. Establece la intención de estar presente. Si tienes una almohadilla para los ojos, colócatela sobre la frente o los párpados y relájate en la sensación de tu cuerpo en el espacio; báñate en ella. Siente una profunda sensación de descanso mientras la mente se aquieta y el cuerpo se convierte en el centro de tu atención.

Deja que sea el cuerpo el que decida cuándo está listo para moverse y salir de savasana. Comienza usando las yemas de los pulgares para frotar lentamente las otras yemas de los dedos y llevar la sensación de vuelta a la periferia del cuerpo. Mueve los dedos de los pies y luego gira suavemente la cabeza de derecha a izquierda, sintiendo el suelo en la parte posterior del cráneo. A continuación, recuéstate hacia un lado y descansa en la posición fetal durante unas respiraciones. Exhala largamente y date las gracias por crear un espacio para restablecerte y renovarte.

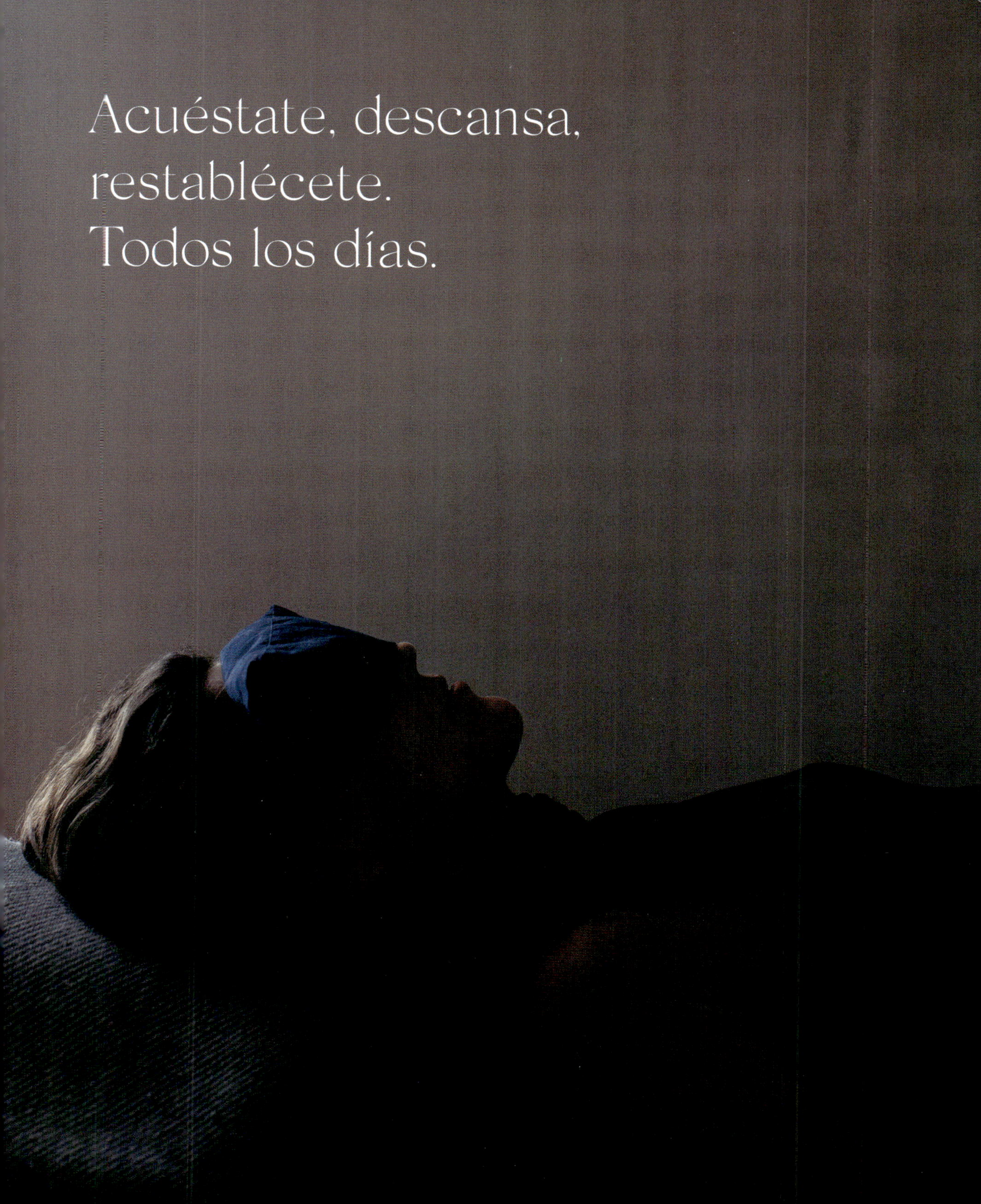
Acuéstate, descansa,
restablécete.
Todos los días.

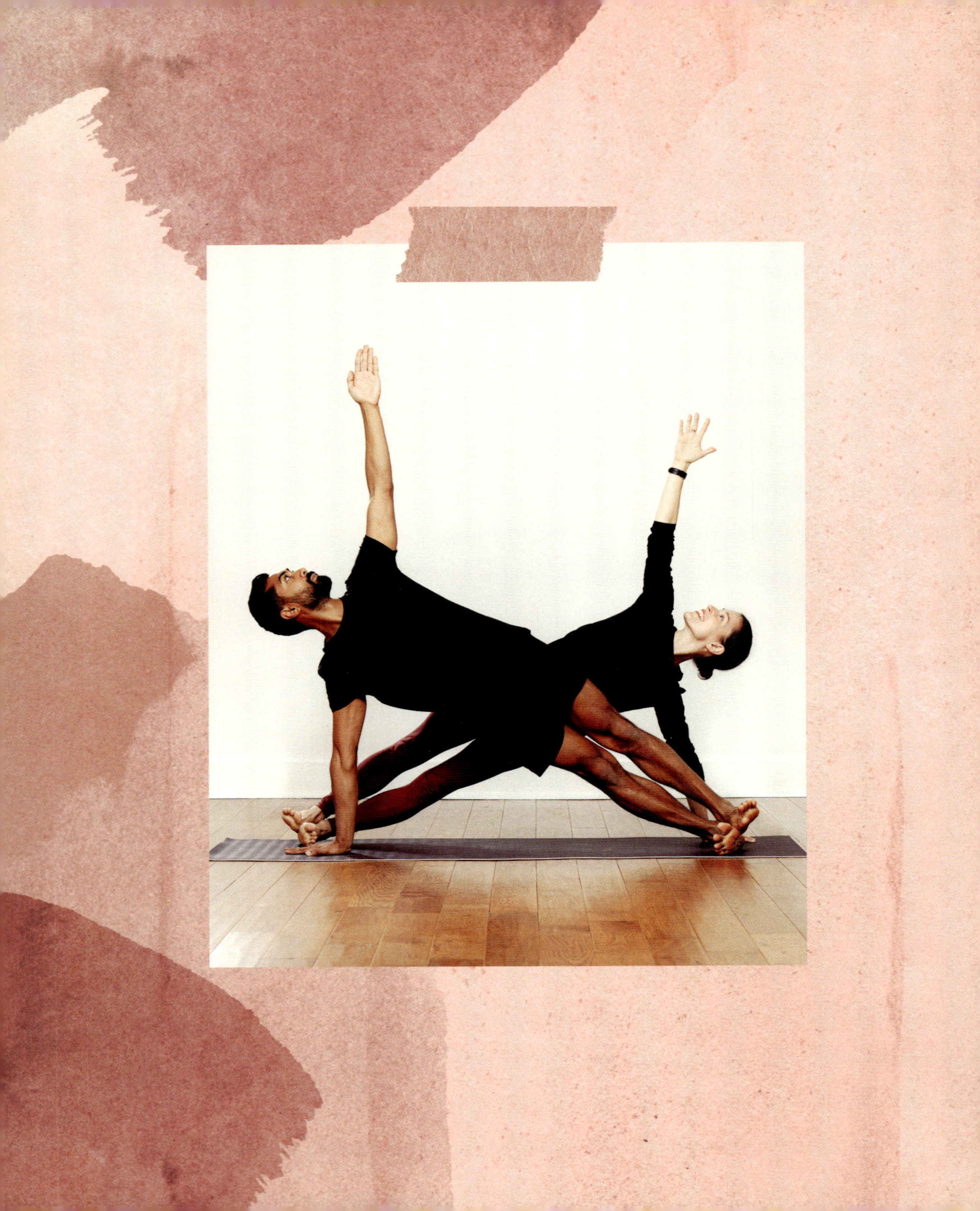

BIBLIOTECA de ASANAS

Equilibrios de brazos

3/8

Los equilibrios de brazos son imprescindibles para el dinamismo en el yoga, para su fluir consciente guiado por la respiración. De todas las posturas, son aquellas en las que el cuerpo trabaja de forma más homogénea con naturalidad: los brazos y las piernas funcionan al unísono, la respiración actúa de metrónomo, el centro profundo lo recoge todo y la mente y el cuerpo son uno.

Perro bocabajo

Adho Mukha Svanasana

Colócate a gatas y separa las rodillas al ancho de las caderas. Pon las manos en la esterilla alineadas con los bordes externos de los hombros y extiende los dedos de forma que el espacio entre el pulgar y el índice mire hacia delante. Presiona contra el suelo para elevarte en una «V» invertida donde la pelvis sea el punto más alto. Ten las piernas y los pies separados al ancho de las caderas, y los pies paralelos. Sepáralos más anchos si eso te proporciona mayor comodidad en la espalda baja. Deja que la cabeza caiga con la gravedad y suelta cualquier tensión alrededor de la base del cráneo. Busca la misma longitud en la parte anterior y posterior del cuerpo, así como una leve activación en los abdominales al exhalar. Doblar las rodillas creará una mayor elevación de la pelvis y longitud a lo largo de la columna. El objetivo del perro bocabajo no es estirar los isquiotibiales. Esta postura es más bien un equilibrio de brazos y una inversión, por lo que su objetivo es encontrar longitud en la columna y estabilidad a través de los brazos y los hombros, además de permitir que la cabeza caiga por debajo del corazón para recibir los beneficios de la inversión del flujo sanguíneo. Sin embargo, si tienes la flexibilidad y/o quieres experimentar la conexión con la tierra a través de las extremidades inferiores y los pies, puede ser agradable enraizarse a través del centro de los talones o descansar los talones sobre blocs, una esterilla enrollada o una manta. Al exhalar, puedes imaginar la respiración invitando a los talones a presionar hacia abajo. Busca longitud en los brazos, pero ten cuidado de no bloquear los codos. Mientras presionas con las manos, imagínate que estás intentando partir suavemente en dos la esterilla. Esto creará un pequeño espacio entre las orejas y la parte interior de los hombros y descongestionará el cuello y la garganta para que puedas sentirte más espaciosa en la postura.

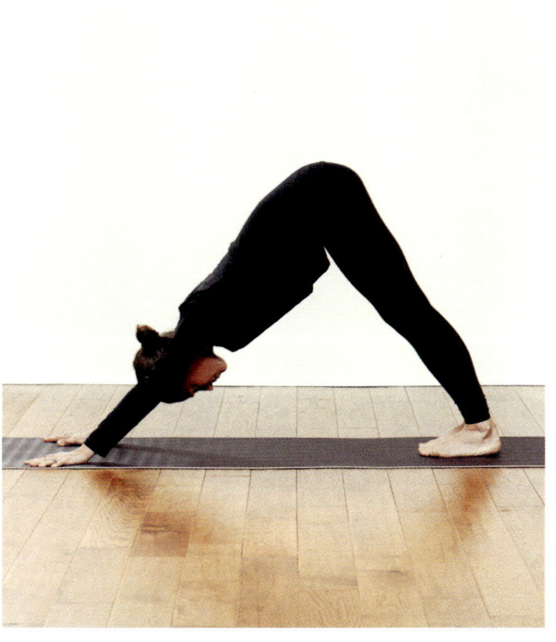

Nota de práctica

Puede ser útil pensar en el perro bocabajo también como una flexión. Siente el cuenco de la pelvis y sé consciente de cómo se inclina según vas entrando en la postura para facilitar la longitud y el espacio en el cuerpo.

Fallos de alineación comunes

Si eres hipermóvil, ten cuidado de no bloquear los codos, colapsar desde el pecho, descargar peso sobre los hombros o extender las costillas; fomenta la contención en la postura. Lo que quieres es sentirte fuerte y flexible por igual. Llevar las costillas hacia dentro y hacia abajo puede ser un autoajuste simple y efectivo.

Nota sobre la respiración

El perro bocabajo es una postura fundacional que se incluye en casi todas las secuencias dinámicas. Te vas a encontrar en esta postura muchas veces, entrando y saliendo de ella, por lo que te brinda la oportunidad de pensar en la respiración y su calidad tridimensional con mayor creatividad. Aquí tienes pequeños experimentos de respiración que se pueden hacer en el perro bocabajo y que te ayudarán a sentir más vívidamente el cuerpo en tres dimensiones:

1. Inhala, siente la respiración subiendo por la parte anterior del cuerpo y llevando la energía desde las palmas de las manos hasta las axilas. Exhala, siente la respiración viajar hacia abajo por la parte posterior del cuerpo, la parte posterior de los talones y, al final de la respiración, siente una profunda conexión con la tierra.

2. Inhala y llena el espacio que hay detrás del corazón creando una ola de respiración en la cúpula de la espalda alta. Al exhalar, deja que el pecho se ensanche y se abra, y permite que los brazos se extiendan hacia fuera desde el corazón.

3. Inhala, siente que la respiración se origina en el corazón y expande las costillas para que se abran en abanico hacia fuera. Puedes imitar esta respiración como de acordeón y tener la sensación de que vas abriendo la esterilla. A medida que exhalas, siente la retracción el centro mientras las costillas se suavizan hacia abajo y hacia dentro, y vuelve a esa leve elevación del abdomen hacia dentro y hacia arriba.

Variante del perro con pierna elevada

Desde el perro bocabajo, presiona por igual con ambas manos y eleva una pierna. Crea longitud en la pierna estirada y asegúrate de mantenerla en línea con la cadera. Abre los dedos de los pies y extiende a través del arco del pie para crear una sensación de espaciosidad desde el abdomen, a través de la pierna y por todo el recorrido de las extremidades.

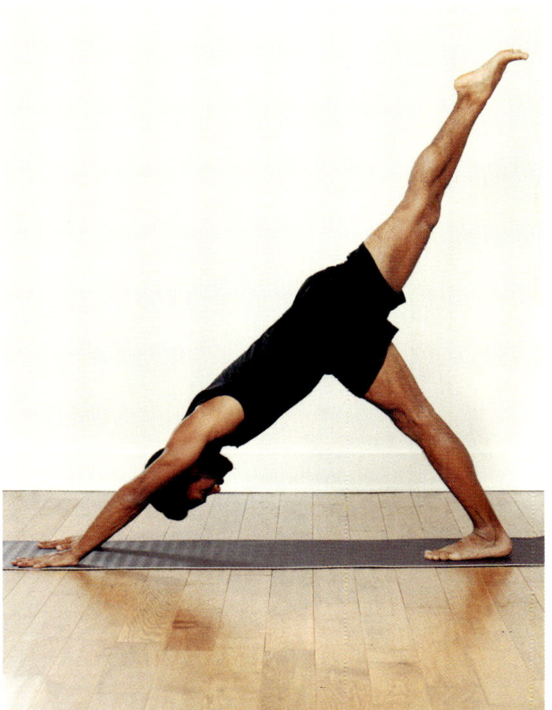

Postura del cachorro extendido

Anahatasana

Colócate a gatas y da pasos con las manos hacia delante. Tómate tu tiempo para hacerlo. Asegúrate de que las caderas se mantengan por encima de las rodillas mientras vas alejando las manos, de modo que sientas cómo se abren las axilas; mantén los codos alejados del suelo. Apoya la frente en el suelo y mantén la longitud en la columna y la extensión en todo el recorrido hasta las yemas de los dedos. Imagina que los brazos comienzan en las caderas y arrastran las costillas lejos de la pelvis para sentir longitud en los costados del cuerpo.

Nota de práctica

Una buena forma de contribuir a la abertura de la parte anterior del cuerpo en la postura es auparte sobre las yemas de los dedos, haciendo una especie de garra con las manos, y colocar un bloc debajo de la frente para relajar sobre él la cabeza. Esto aporta a la parte anterior del cuerpo un poco más de espacio para respirar y abrirse suavemente.

Si tienes mucha flexibilidad puedes llevar el esternón y la garganta a descansar sobre la esterilla con los ojos mirando hacia delante. Sin embargo, no intentes forzarte para lograr esta variante más profunda; asegúrate siempre de que la respiración es tu principal foco.

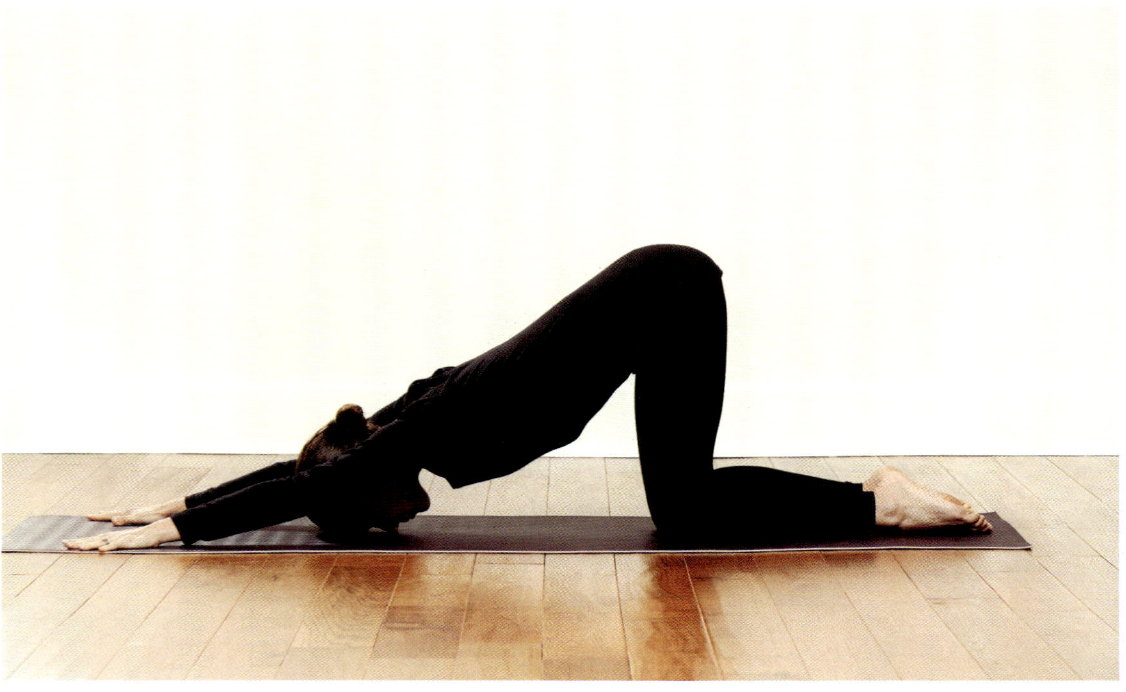

Postura del delfín

Ardha Pincha Mayurasana

Ponte a gatas y descansa los codos debajo de los hombros, con los antebrazos delante de ti y las palmas de las manos presionando hacia abajo. Mantén los pies y las rodillas separados al ancho de las caderas y al exhalar, eleva las caderas para crear un triángulo invertido. Deja caer la cabeza y crea longitud desde la coronilla hasta el coxis. Envuelve los omóplatos hacia fuera y hacia abajo, hacia los codos, manteniendo un pequeño espacio entre los brazos y las orejas.

Nota de práctica

Para mantener la longitud en la columna quizá necesites tener las rodillas flexionadas y los talones elevados.

Si los codos se deslizan hacia fuera, intenta abrazar un bloc entre el dedo pulgar y el índice. Aprieta hacia la línea central, mantén los codos separados al ancho de los hombros y descansa cuando lo necesites.

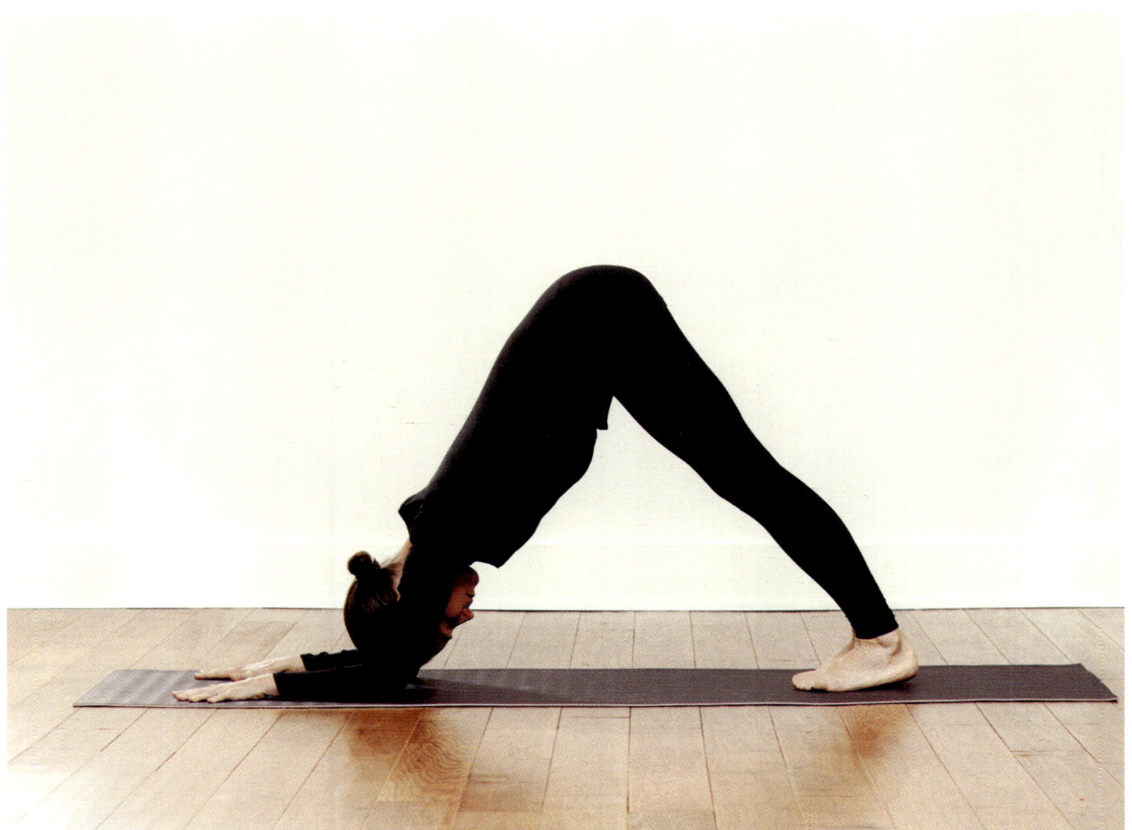

Postura de la vaca

Bitilasana

Ponte a gatas. Asegúrate de que las rodillas estén debajo de las caderas y las manos debajo de los hombros. Extiende los dedos y enraízate desde las manos. Asegúrate de que los brazos están estirados pero sin bloquear los codos. Lo que buscas es sentirte apoyada desde los dedos hasta los brazos, y hasta los hombros y la espalda alta, así que resiste el desplome y el colapso en los hombros. Asegúrate de que los pliegues del codo estén orientados hacia dentro y presiona con el dedo índice y el pulgar. Inhala e inclina las puntas de las caderas hacia abajo ensanchando los isquiones. Sumérgete en el abdomen y ábrete desde el pecho, creando espacio con la respiración debajo de las clavículas mientras miras hacia delante y hacia arriba un poco. Pausa en la parte alta de la inhalación.

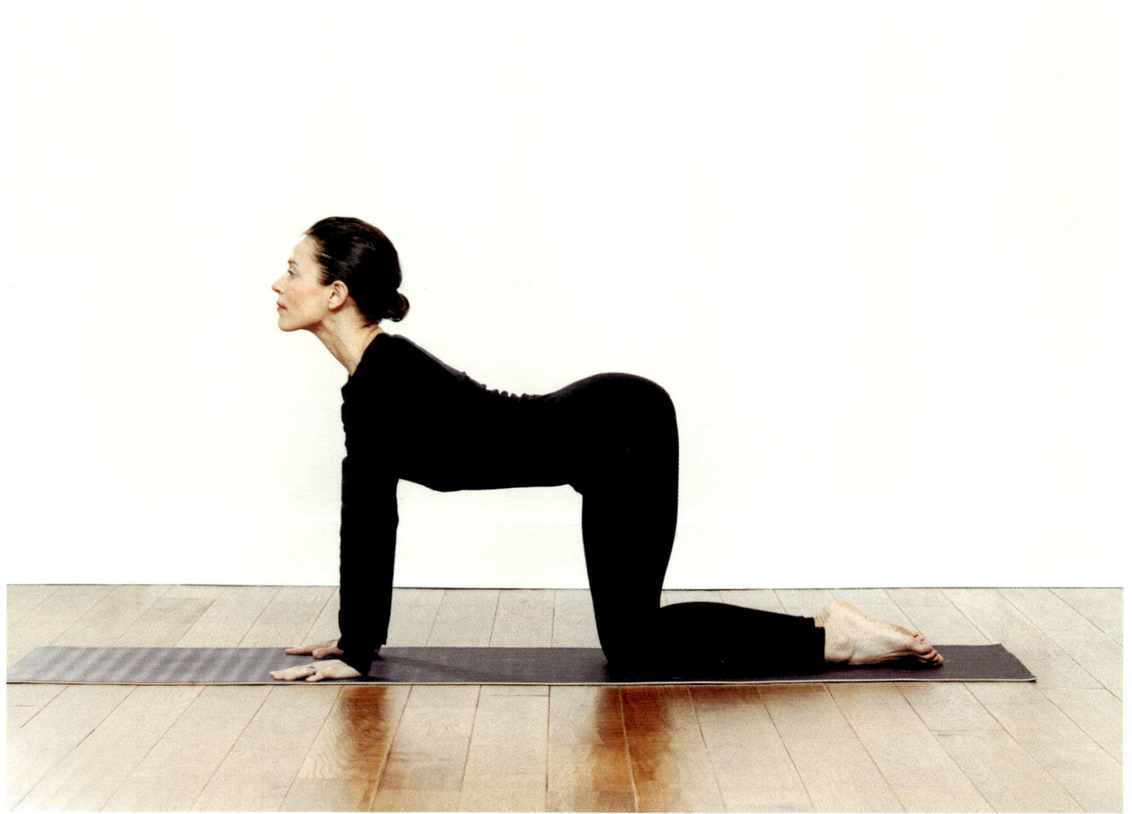

Postura del gato

Marjaryasana

Desde la postura de la vaca, exhala, enrosca la barbilla hacia dentro y usa la exhalación para llevar el ombligo hacia dentro y hacia arriba. Presiona desde las manos siguiendo la línea de brazos y hombros; siente el espacio entre los omóplatos a medida que la espalda alta forma una cúpula y la columna se arquea desde el coxis hasta la coronilla; la parte posterior del cuerpo se arquea como la de un gato enfadado.

Nota de práctica

Estas dos posturas se inician con el movimiento de la pelvis que se balancea hacia delante y hacia atrás. Si te sirve de ayuda, imagínate la pelvis como un cuenco de agua.

Si no te sientes cómoda con la alineación sugerida, prueba a cambiar la distancia entre las manos y el ancho de las piernas para que se adapten a tu forma actual.

Variante del símbolo del infinito

Ponte a gatas y asegúrate de que las rodillas estén debajo de las caderas y las manos debajo de los hombros. Manteniendo un ritmo constante de inhalación y exhalación, dibuja un símbolo del infinito con el centro del pecho. Muchos de nuestros movimientos son de arriba a abajo y de izquierda a derecha, pero esta agradable variante te permite explorar todas las posibles ondulaciones del cuerpo.

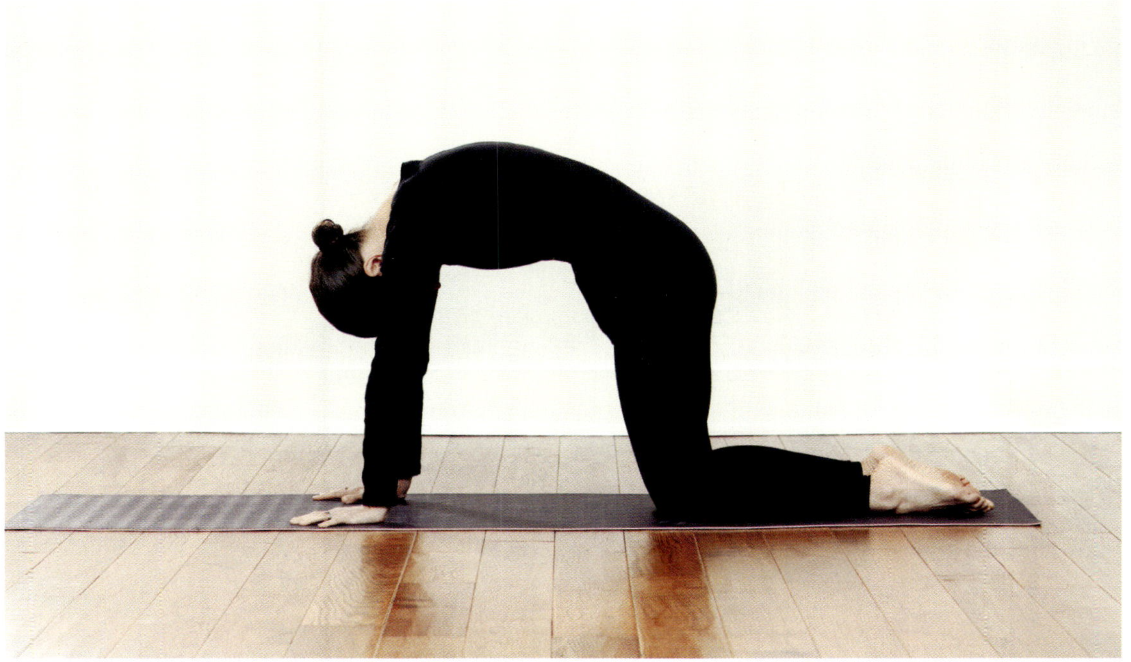

Postura de la plancha

Phalakasana

Entra en la postura de la plancha desde el perro bocabajo o poniéndote a gatas, y extiende bien los dedos de las manos con los índices mirando hacia delante. Para asegurarte de que las piernas estén activas, presiona hacia atrás a través de los talones y eleva dinámicamente los muslos, alargando el coxis hacia atrás y hacia los talones sin meterlo. Lo que buscas es una línea recta desde la coronilla, pasando por los hombros y las caderas, hasta los talones. En lugar de cerrar y colapsar los hombros hacia dentro, empuja con las manos para crear una pequeña cúpula en la espalda alta y una abertura del espacio que hay detrás del corazón. Siente tu alineación interna, desde las piernas, a través de la columna y hasta el velo del paladar, como si hubiera un hilo de araña a lo largo del cuerpo que te conecta en tu totalidad. Extiende las puntas de las orejas hacia delante y siente elongación a través de la base del cráneo. Respira plenamente hacia la postura.

Nota de práctica

Si tienes dolor de espalda, o notas una caída en la espalda baja, lleva las rodillas al suelo.

Siempre está bien probar algo nuevo y, sobre todo, siempre está bien cambiar de opinión si lo que estás haciendo no lo sientes adecuado en ese momento.

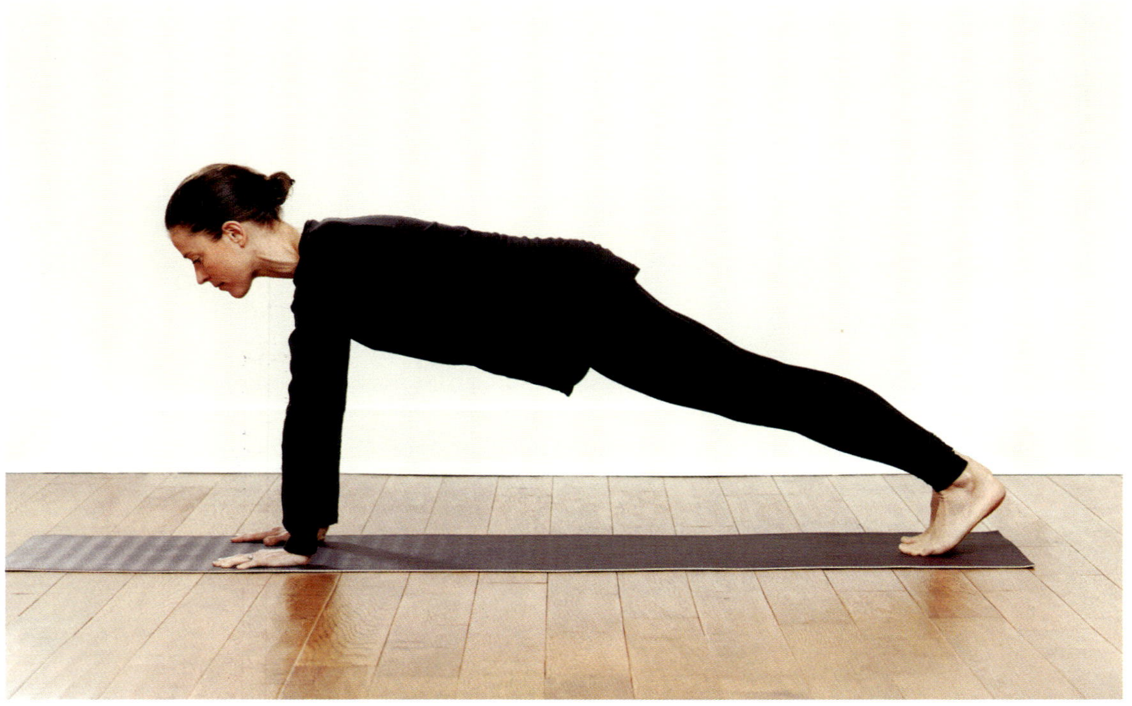

Postura del cerrojo

Parighasana

Ponte a gatas, acerca la mano derecha a la izquierda con los dedos mirando hacia delante y, al mismo tiempo, mueve el pie derecho un poco hacia fuera, como si fuese el pedal de una bicicleta, para crear estabilidad en el lado del cuerpo que te sostendrá. A continuación, extiende la pierna izquierda hacia atrás a lo largo de la esterilla y estírala con el pie plano sobre el suelo (como harías en el guerrero II). Asegurándote de que la cadera derecha está directamente sobre la rodilla derecha, extiende el brazo izquierdo hacia arriba en el aire para que esté en línea sobre el brazo derecho y respira hacia el costado del cuerpo.

Nota de práctica

Algunas quizá encontréis que apoyarse sobre una mano es demasiado duro para la muñeca. Si es el caso, prueba a crear una forma de garra con la mano y soportar el peso a través de los dedos, o bien a hacer un puño; ambas opciones aliviarán la presión.

Si pasas mucho tiempo encorvada ante un escritorio o agachada cuidando niños, intenta llevar el brazo superior por encima de la oreja con la palma de la mano mirando hacia abajo para continuar la larga línea desde la pierna trasera. Mientras inhalas, crea una especie de arco iris con la caja torácica e ínflala hacia el cielo para cultivar una respiración más profunda en el costado del cuerpo.

Fallos de alineación comunes

Los alumnos hipermóviles suelen tender a bloquear los codos, lo cual desactiva los músculos de los brazos y puede tener repercusiones a largo plazo. Si notas que te sucede, crea una ligera flexión en el codo y deja que sean los músculos, y no las articulaciones, los que hagan el trabajo.

Nunca toleres dolor de ningún tipo; siempre es contraproducente y es mejor evitar o modificar la postura.

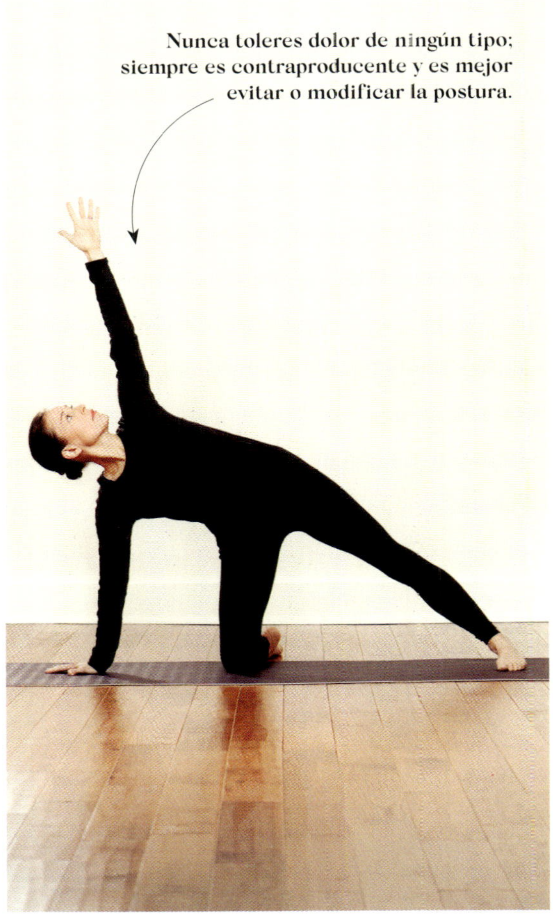

Plancha lateral

Vasisthasana

Desde la postura de la plancha, gira y coloca la mano derecha un poco más cerca de la línea central y ligeramente hacia delante para que, a medida que pasas el peso al canto exterior de la planta del pie derecho, puedas trabajar con un ángulo de apoyo de 90 grados en tu hombro derecho (o aproximadamente). Apila el pie izquierdo sobre el derecho con una dorsiflexión activa en ambos, lo cual te ayudará a mantener las piernas juntas. Imagina una cremallera desde los talones hasta el suelo pélvico que une las costuras internas de las piernas. Pon la mano libre en la cadera para darte estabilidad y orienta toda la parte anterior del cuerpo hacia la pared lateral. Cuando te sientas lista, extiende el brazo superior hacia arriba con energía y expresividad para que soporte la abertura del costado del cuerpo.

Nota de práctica

Esta es una postura intensa, así que no te sientas obligada a permanecer en ella durante mucho tiempo. En cualquier momento, vuelve a tu centro y haz una pausa en la postura del niño o postura a gatas.

Fallos de alineación comunes

Los alumnos hipermóviles deben practicar lentamente para entender cómo activar los músculos de los brazos. Estate atenta para crear espacio en las articulaciones en lugar de perder la energía al bloquear los codos. Necesitas apoyo muscular para soportar el peso, y será esta comprensión corporal la que hará que la forma sea sostenible.

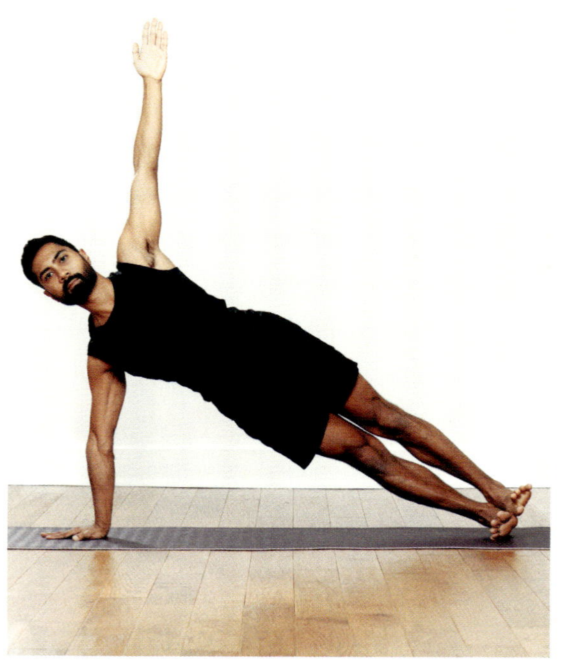

Postura del bastón con cuatro apoyos

Chaturanga

Desde la postura de la plancha, sigue el suelo con la mirada hasta llevarla delante de ti para crear longitud en el cuello. Siente la energía en los dedos de los pies apuntados hacia el suelo, y luego desplaza el peso un poco hacia delante hasta las yemas de los dedos. Mantén las piernas activas y el pecho abierto (puedes apoyar las rodillas si tener las piernas estiradas te resulta demasiado duro). Al exhalar, baja a la altura de los codos, envolviendo los hombros hacia abajo por la espalda. Pausa aquí para tomar unas respiraciones y siente los codos abrazándose hacia la cintura. Si en algún momento lo encuentras demasiado intenso, ponte de rodillas.

Nota de práctica

Esta es una postura exigente y a veces los alumnos pueden apresurarla instintivamente. Cuando nos apresuramos, perdemos integridad. Ralentizar conscientemente la transición a la postura brinda a los músculos profundos de la espalda y de los costados la oportunidad de activarse con fuerza, lo cual reparte la carga a través de la espalda alta. Esto evitará el hundimiento. Si sientes que la postura es una transición fuerte, sáltatela o modifícala de una de estas maneras:

1. Desde la postura de la plancha, baja las rodillas y, al exhalar, dobla los codos llevándolos hacia dentro y hacia los costados del cuerpo, para ir al suelo en un bloc.

2. Desde la postura de la plancha, baja las rodillas al suelo, dobla los codos llevándolos hacia dentro y hacia atrás y rota sobre la parte delantera de los muslos y el abdomen para ir al suelo.

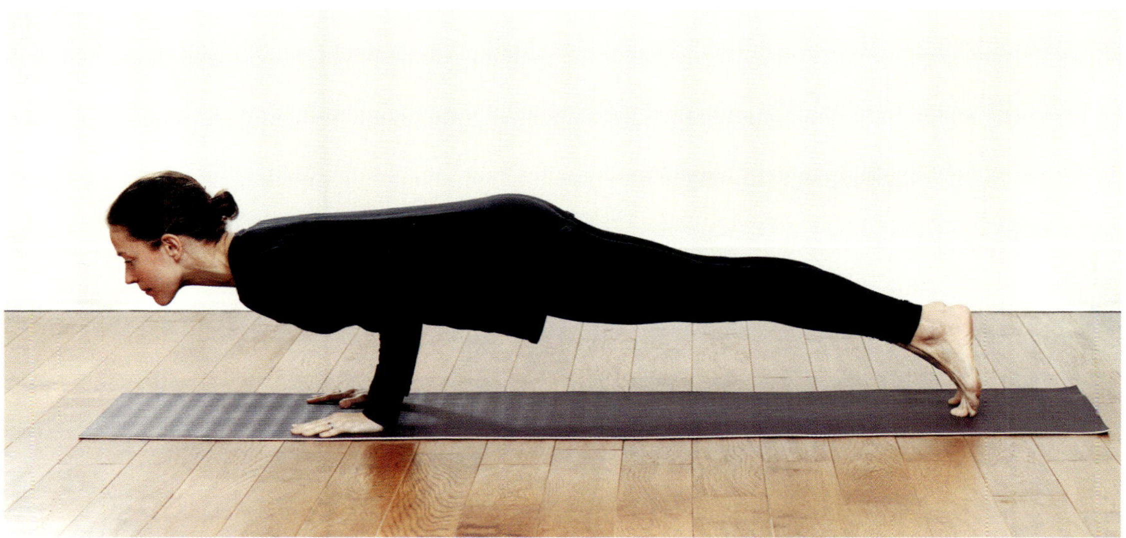

Postura del cuervo

Bakasana

Desde una postura en cuclillas, pon las manos en la esterilla al ancho de los hombros. Extiende bien los dedos con los índices mirando hacia delante o ligeramente girados hacia fuera. Establece tu respiración. Dobla los codos y descansa las rodillas en la parte superior externa de los brazos, inclinando el peso hacia delante, hacia las manos y los dedos. Recógete hacia arriba y hacia dentro desde tu centro, llevando el abdomen ligeramente hacia dentro al exhalar. Utiliza la respiración, el tono del abdomen y la elevación del suelo pélvico para separar bien un pie, o bien ambos, del suelo al tiempo que te equilibras sobre las manos. Sigue mirando suavemente hacia un punto al frente y continúa elevando desde la espalda media mientras respiras tranquila y lentamente. Si estás lo suficientemente estable, puedes intentar juntar los dedos pulgares de los pies o acercar los pies a los glúteos. Siente las manos como pequeñas ventosas capaces de responder a los cambios sutiles en tu peso y equilibrio.

Nota de práctica

Una buena forma de sentirte avanzar hacia la postura es mecerte suavemente hacia delante sobre las manos para probar tu peso, sin necesidad de hacer la postura completa. Juega llevando el peso hacia delante y hacia atrás con el flujo de la respiración.

Una vez que sientas la postura, intenta ponerte en cuclillas sobre un bloc como preparación para la postura, pues te dará más altura para empezar.

Asegúrate siempre de elevar un poco la mirada hacia delante, ya que el cuerpo tiende a seguir a los ojos y no querrás caerte de bruces, ¡como te puedo contar por experiencia personal que pasa!

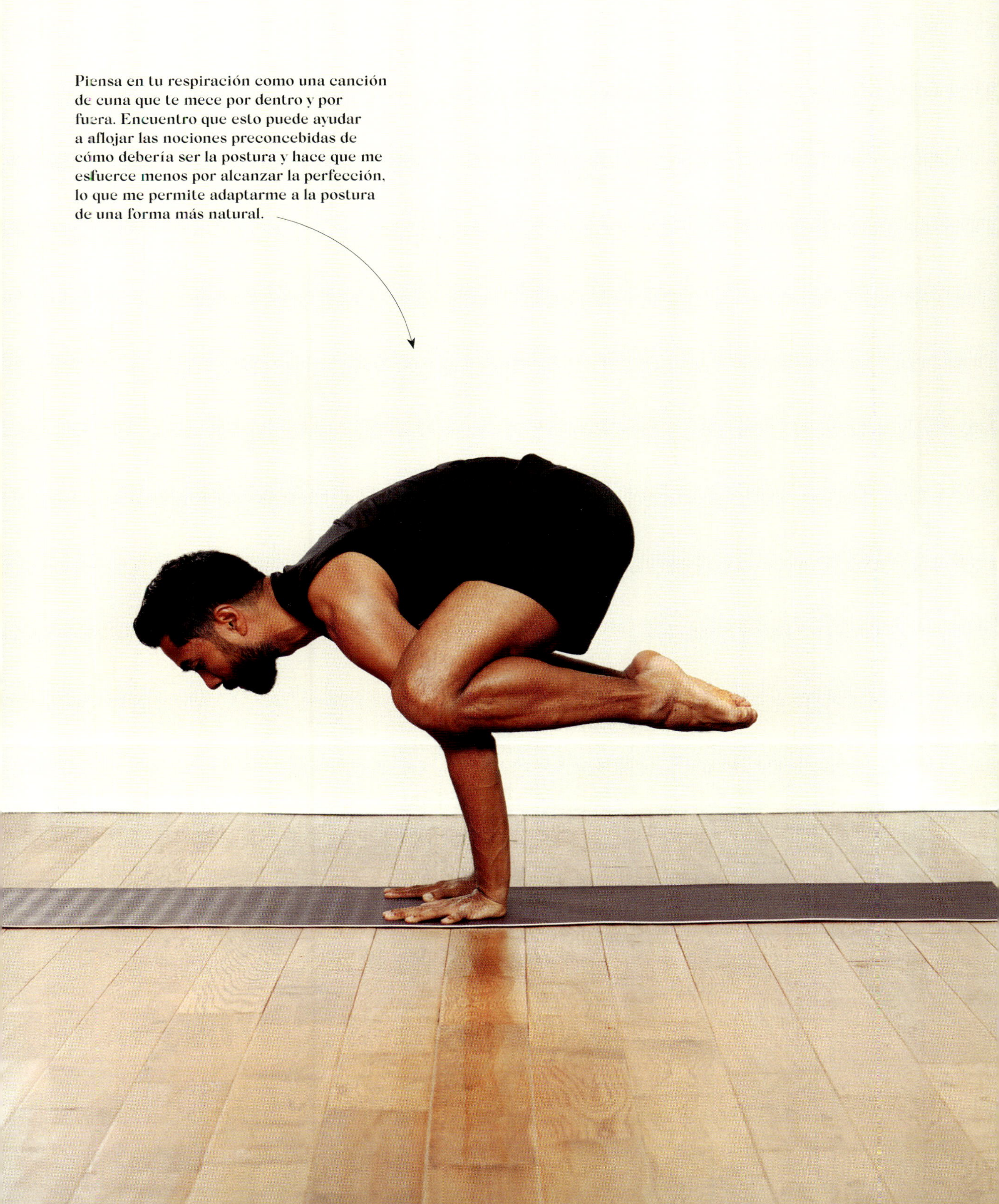

Piensa en tu respiración como una canción de cuna que te mece por dentro y por fuera. Encuentro que esto puede ayudar a aflojar las nociones preconcebidas de cómo debería ser la postura y hace que me esfuerce menos por alcanzar la perfección, lo que me permite adaptarme a la postura de una forma más natural.

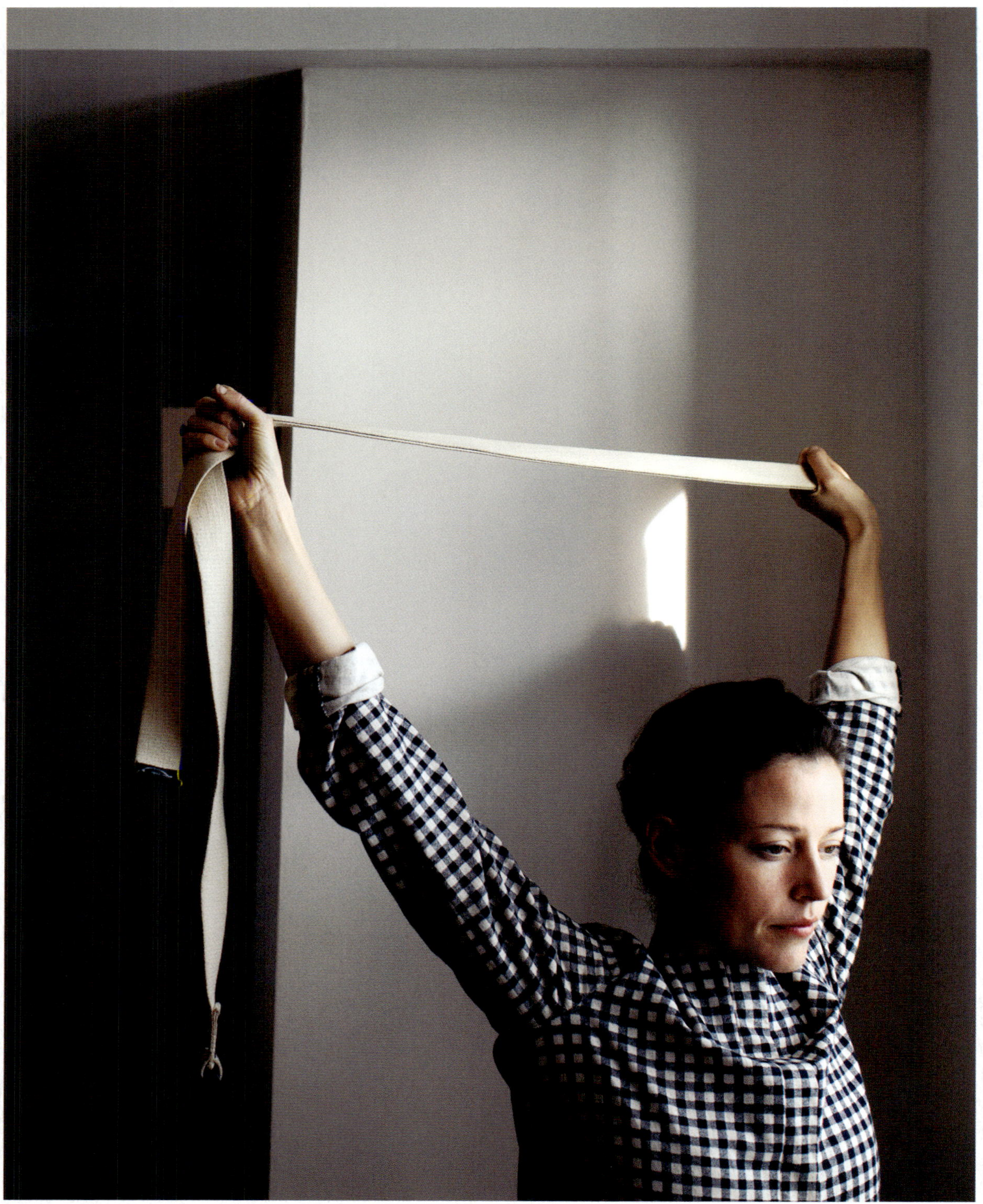

Pequeños cambios, grandes diferencias

Kit de supervivencia al portátil

Los portátiles (como este en el que escribo ahora mismo), las tabletas y los móviles son desastrosos desde el punto de vista postural, pues fomentan que nos encorvemos y encojamos en posiciones contrarias a nuestros instintos naturales. La solución, obviamente, es dedicarles menos tiempo, pero la vida moderna nos lo pone difícil. La siguiente mejor opción es tener una caja de remedios físicos con tres herramientas a las que poder recurrir para prevenir lesiones. No esperes hasta sentirte tensa: prevenir es siempre mejor que curar.

Toalla

Toma una toalla de baño (o un cinturón de yoga si lo tienes) y sujétala frente a ti con ambas manos, a una distancia mayor que el ancho de los hombros y dejando una parte libre en cada extremo. Levántala por encima de la cabeza, usando los extremos si es necesario, y toma unas respiraciones profundas. Suaviza las costillas delanteras y estira los brazos por igual para que estés equilibrada y estable desde la pelvis y hacia arriba en los brazos. Para salir, inhala, estira por encima de la cabeza y luego exhala y baja los brazos para que descansen a los costados. Deja la toalla o el cinturón en el suelo y ponte de pie en la postura de la montaña durante unas cuantas respiraciones para poder sentir el efecto en el cuerpo. Haz unas cuantas rondas y experimenta acortando el espacio entre las manos.

Reloj

Colócate de pie, lateralmente a la pared, con el hombro a unos 10 cm de ella. Sube el brazo recto por la pared y luego arrastra la mano hacia atrás, hasta las menos 10, o las y 10 de la hora, según el lado que estés trabajando. Extiende los dedos y busca longitud a través de los dedos medio y anular. Toma unas cuantas respiraciones y luego arrastra la mano hasta menos cuarto, o y cuarto, y vuelve a tomar unas respiraciones. Siente la abertura a lo ancho del pecho y el brazo. Para encontrar más profundidad, pivota sobre los pies y gira el pecho hacia el centro de la habitación. Haz la postura de la montaña. Repite en el otro lado y compara las sensaciones entre el lado izquierdo y el derecho.

Mano

Entrelaza los dedos y usa el pulgar derecho para masajear el centro de la palma izquierda. Haz círculos en la base del pulgar y hacia arriba en dirección al nudillo. Desentrelaza las manos y, usando el pulgar, continúa masajeando cada dedo desde la raíz hasta la yema. Repite en la otra mano.

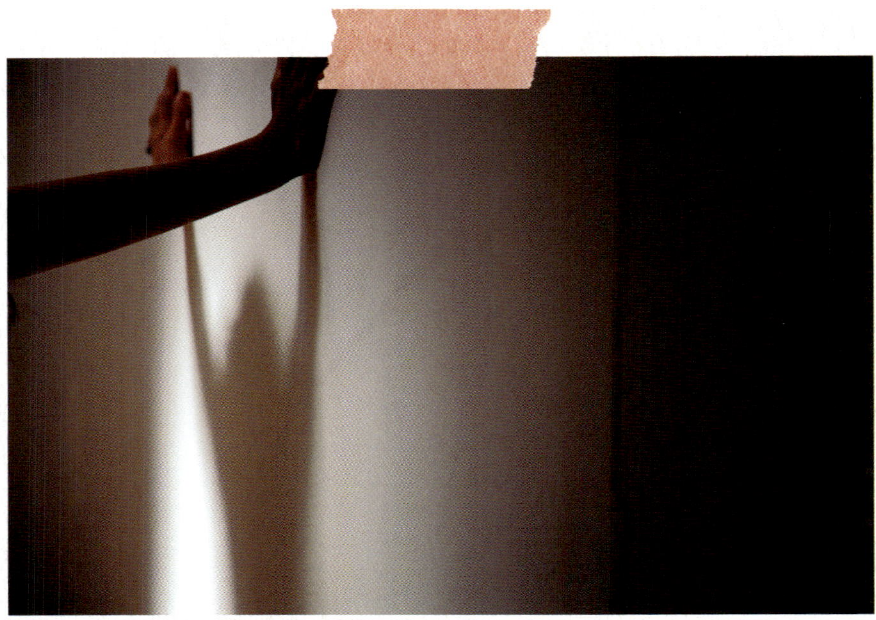

Yoga y dificultad

Siempre me ha hecho gracia que una práctica centrada en buscar paz y crear calma suela plasmarse en la imaginación popular mediante la imagen de alguien con un pie detrás de la cabeza.

La experiencia de dirigir un estudio me ha enseñado que esta imagen supone una enorme barrera para que más personas hagan yoga, especialmente entre los hombres y los mayores de 40 años, a quienes escucho decir lo mismo una y otra vez: «Yo sería muy malo haciendo yoga; ni siquiera puedo tocarme los dedos de los pies». Así que mi primera tarea, y tal vez la más importante, es convencerlos de que el yoga no es algo en lo que se puede ser malo. Según el contexto, puede ser difícil, pues existen variantes de yoga, en particular en Gran Bretaña y Norteamérica, donde la práctica no se diferencia gran cosa del aeróbic y, con música impactante de fondo, se incita a los alumnos a moverse con rapidez, a sudar profusamente, a ir constantemente más allá de sus límites. Cuando se enseña de esta manera, el yoga se convierte simplemente en otra vía para superarse a una misma. O si somos más realistas, en una forma de autoflagelación para quienes sienten la obligación de intentar posturas que van mucho más allá de lo que razonablemente cabría esperar de ellas. No solo se trata de algo peligroso, sino también de un anatema para los principios fundadores de la práctica. El auténtico yoga es una práctica profundamente anticompetitiva, que valora la humildad por encima de todas las demás virtudes y que busca funcionar, precisamente, como un antídoto para este impulso a competir con una misma.

Después de haber vivido muchos años de entrenamiento de ballet en un entorno de formación altamente competitivo, donde se nos exigía constantemente, soy muy sensible con este tema. El daño que sufrieron mis suprarrenales fue tal que todavía hoy lo estoy procesando.

Me da la impresión de que los valores de mi escuela de ballet se están convirtiendo, cada vez más, en los valores de nuestra sociedad, una sociedad que nos bombardea constantemente con mensajes, en apariencia diseñados para jugar con nuestros miedos, para que nos esforcemos y esforcemos hasta agotarnos.

El verdadero yoga es la antítesis de esto. Es un lugar donde no existe la competencia, donde siempre eres lo suficientemente buena y el único progreso que realmente importa es tu viaje hacia la aceptación propia tal y como eres. Una postura del niño que se siente de verdad es un logro tan grande como cualquiera de las posturas más complejas. El propósito de la práctica no es cuántas posturas haces, sino cuán presente estás cuando las haces.

Eso no significa que sea una práctica que fomente la inercia. Más bien, es una práctica que fomenta el descubrimiento, siempre y cuando sea sostenible y medido. Por ello es importante no quedarse atascada practicando la misma postura o secuencia. Recuérdate que hoy es diferente de ayer. Puedes aprender mucho asumiendo un desafío y aceptando que la práctica no siempre será cómoda. Como dice Bo Forbes, una de mis profesoras de yoga y amigas más queridas: «abraza lo incómodo».

La postura de la silla me resultó increíblemente difícil durante años. Nunca tenía claro cómo debía inclinar la pelvis, dónde mirar o cómo colocar los brazos. Llegué al punto de estar peleando conmigo misma en esta postura en lugar de estar conversando. Pero fui perseverante. Y lo hice teniendo una conversación con mi cuerpo y dejando ir lo que creía que había aprendido. ¿Cómo puedo darle más apoyo a esta postura? ¿De dónde viene la fuerza en la postura? ¿Tengo el cuello cómodo ahora mismo? Ante la adversidad, me convertí en mi mejor aliada. Ahora practico la postura de la silla con nueva información e incluso la disfruto.

El secreto está, por supuesto, en el equilibrio. Se trata de abrirse a la posibilidad (la perspectiva de la expansión, la profundidad, nuevas formas de sabiduría) recordando siempre que todas las herramientas que necesitas ya las tienes dentro de ti, exactamente tal y como eres.

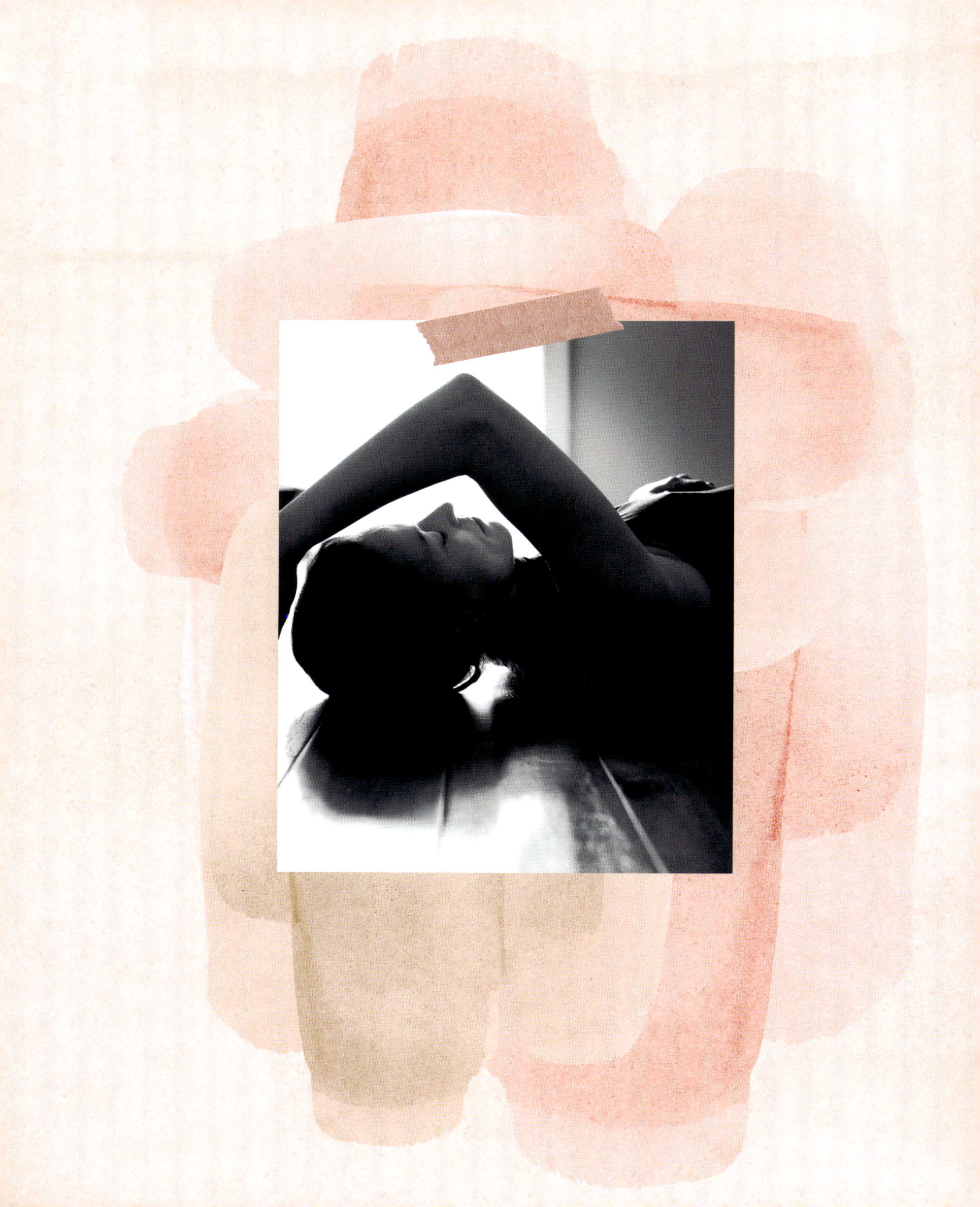

Un *flow* lento. *Mindfulness* en movimiento

Vivimos en un mundo obsesionado con los objetivos y los resultados cuantificables. Es como si nos hubiesen engañado para hacernos entrar en una competición que no tiene fin. Competimos con otros, pero mayormente con nosotros mismos.

El yoga moderno suele caer en la trampa de esta competitividad y se enseña como si fuera un entrenamiento, otra forma de perseguir la ilusión del yo perfecto. Pero el sentido de la práctica no es el mismo que tiene un ejercicio: es una celebración de quién eres, cómo eres.

El movimiento Slow Food cambió la forma en que comemos. El movimiento Slow Yoga puede cambiar la forma en que nos movemos. También puede cambiar cómo vivimos al guiarnos siempre de vuelta al presente. Porque movernos lentamente no es más fácil que movernos de prisa, es más difícil. Requiere una mayor concentración y una atención total. Imagínate cómo se sentiría practicar si estuvieses en la luna, cómo se sentiría moverse épicamente despacio en un entorno de gravedad cero.

Imagina la atención que le prestarías a todo: la colocación diestra del pie y la sonrisa enfocada, el esfuerzo consciente de abrazar nuevas posibilidades, nuevas formas de ser.

No dejes que esto te desanime, acéptalo plenamente. Observa cómo se resiste la mente inicialmente a este tipo de deliberación estudiada. Sonríe al pensamiento con reconocimiento y respeto. Luego regresa a la respiración y nota cómo guía tu cuerpo muy lentamente hacia la siguiente forma.

Cuando te mueves despacio, no te sales con la tuya; tu cuerpo se revela tal cual es. Y esta es la base de una conversación honesta contigo misma (la única que vale la pena tener).

Inicio ›

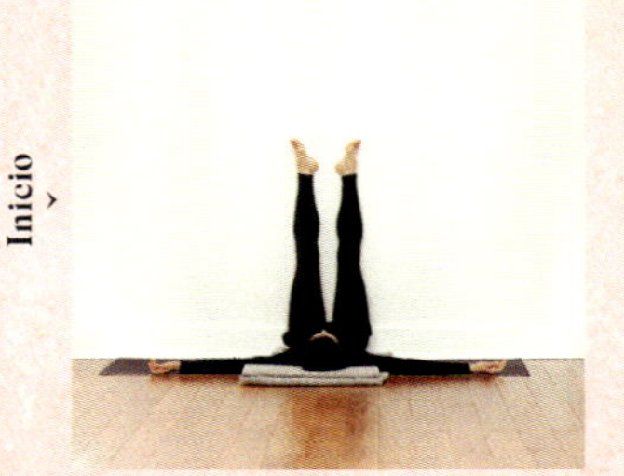

1. Piernas en la pared
diez respiraciones

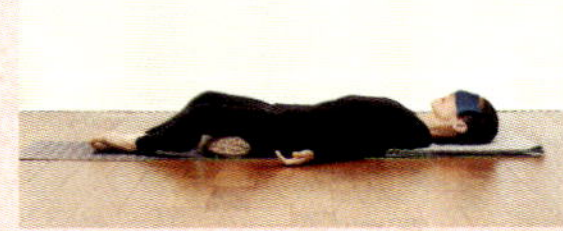

2. Postura reclinada del ángulo atado
diez respiraciones

Flow ›

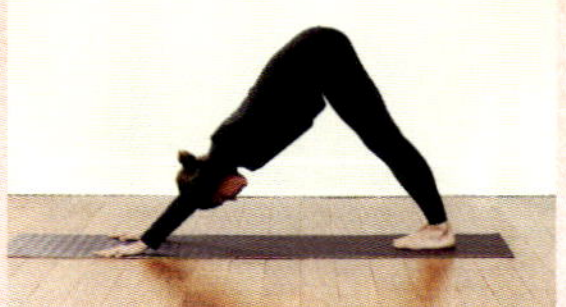

7. Perro bocabajo
(exhala) cinco respiraciones

Repite 7-8 cinco veces

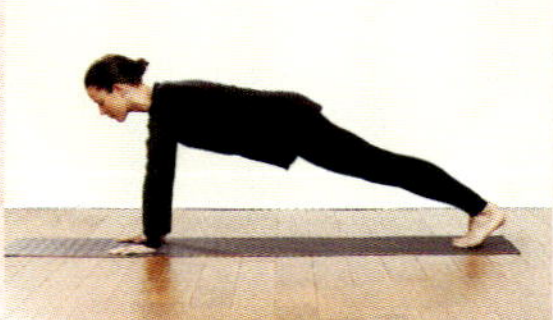

8. Postura de la plancha
(inhala) cinco respiraciones

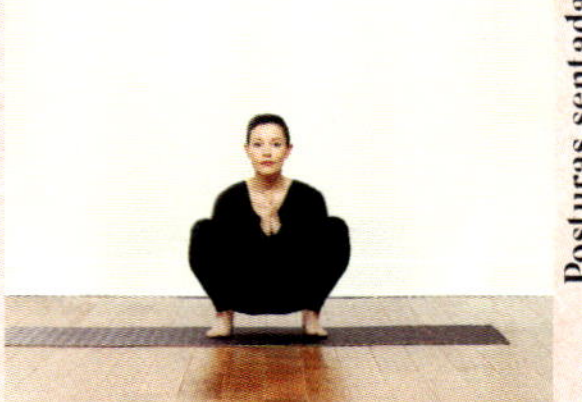

13. Postura de la guirnalda
cinco respiraciones

Posturas sentadas ›

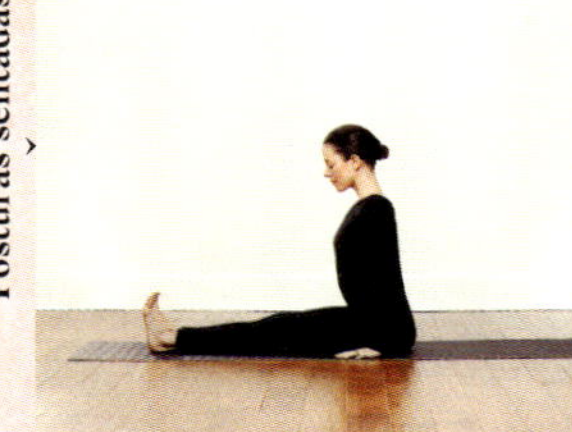

14. Postura del bastón
cinco respiraciones

I+D

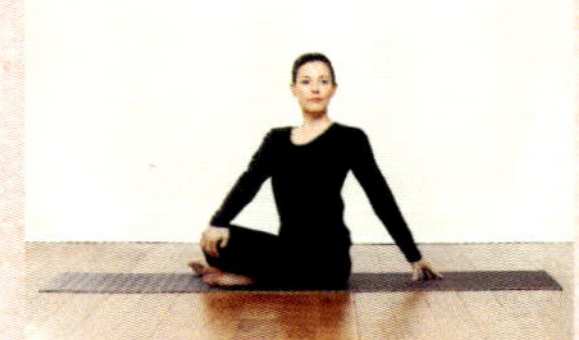

19. Postura fácil variante en torsión
cinco respiraciones

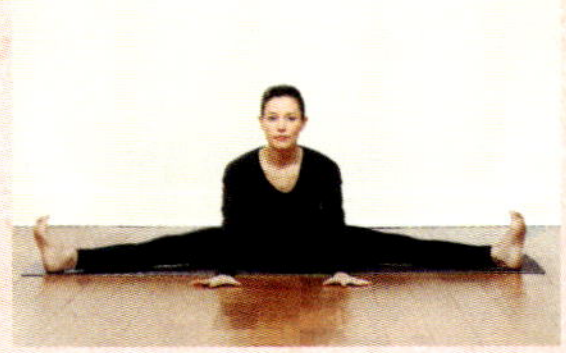

20. Flexión con ángulo abierto sentada
cinco respiraciones

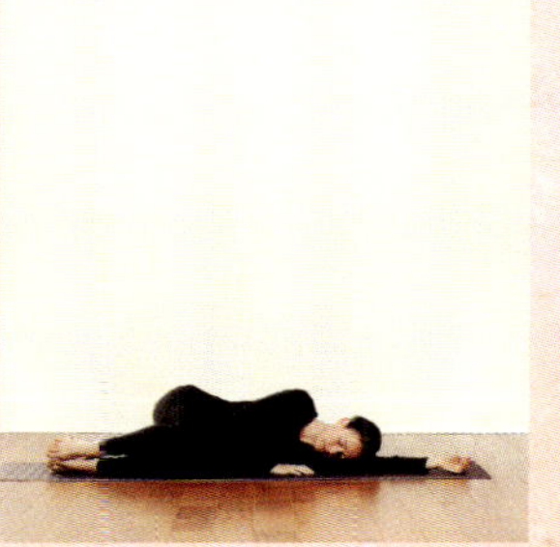

3. Posición fetal
cinco respiraciones

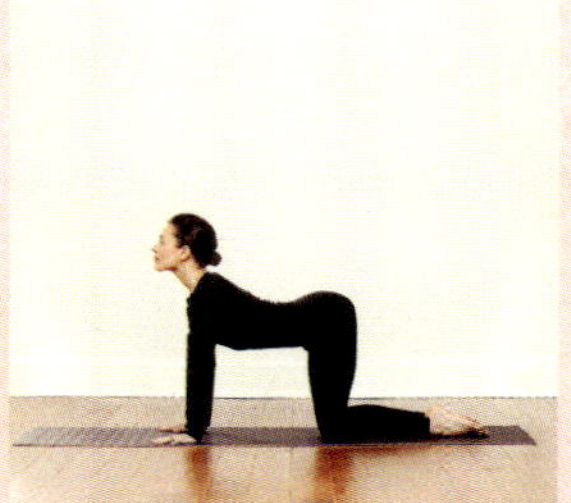

4. Postura de la vaca
cinco respiraciones

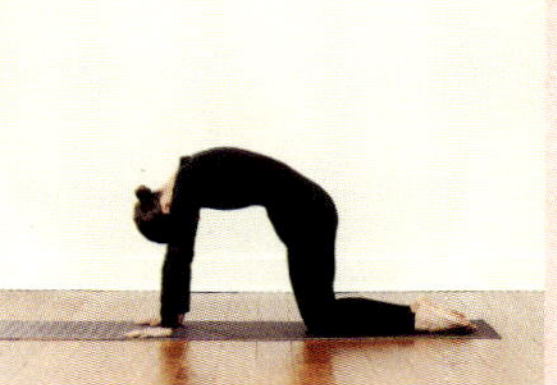

5. Postura del gato
cinco respiraciones

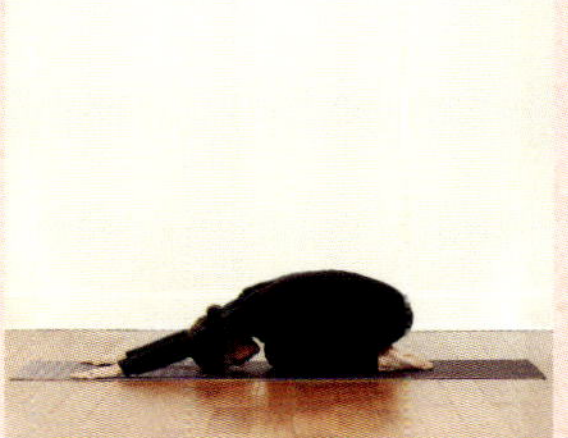

6. Postura del niño
diez respiraciones

De pie

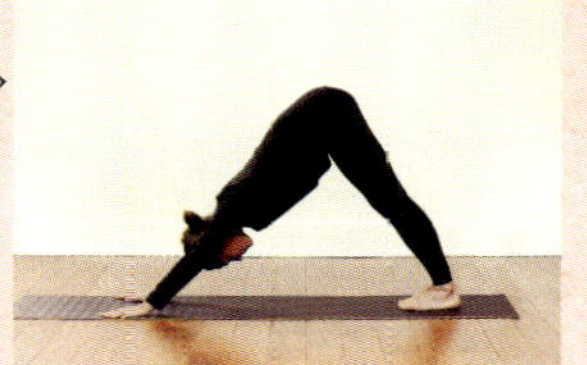

9. Perro bocabajo
una respiración

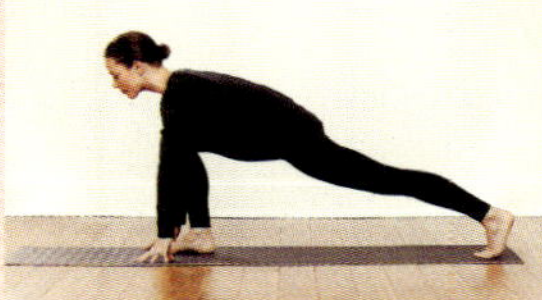

10. Corredor bajo
cinco respiraciones

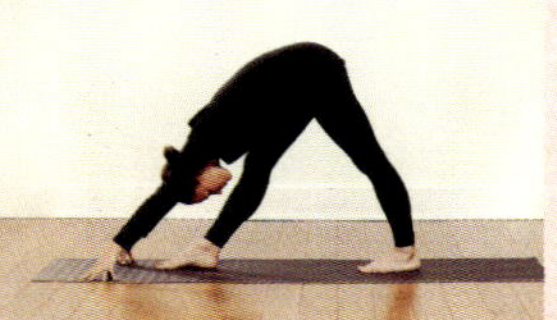

11. Postura de la pirámide
cinco respiraciones

Repite 9-12 en el otro lado

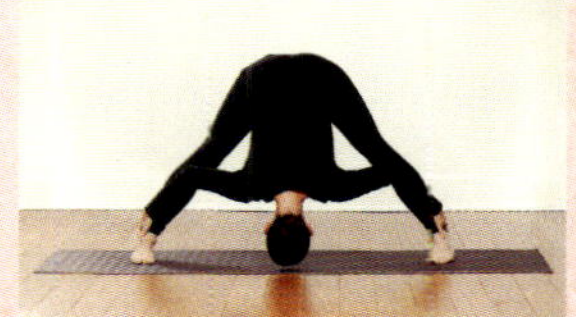

12. Flexión con ángulo abierto de pie
cinco respiraciones

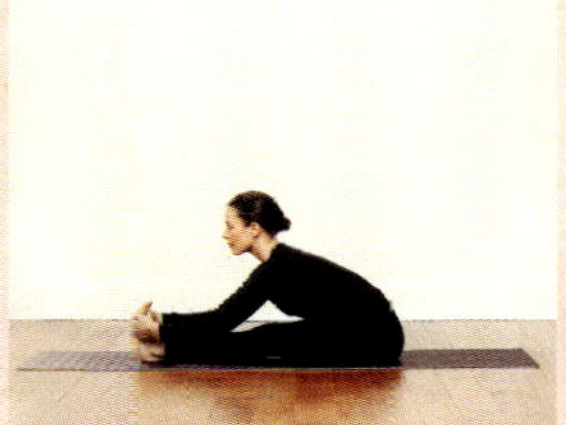

15. Flexión sentada
cinco respiraciones

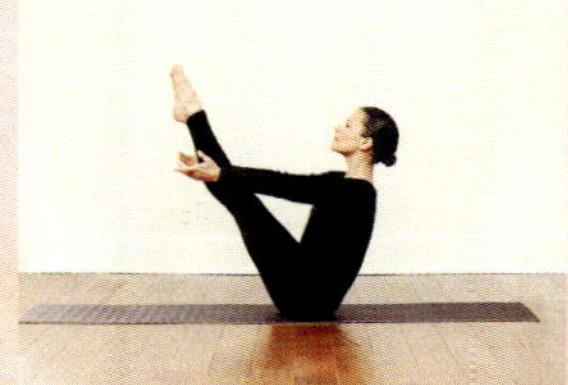

16. Postura del barco
cinco respiraciones

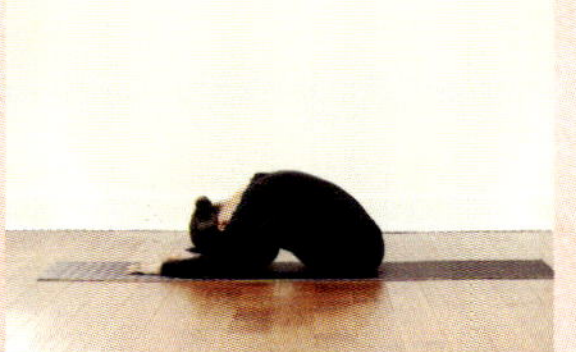

17. Postura de la estrella
cinco respiraciones

I+D

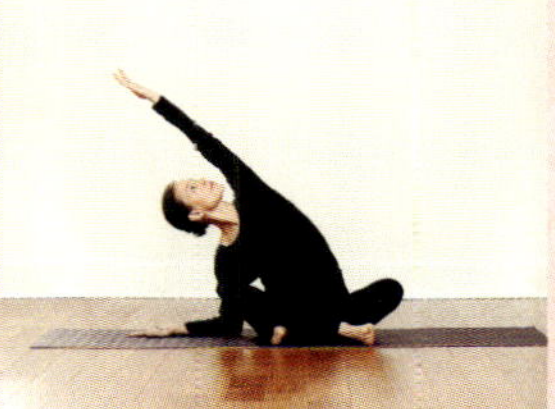

18. Postura fácil variante en flexión lateral
cinco respiraciones

I+D

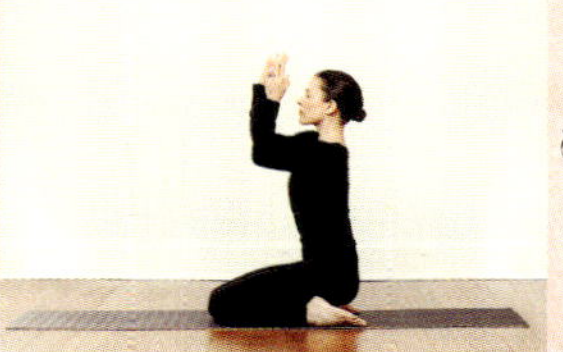

21. Postura del héroe variante con brazos de águila
cinco respiraciones

Cierre

I+D

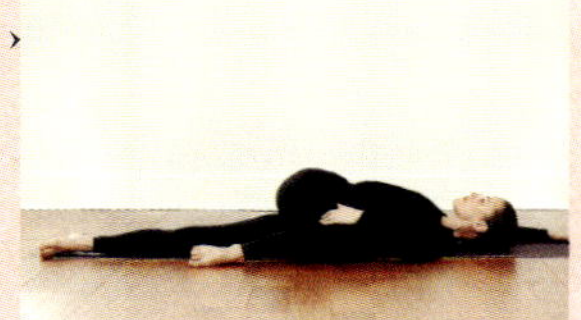

22. Torsión supina
cinco respiraciones

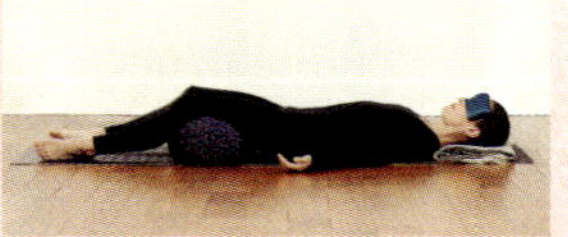

23. Savasana
cinco minutos

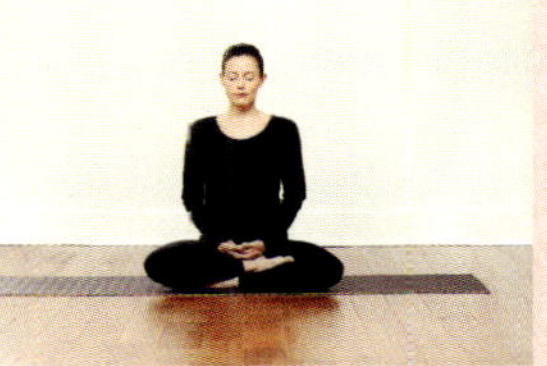

24. Meditación sentada
cinco minutos

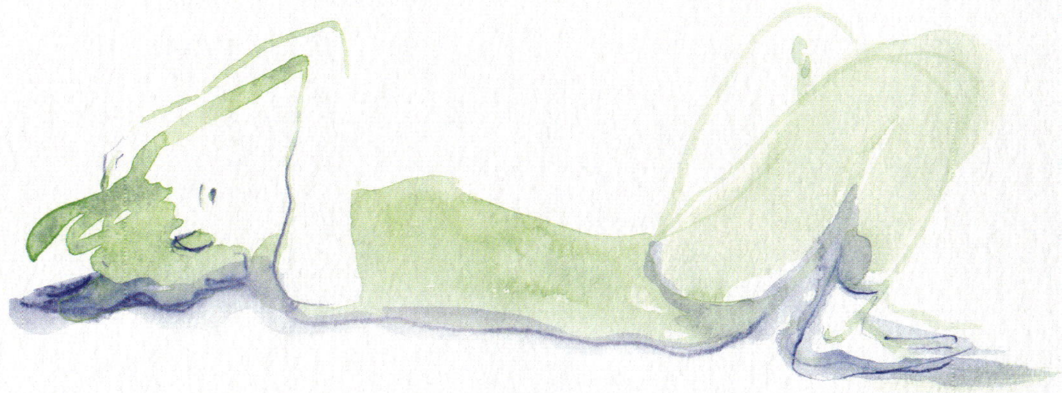

Descanso final

Meditación sentada

Siéntate con las piernas cruzadas y tan cómodamente como te sea posible. Tal vez quieras ponerte una manta o un bloc debajo de los isquiones para poder alargar la columna. Baja la barbilla. Permite que dientes y labios se separen ligeramente para relajar la mandíbula. Deja que los brazos descansen en el regazo o en los muslos, con las palmas hacia arriba o hacia abajo. Comienza a notar los sonidos que te rodean, tanto fuera como dentro de la habitación. Deja que tu respiración pase a un segundo plano e imagínate como una esponja de sonido, un receptor pasivo de todo lo que pasa a tu alrededor. No los busques; deja que los sonidos vengan a ti. Permite que tu consciencia se manifieste casi sin esfuerzo. Tras unos minutos sintonizando con el momento presente, lleva la atención hacia tu interior y concéntrate en el suave sonido de la respiración. Aquí tienes una oportunidad de asentarte profundamente en las diferentes capas del ser, desde el estado de alerta del ser mental a la sensación de tu ser físico y luego a la profundidad de tu ser respiratorio. Nota la respiración y permite que la mente analítica se disuelva en la experiencia presente que ha estado presenciando. Sumérgete en este momento de consciencia sin complicaciones.

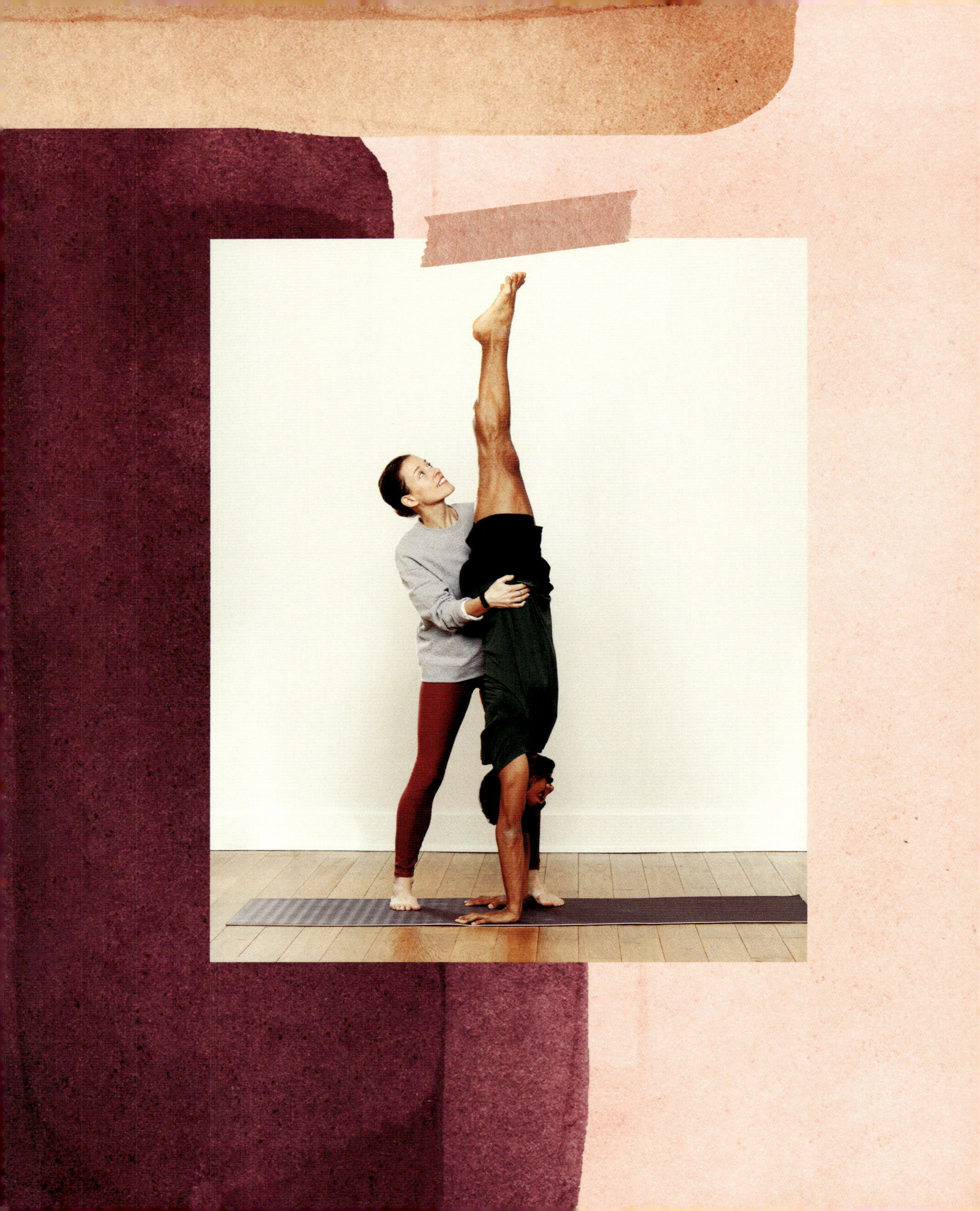

Inversiones

4/8

Como vengo diciendo en este libro, el yoga busca la autoaceptación radical. Pero esto no tiene nada que ver con inmovilismo. Es un viaje y, a veces, un viaje difícil. Las posturas invertidas son difíciles. Pero se puede practicar yoga con profundidad y propósito sin intentar ni una siquiera. Aunque es bueno saber que están ahí, que son posturas pico hacia las que se puede trabajar. Son una oportunidad para poner la cabeza más baja que el corazón, sostener el peso con tus propias manos y disfrutar de una nueva perspectiva del mundo.

Postura sobre la cabeza

Sirsasana

Desde una postura de rodillas, baja los antebrazos a la esterilla. Lleva cada mano al codo opuesto y extiéndete a través del ancho de los hombros para colocar los codos donde corresponde. Sin mover los codos, avanza las manos hacia delante y entrelaza los dedos. Mete la cabeza entre las palmas de las manos para que la coronilla esté apoyada. Mantén los dedos entrelazados con las muñecas apoyadas. Abraza los hombros hacia abajo por la espalda para evitar que haya demasiada presión sobre la cabeza. Sigue empujando los omóplatos hacia abajo por la espalda y asegúrate de que no colapsas sobre las muñecas o cargas la columna cervical. Una vez la cabeza esté en una posición cómoda y sientas un buen apoyo en hombros y espalda, eleva las rodillas y da pasos de puntillas para ir acercando los pies a la cara, hasta que la pelvis se vuelque por encima de los hombros.

Desde ahí, si te es posible, recoge los muslos hacia el abdomen y eleva los pies separándolos del suelo, uno primero y el otro después. Es en este momento cuando ganarás fuerza, así que no tengas prisa por avanzar. Una vez estés equilibrada, comienza a extender las piernas estiradas por encima de la cabeza, moviéndote despacio y con consciencia. Nunca subas a la postura sobre la cabeza dando un salto con los pies, pues ir con demasiado impulso no es seguro y podría hacerte caer. Recuerda que el cuello es vulnerable; si te sientes insegura, sal de la postura. Toma cinco respiraciones para establecer tu equilibrio y mantén los ojos descansando en un lugar fijo en la esterilla. Sal activando los músculos abdominales según exhalas, y baja las piernas estiradas a la esterilla.

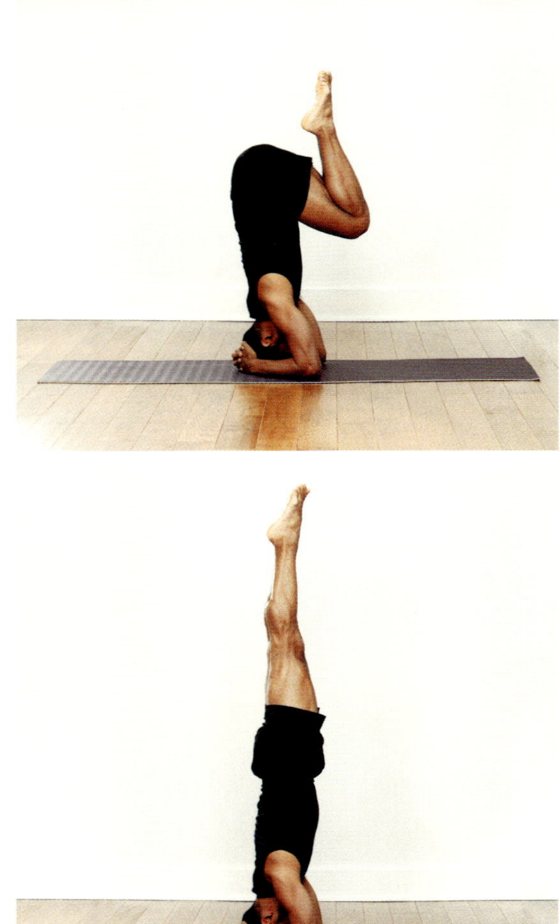

Nota de práctica

Esta postura se practica mejor en el centro de la habitación para poder trabajar con tu técnica y fuerza en la transición, en lugar de desplomarte contra una pared. Sin duda es más fácil usar una pared, pero romper los hábitos posturales una vez que se establecen puede resultar difícil. Si practicar en el centro de la habitación te parece demasiado avanzado, espera a estar con un/a profesor/a de yoga experimentado/a en un estudio antes de intentar entrar en la postura sobre la cabeza.

Dónde secuenciar en una autopráctica

Haz siempre una postura del niño larga después de esta postura para permitir que la presión arterial se normalice, el cuello se relaje y la respiración se calme.

Parada de manos

Adho Mukha Vrksasana

Desde el perro bocabajo, siente toda la parte posterior de tu cuerpo hasta las manos, creando longitud en los brazos mientras presionas contra el suelo. Siente la extensión de los dedos presionando contra el suelo mientras llevas un pie ligeramente hacia delante, hacia las manos, y comienzas a dar pequeños saltos con la otra pierna hacia arriba mientras exhalas. Da algunos saltos preparatorios, percibiendo la extensión a través de la pierna elevada. Si te sientes inestable, mantén una pierna cerca del suelo, así sabrás que no te vas a volcar. Como estás soportando el peso sobre las manos, puedes practicar esta postura en una pared hasta que tengas más confianza y comprensión de la experiencia de estar invertida.

Nota de práctica

Si estás empezando a practicar este tipo de inversiones, haz la postura con las manos a 15 cm de la pared y ve así ganando la confianza para saltar hacia arriba, pero no vayas más allá de lo que resulte cómodo para los hombros. Ambos brazos han de estar estirados. Si sientes alguna incomodidad en los hombros, baja a la postura del niño y descansa.

Una vez que hayas saltado hacia arriba y puedas estar cómoda en la postura, respirando y sintiendo el apoyo a través de la parte superior del cuerpo, puedes apartar un pie de la pared y jugar con el equilibrio. Quizá solo sea durante una fracción de segundo que los dos pies no estén apoyados en la pared, pero así es como se comienza.

Otra forma de empezar sería desde el perro bocabajo, con los talones en la pared. Desde aquí, intenta caminar hacia arriba por la pared hasta llegar a una forma de «L», con una o ambas piernas paralelas al suelo. Luego intenta subir una pierna hacia la vertical. Al hacerlo, recoge las costillas un poco hacia abajo y siente las manos que salen de la parte posterior del cuerpo como alas que te dan vida y te enraízan en la tierra.

Fallos de alineación comunes

Si estás saltando con las piernas hacia arriba, quizá notes que la segunda pierna salta tentativa pero bruscamente para separarse de la esterilla. En lugar de eso, busca un salto como de péndulo guiado por la respiración para crear un impulso seguro y constante, e ir aprendiendo a entrar de forma controlada en la postura con la exhalación.

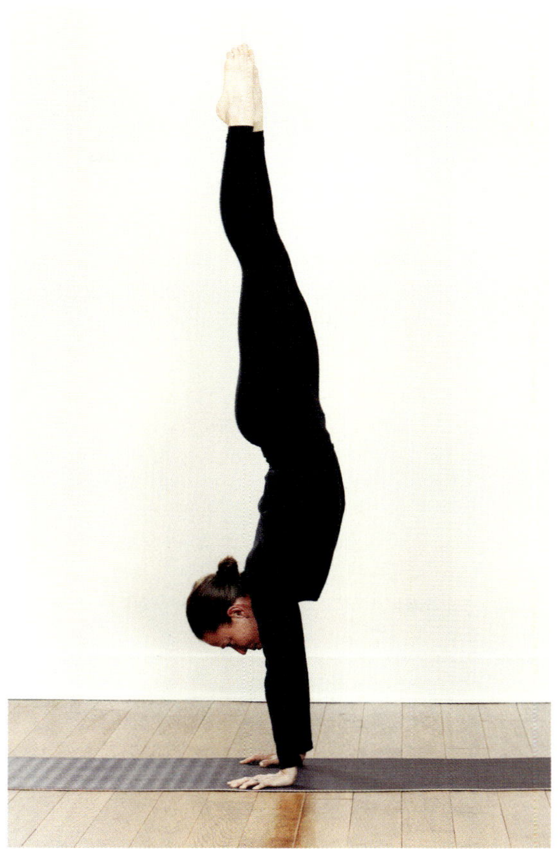

Parada sobre antebrazos

Pincha Mayurasana

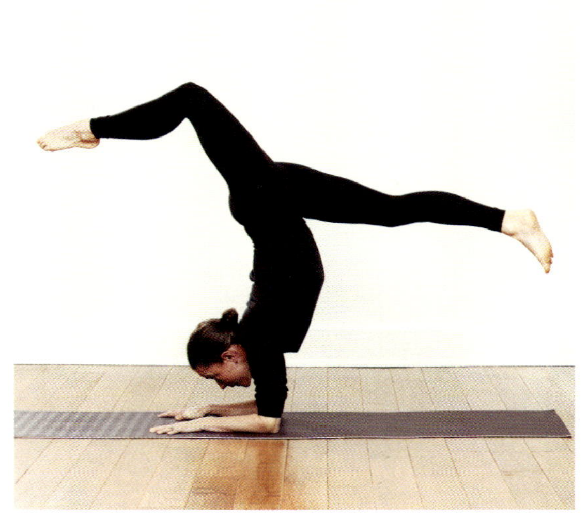

Desde el perro bocabajo, baja los antebrazos a la esterilla y mantén los codos y las manos al ancho de los hombros, con los dedos amplios y extendidos. Asegúrate de que los antebrazos están paralelos y de que te extiendes por igual en la parte interna y externa de las manos. Relaja el cuello y la mandíbula. Rota los hombros y siéntelos extenderse con el largo de los huesos de los brazos. Deja que los ojos descansen en un punto entre las manos. Cuando estés lista, al exhalar, eleva las caderas y camina de puntillas acercándote hasta que sientas el peso de la pelvis inclinarse hacia delante sobre los hombros, lo cual te da el impulso para levantar, bien una pierna en un *spagat*, o bien ambas piernas, hacia el techo. Mantén la ligereza en los pies y con los dedos extendiéndose. Mantén la respiración moviéndose a un ritmo suave mientras la mirada sigue en el punto entre los dedos de las manos. Una vez tengas el equilibrio, intenta quizá soltar el cuello para que la cabeza cuelgue y mires hacia atrás en vez de hacia delante.

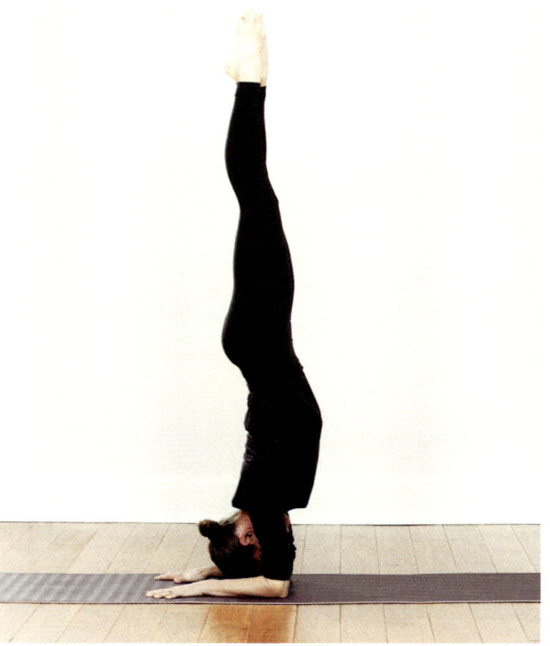

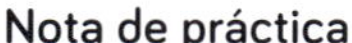

Nota de práctica

Para crear una sensación de integración entre los brazos y el torso, podrías intentar empezar con las palmas de las manos hacia arriba y luego girarlas hacia abajo, para ayudar con la rotación externa de los brazos.

En su máxima expresión, esta es una postura difícil. Pero hay diversas formas de trabajarla que te ayudarán a sentirte con energía y progresando con ella. Intenta levantar solo una pierna a la vez, o si sientes que tienes la estabilidad a través de los hombros, utiliza una pared contra la que saltar para elevarte.

Fallos de alineación comunes

Es fácil que los codos se deslicen hacia fuera al hacer esta postura. Una forma de asegurar la alineación correcta es colocar un bloc entre los pulgares y los índices para presionarlo y concentrarse en abrazar un brazo hacia el otro.

Postura del arado

Halasana

Túmbate sobre al menos una manta doblada, con la cabeza en la esterilla y el borde doblado de la manta alineado con la parte superior de los hombros. Al exhalar, eleva las piernas y llévalas por encima de la cabeza, moviendo los hombros debajo de ti mientras haces la transición. Acerca los omóplatos entre sí y bájalos por la espalda para que las manos puedan descansar a ambos lados de la columna con los codos en la esterilla. Deja que las piernas vayan bien por encima de la cabeza y que la gravedad tire de los dedos de los pies hacia el suelo sin empujar. Una vez en la postura, descansa los hombros, deslizándolos hacia la parte posterior del cuerpo. A medida que los omóplatos crean firmeza en el apoyo de la espalda, puedes estirar las piernas, colocar los dedos de los pies en punta y tomar de cinco a diez respiraciones antes de salir lentamente igual que entraste.

Nota de práctica

Usa una manta o blocs debajo de la parte alta de la espalda para evitar el exceso de presión en la séptima vértebra cervical mientras estás tumbada y a medida que entras en la postura. Busca que haya espacio y no compresión debajo del cuello en la postura (observa la posición en la imagen de abajo). Apoyarse sobre mantas transformará esta postura si tu tendencia es a sentir tensión o compresión en la zona del cuello. Para evitar esa tensión es esencial colocar la manta correctamente. Asegúrate de que el borde doblado esté en línea con los hombros y no debajo de la cabeza.

Dónde secuenciar en una autopráctica

Esta postura es una flexión profunda, por lo que sería recomendable incluir otras flexiones antes como preparación. Date permiso siempre para omitir esta postura y hacer, bien una flexión sentada de tu elección, o bien piernas en la pared.

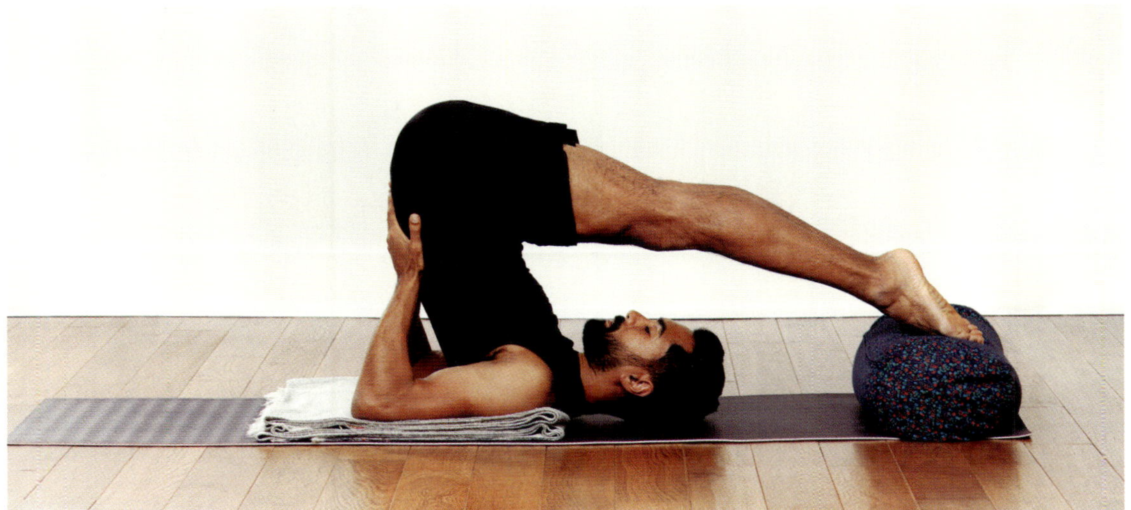

Postura sobre los hombros

Salamba Sarvangasana

Túmbate sobre una manta doblada, o dos, con la cabeza fuera de la manta y el borde doblado alineado con la parte superior de los hombros. Al exhalar, eleva las piernas y llévalas por encima de la cabeza hacia el techo, moviendo los hombros debajo de ti para crear estabilidad. Deja las manos descansar a ambos lados de la columna, con los codos en la esterilla y desplazándolos un poco hasta encontrar estabilidad y comodidad. Si las piernas han pasado bien por encima de la cabeza, tómate un momento para crear aún más estabilidad en los brazos y luego elévalas hacia el techo. Buscas que las piernas estén perpendiculares al suelo (siempre y cuando sea algo que funcione para tu cuerpo), así que mueve los omóplatos hacia abajo por la espalda y alarga el coxis en dirección a los pies.

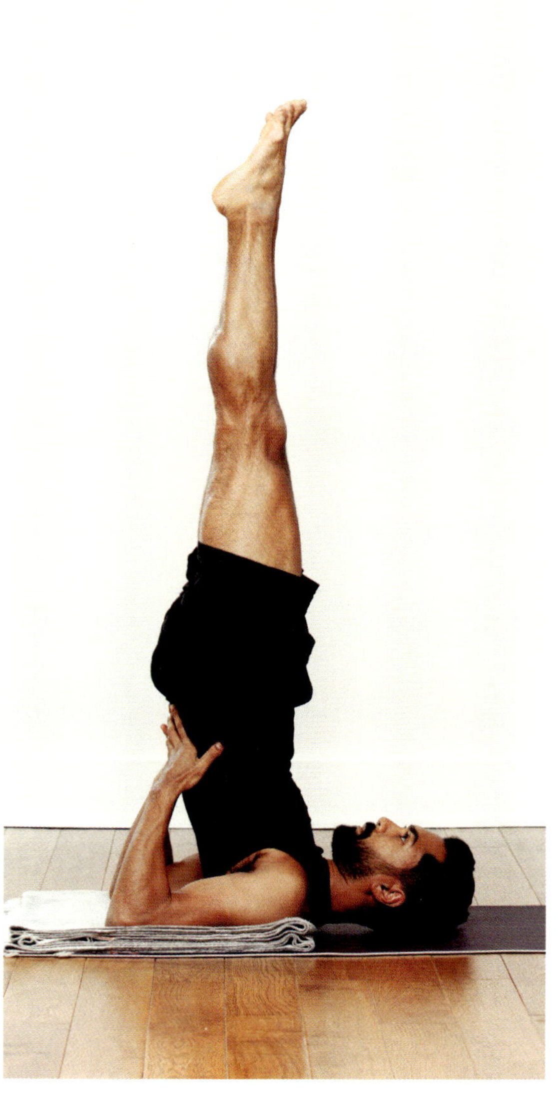

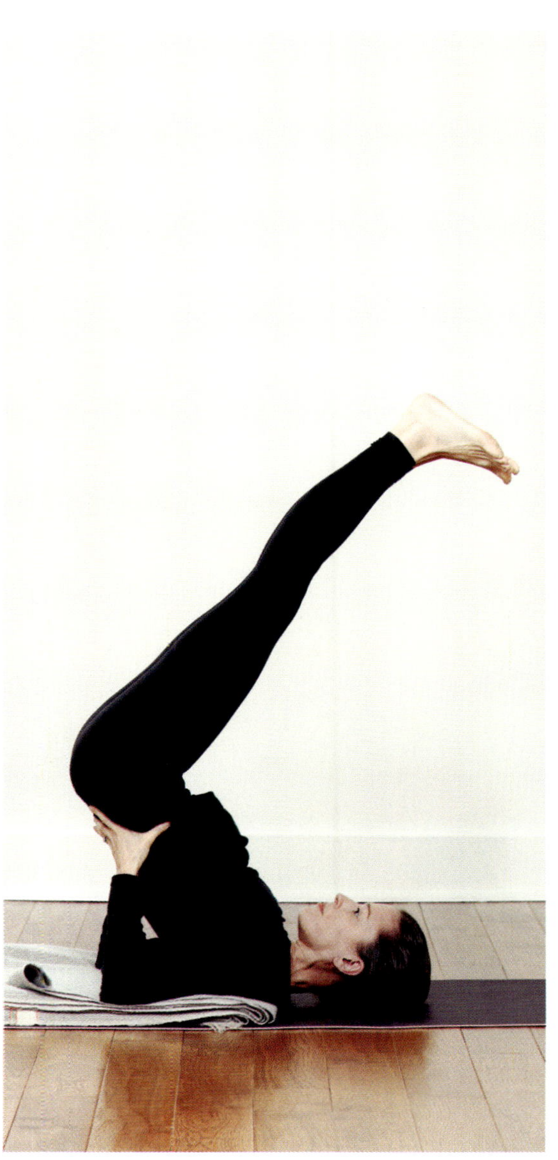

Nota de práctica

Presta atención a los codos, pues tienen tendencia a deslizarse y separarse en esta postura. Asegúrate de que la garganta permanece relajada para que puedas tragar y respirar con normalidad.

Dónde secuenciar en una autopráctica

No te fuerces nunca a practicar, ni esta, ni ninguna otra postura invertida. Si la sientes demasiado forzada, sustitúyela por una media postura sobre los hombros, cambiando el ángulo de las piernas para que no estén completamente estiradas en el aire y los glúteos se apoyen sobre las manos. Si ni la postura sobre los hombros ni en la media postura sobre los hombros las sientes cómodas pero quieres practicar una inversión, coloca un *bolster* debajo de la parte alta de la pelvis cuando estés en la postura del puente, y úsalo como apoyo para estirar y luego levantar las piernas hacia el techo.

Fallos de alineación comunes

Ten cuidado de no meter la barbilla hacia dentro en exceso. Practicar con la esterilla doblada, o con una manta doblada, te proporcionará más espacio para relajar la garganta (a mí siempre me gusta tragar para sentir que no hay demasiada presión). Si la sientes demasiado fuerte, coloca un *bolster* a través de la línea horizontal de la espalda baja y luego, una vez hayas deslizado el accesorio debajo de ti, levanta las piernas en el aire directamente por encima de las caderas.

Pequeños cambios, grandes diferencias

Mini *mindfulness*

Si la idea de una meditación sentada te atrae, pero lo sientes como un paso demasiado avanzado, practicar mini actos de *mindfulness* podría ser justo lo que necesitas para comenzar. Escoge una de tus tareas cotidianas más sencillas: tal vez tender la colada o guardar la ropa. Plantéate el reto de estar presente mientras lo haces. Siente el peso de las prendas, nota el olor y la textura del tejido. Cuelga las prendas una a una en el tendedero y presta atención a la forma, la sensación. Conecta con tus sentidos como si fuesen tentáculos receptivos bien abiertos. Se trata de reentrenar la mente para poder sentir la experiencia con todo el cuerpo, de salirte de la parte del ser que piensa y entrar en la parte que siente. Centrarse en la tarea en cuestión nos permite liberarnos de los pensamientos, recargar la mente, estar presente.

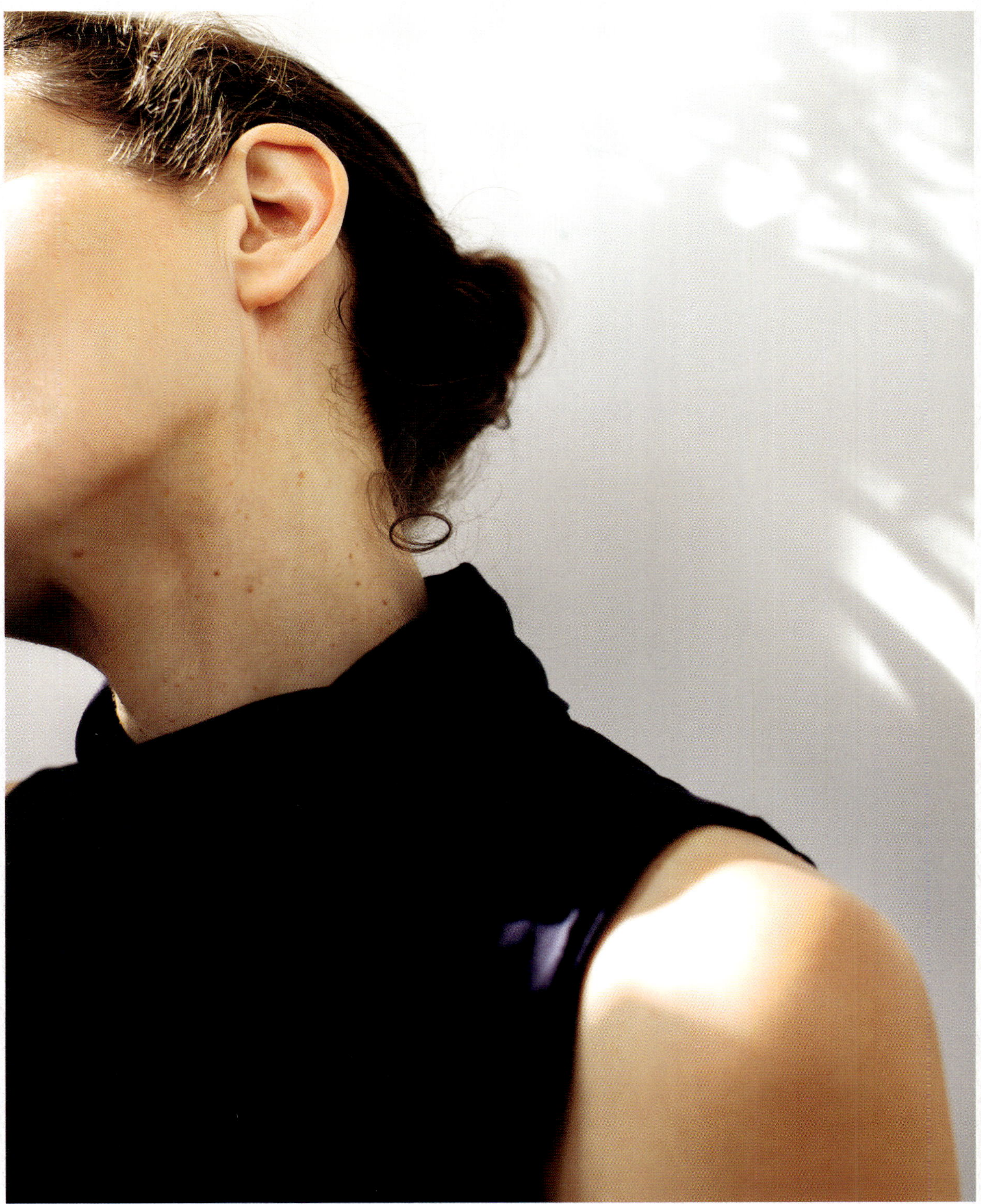

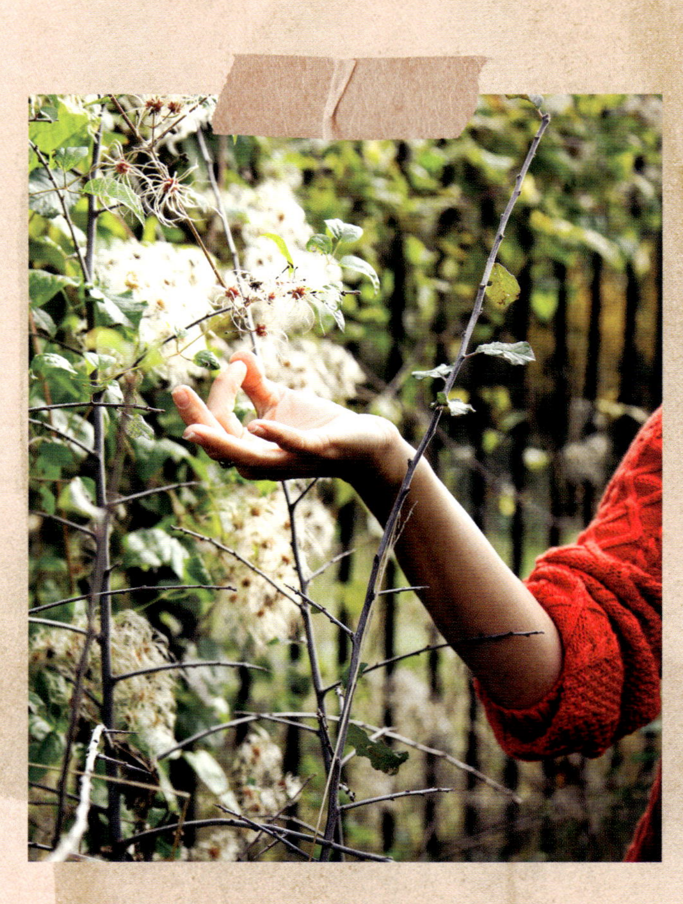

Una práctica de enraizamiento para mentes ansiosas

En el yoga hablamos mucho de «echar raíces para crecer», de asentarse con el fin de erguirse. Sé que enraizarse no es algo que suene especialmente emocionante, pero no se trata de estar empantanada o atascada en el barro, se trata de conectar con la tierra para que podamos florecer. Para esta práctica, siempre has de ser consciente de tu conexión con la tierra y sentir los pies en el suelo. Permítete abandonar la parte de ti que piensa y entrar en la parte que siente. Siente la conexión de la pelvis con el suelo, la forma en que esta te ancla y te mantiene erguida. En el perro bocabajo, conéctate con las palmas de las manos y recuerda que eres materia y estás en el mundo. El énfasis está en la exhalación, en el soltar. Deja ir cualquier pensamiento fugaz y obsesivo y vuelve a la sensación del cuerpo, en este momento, en este planeta, a la sensación de los pies en este suelo. Tu vida es este momento literal, estas ropas, esta habitación. Dondequiera que estés, arréglatelas con lo que tienes, vive lo mejor que puedas, en el momento.

Inicio ›

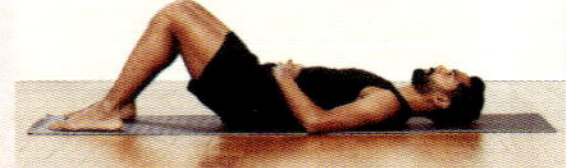

1. **Postura tranquila de descanso**
cinco respiraciones

I+D

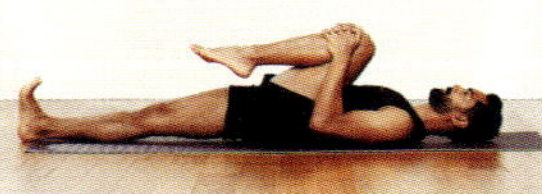

2. **Postura de liberación de viento**
cinco respiraciones

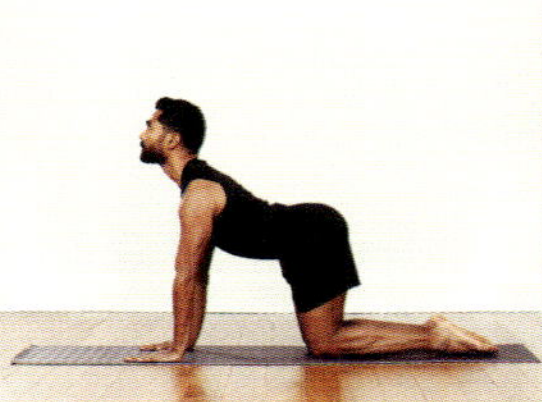

7. **Postura de la vaca**
cinco respiraciones

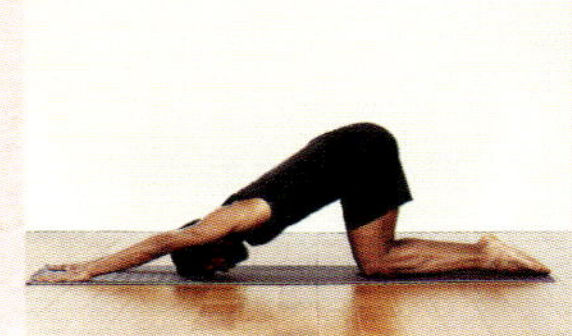

8. **Postura del cachorro extendido**
cinco respiraciones

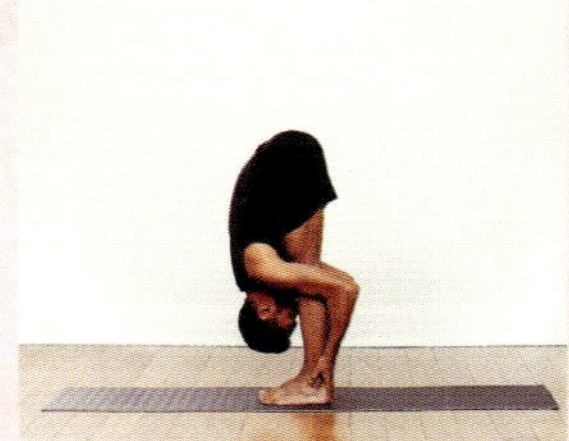

13. **Flexión de pie**
cinco respiraciones

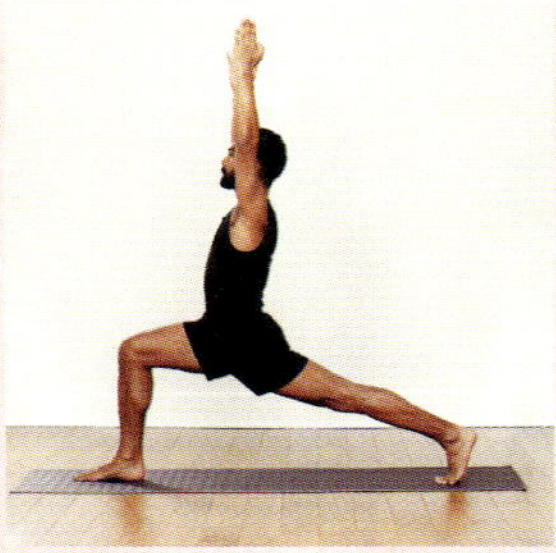

14. **Luna creciente**
cinco respiraciones

I+D

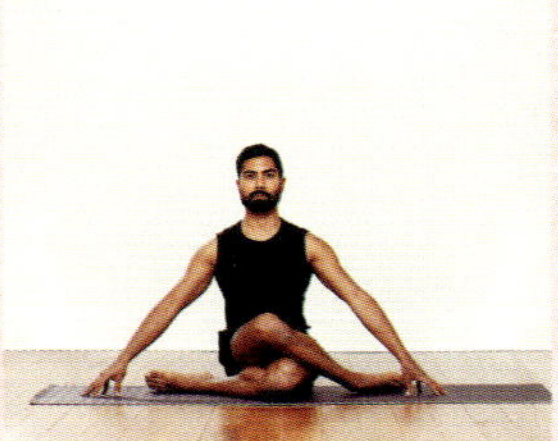

19. **Postura de la cara de vaca**
cinco respiraciones

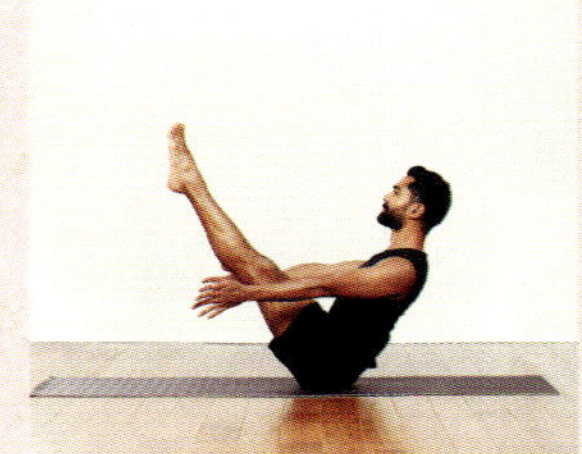

20. **Postura del barco**
cinco respiraciones

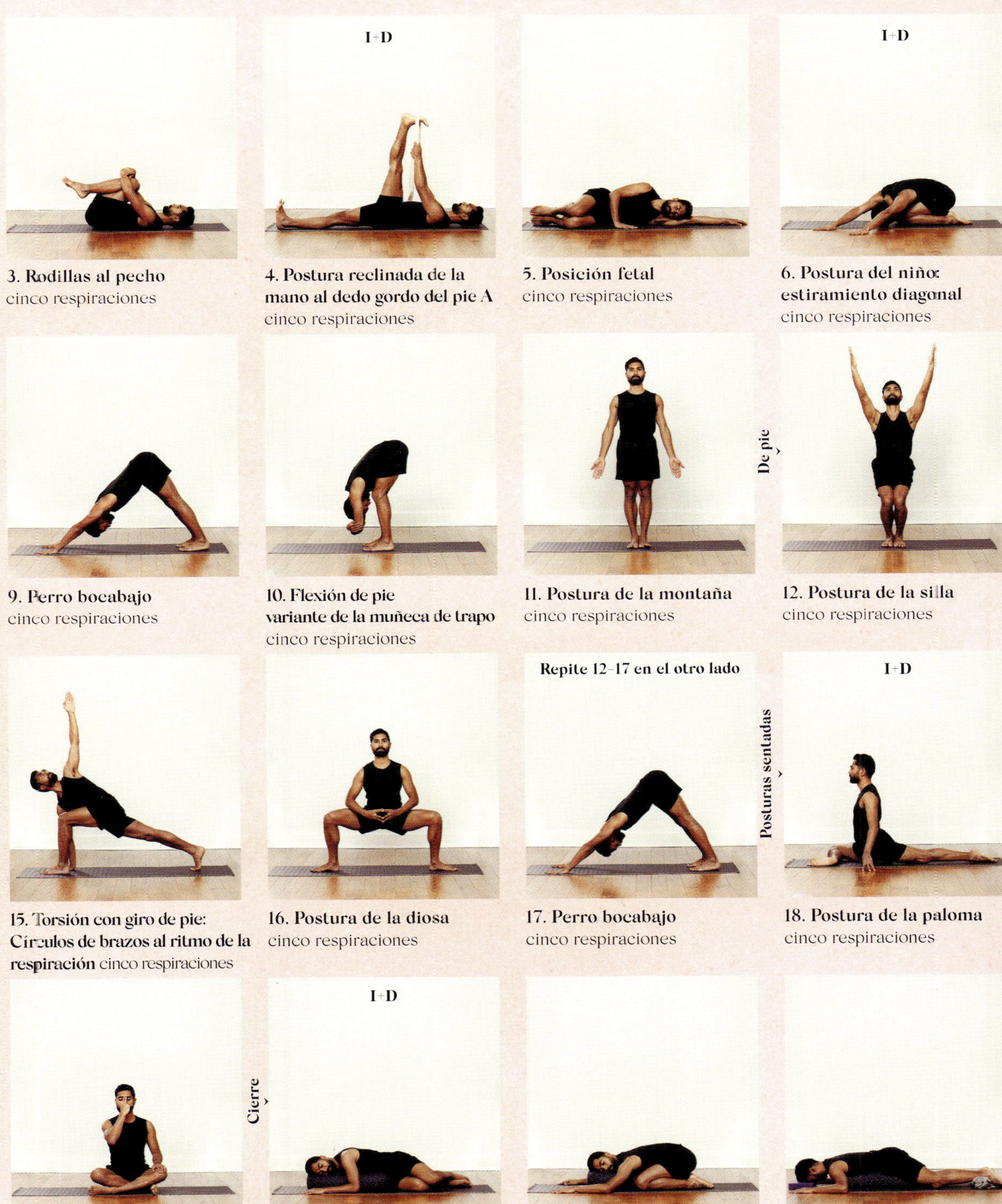

3. Rodillas al pecho cinco respiraciones

4. Postura reclinada de la mano al dedo gordo del pie A cinco respiraciones

5. Posición fetal cinco respiraciones

6. Postura del niño: estiramiento diagonal cinco respiraciones

9. Perro bocabajo cinco respiraciones

10. Flexión de pie variante de la muñeca de trapo cinco respiraciones

11. Postura de la montaña cinco respiraciones

12. Postura de la silla cinco respiraciones

15. Torsión con giro de pie: Círculos de brazos al ritmo de la respiración cinco respiraciones

16. Postura de la diosa cinco respiraciones

17. Perro bocabajo cinco respiraciones

18. Postura de la paloma cinco respiraciones

21. Postura fácil: Respiración por fosas nasales alternas (ver página 69) dos minutos

22. Torsión lateral sentada dos minutos

23. Postura del niño con apoyo cinco minutos

24. Savasana bocabajo cinco-diez minutos

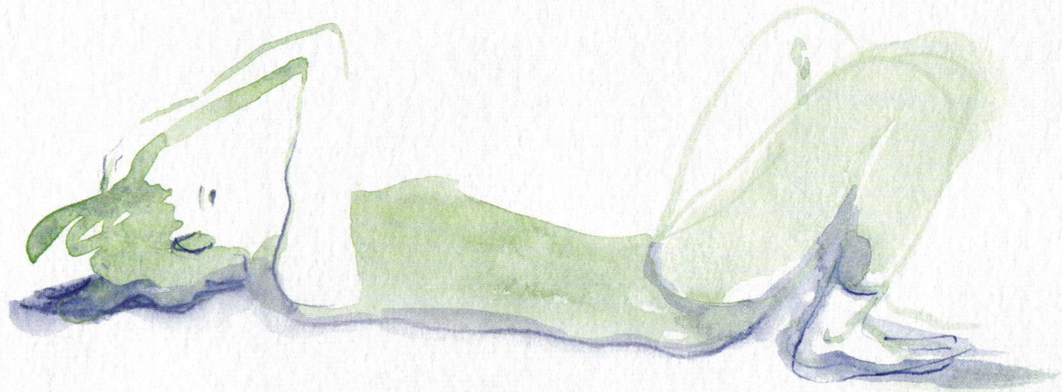

Descanso final

Savasana bocabajo

Coloca un *bolster*, un cojín o una manta enrollada en el suelo y tiéndete encima, bocabajo y a lo largo, con la barbilla justo al final para que haya espacio para la garganta. Si es necesario, coloca un apoyo debajo de la frente que soporte su peso. Podría ser un bloc (quizá con una almohadilla para los ojos encima para amortiguar); lo que necesites para sentirte cómoda. Relájate sobre el *bolster* y siente el contacto y la calidad de dicho contacto mientras el abdomen y el esternón descansan en él. Esta suave presión en el abdomen te animará a respirar en la parte posterior del cuerpo, aportando vitalidad a la espalda baja y a sus principales órganos internos. La presión sobre la frente en reposo estimula el nervio vago (conocido como «el vagabundo», ya que inerva el oído, la garganta y todo un recorrido hasta los intestinos) y hace de esta postura en una estupenda forma de calmar la mente efervescente.

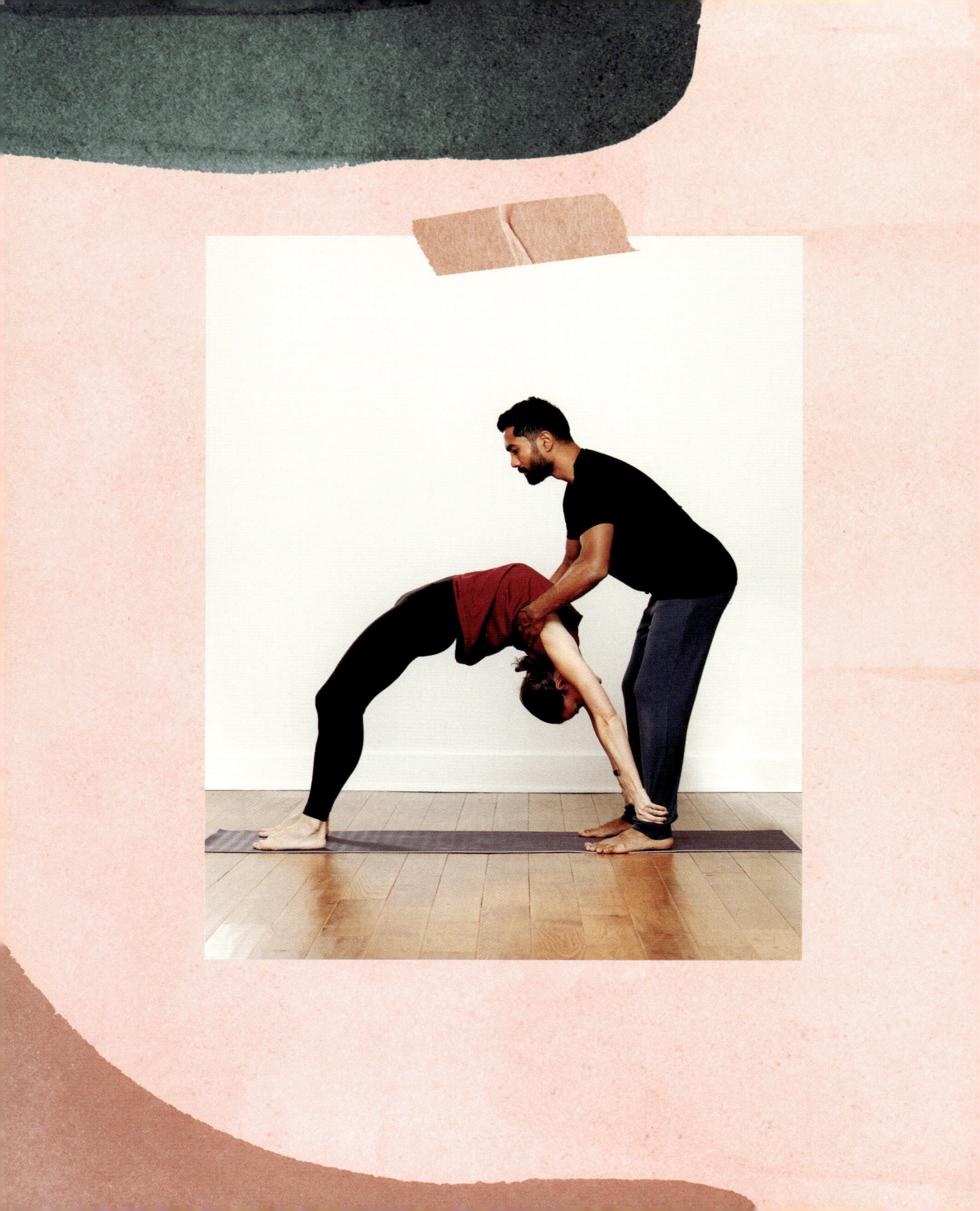

BIBLIOTECA de ASANAS

Extensiones de la columna

—

5/8

Vivimos en un mundo cada vez más cerrado y estrecho, insular y encorvado. Las extensiones de la columna son el antídoto perfecto a esta situación. Además de ser yoga en su forma más liberadora, captan a la perfección cómo la práctica busca principalmente la apertura, el crear espacio y el elevar el corazón con alegría hacia el sol.

Postura de la esfinge

Salamba Bhujangasana

Túmbate bocabajo y descansa los codos debajo de los hombros, con las manos hacia delante y las palmas hacia abajo. Mantén los pies separados al ancho de las caderas, todas las uñas de los pies en la esterilla y las rodillas mirando al suelo. Activa ligeramente los glúteos y observa cómo esta acción te ayuda a extender más las piernas. Busca crear longitud a través de la coronilla mientras serpenteas el pecho hacia delante y hacia arriba para iniciar una curva como de retroceso con apoyo mientras inhalas. Mueve la columna como un telescopio, hacia delante y hacia arriba, y envuelve los omóplatos hacia abajo por la espalda mientras te anclas en los antebrazos para sentir la abertura en el pecho. Alimenta el corazón a través de los brazos, ensancha la parte anterior del cuerpo e imagínate como una esfinge orgullosa.

Nota de práctica

Si hay tensión en la espalda alta y los hombros, amplía la colocación de los codos y los antebrazos, deslizándolos un poco hacia delante para crear más espacio para que el cuello se alargue. Tener los pies separados al ancho de las caderas no es esencial; si te sientes mejor con los pies más separados, también está bien.

Fallos de alineación comunes

Si los hombros están tensos, los codos podrían separarse. Coloca un bloc entre el pulgar y el índice y apriétalo.

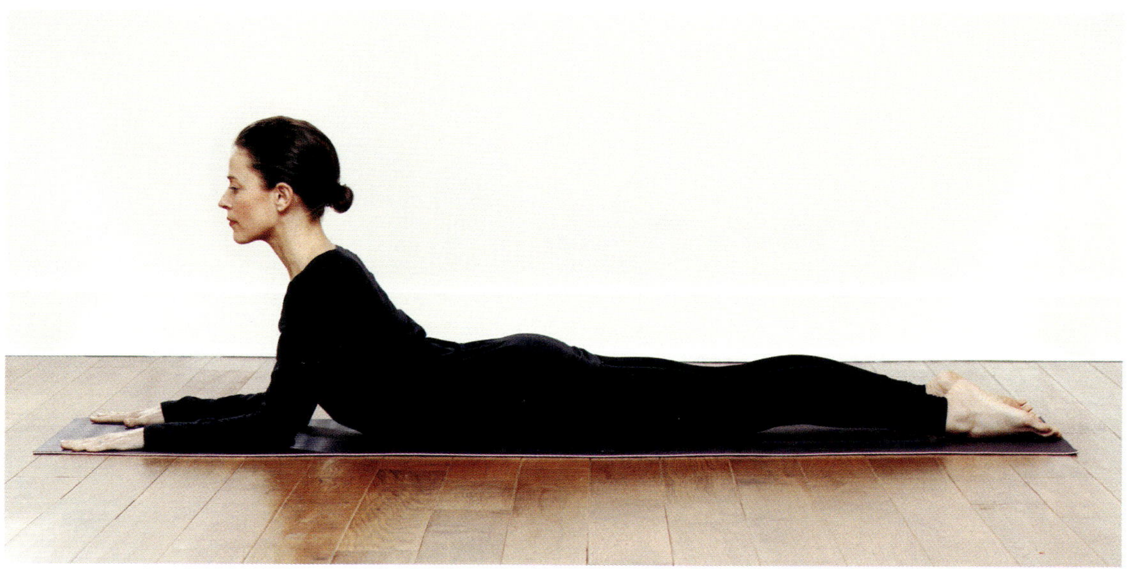

Postura de la cobra

Bhujangasana

Túmbate sobre el abdomen y descansa las manos debajo de los hombros con los codos elevados hacia el techo. Mantén los pies separados al ancho de las caderas, todas las uñas de los pies en la esterilla y las rodillas mirando al suelo. Activa levemente los glúteos. Busca crear longitud a través de la coronilla y mueve la columna como un telescopio mientras envuelves los omóplatos hacia abajo por la espalda. Al inhalar, presiona hacia el suelo con la parte superior de los pies y los muslos y comienza a curvar la columna hacia arriba alejándola de la esterilla; nota la abertura de la columna delantera al abrirse como un abanico. Presiona suavemente con las manos para desplegar la parte anterior del cuerpo sin luchar por lograr profundidad.

Nota de práctica

Esta postura demuestra el dinamismo del diafragma. Observa cómo la activación muscular de la espalda es constante y el cuerpo sigue elevándose al inhalar y cayendo al exhalar.

Dónde secuenciar en una autopráctica

Funciona muy bien como postura preparatoria para el perro bocarriba. Incluso si eres una alumna con experiencia, es bueno practicar la postura de la cobra en lugar del perro bocarriba en los primeros vinyasas para afinar tu técnica y calentar los músculos necesarios para las extensiones de la columna más profundas.

Variante

Una vez te sientas cómoda en la postura, prueba a hacerla con las manos en el aire, sin colocarlas en el suelo, para sentir la fuerza y el apoyo de la parte posterior del cuerpo.

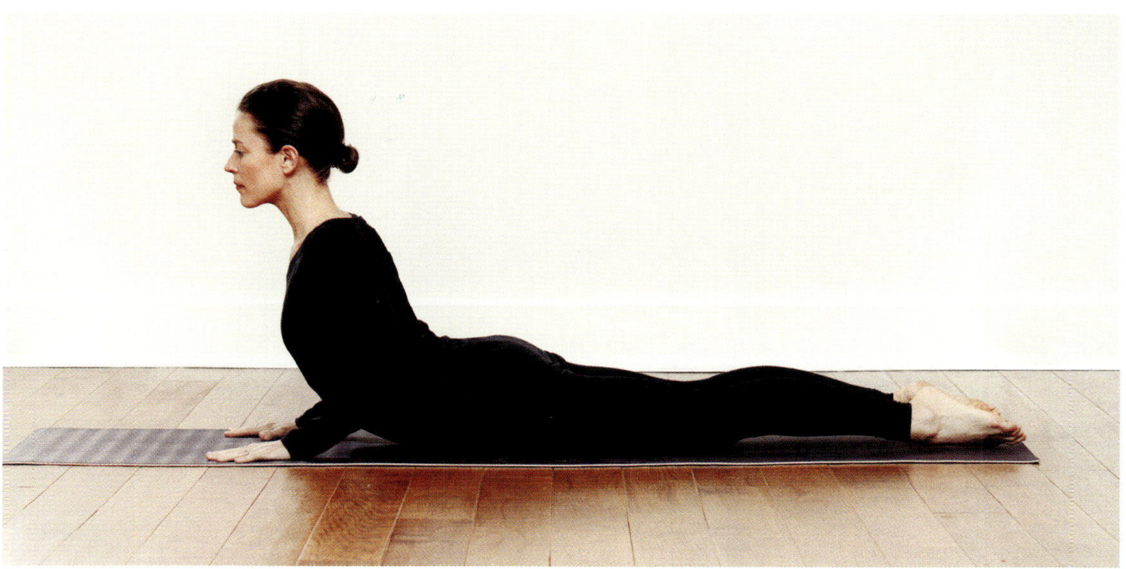

Perro bocarriba

Urdhva Mukha Svanasana

Túmbate sobre el abdomen, coloca las manos debajo de los hombros y presiona con las manos contra el suelo para elevarte, desplegando la columna de manera que los muslos y las caderas floten sobre el suelo y solo la parte superior de los pies siga en contacto con la tierra. Presiona hacia abajo con las manos, llevando el coxis hacia abajo y elevando el pubis para sentir una extensión en la parte anterior del cuerpo hasta la garganta y la cara. Mantén los muslos activos y separados del suelo. Si se siente muy fuerte, vuelve a bajar hacia las posturas de la cobra o la esfinge. Presiona activamente con las manos y haz rodar los omóplatos hacia abajo por la espalda para crear anchura a través de las clavículas, y nota cómo se ensancha el espacio del corazón. Deja que la mirada vaya hacia el horizonte y eleva las puntas de las orejas, asegurándote de que la columna cervical se mantiene espaciosa y descongestionada. Mientras continúas deslizando el espacio del corazón hacia delante a través de los brazos, imagínate como una flor abriéndose hacia la luz.

Transición

Desde la postura de la plancha o la postura del bastón con cuatro apoyos, rota sobre los dedos de los pies hasta apoyarte en los empeines, presiona hacia delante, hacia las yemas de los dedos, y abre el área alrededor del corazón. Está bien trabajar usando las rodillas y, en muchos casos, quizá prefieras hacerlo. Si quieres partir desde el abdomen, puedes prepararte para hacer la cobra o la esfinge y avanzar hacia el perro bocarriba, creciendo de forma consciente y constante.

Nota de práctica

Esta es una forma fuerte y activa y solo debe practicarse si no se tiene dolor en la espalda baja.

Si eres hipermóvil, ten cuidado de no bloquear los codos.

Una buena manera de preparar los brazos para la fuerza requerida en esta postura es practicar una plancha durante al menos cinco respiraciones. Asegúrate de que la transición a la postura sea lenta: recuerda que lo importante es hacer el recorrido con consciencia.

Fallos de alineación comunes

Bloquear los codos o tensar las muñecas puede hacer que eches la cabeza hacia atrás y cargues peso en los hombros. Presta atención a la activación de los músculos desde las muñecas hacia arriba, hasta la cabeza, para asegurar la longitud a través de la parte posterior del cuello. Los ojos pueden deslizarse hacia delante y hacia arriba a medida que la columna se curva en la forma.

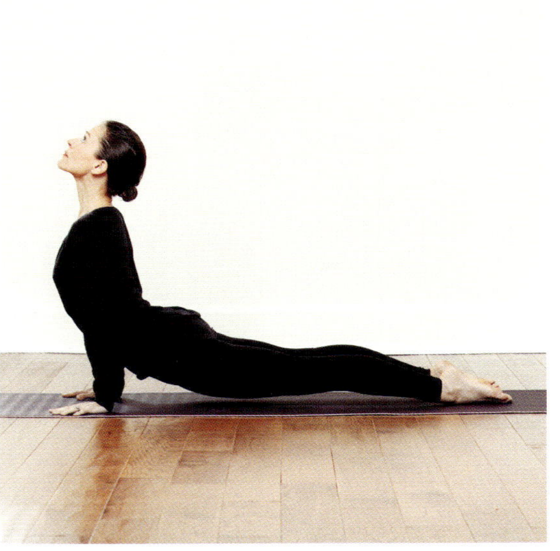

Postura de la langosta

Salabhasana

Túmbate sobre el abdomen con los brazos a los costados y las palmas de las manos mirando hacia abajo. Los pies deberían estar separados al ancho de las caderas, todas las uñas de los pies en la esterilla y las rodillas mirando al suelo. A medida que extiendes a lo largo de las piernas, sentirás la activación en los glúteos y la parte posterior de los muslos. Crece hacia delante y hacia arriba a través de la coronilla y envuelve los omóplatos hacia abajo por la espalda. Al inhalar, elévate separándolo todo del suelo. Fija la mirada en un punto y respira. Manteniendo el cuerpo largo, extiende las piernas y la coronilla en direcciones opuestas, con el cuello haciendo un movimiento de telescopio hacia delante. Empieza a despegar más la parte anterior del cuerpo hacia delante alejándola del suelo, y disfruta de la sensación de vuelo mientras surfeas al ritmo de la respiración. Utiliza una exhalación larga para volver a descansar sobre el abdomen.

Fallos de alineación comunes

Si tienes tendencia a torcerte desde la pelvis, o simplemente tienes un lado dominante obvio, prueba a practicar esta postura utilizando un bloc entre los muslos y llevando la consciencia a las costuras internas de las piernas mientras buscas la misma longitud y energía en ambos lados. Esto creará más estabilidad y las piernas podrán estar una al lado de la otra. No te preocupes si no te elevas tanto al usar el bloc.

Variantes de brazos

Cómo coloques las manos y los brazos cambiará la forma en que el resto de la musculatura se activa en la postura. Si tienes las palmas de las manos mirando hacia abajo y presionando contra el suelo, se activarán con fuerza los músculos de los costados del cuerpo, concretamente los que están debajo de las axilas y alrededor de las costillas.

Una segunda alternativa es tener las palmas de las manos mirando hacia fuera. Así se crea más espacio en el área del pecho y te permite arquear la columna con algo más de profundidad. Finalmente, entrelaza los dedos detrás de la espalda, lleva los omóplatos hacia abajo y ensancha las clavículas de forma que el énfasis está en la abertura del pecho. Diviértete experimentando.

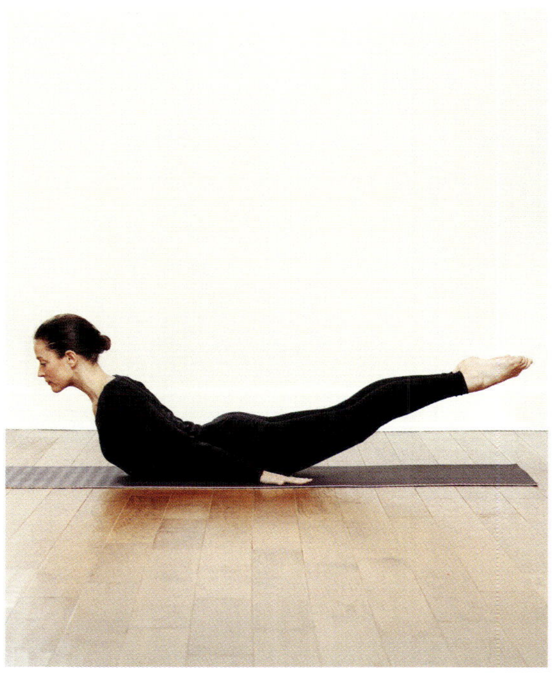

Postura del arco

Dhanurasana

Tumbada sobre el abdomen, flexiona las rodillas y sujeta tus pies con las manos. Si te es posible, engancha los dedos medios alrededor del pliegue de la articulación del tobillo (si te cuesta alcanzar los pies, intenta practicar con solo una pierna enlazada y luego la otra, o usa un cinturón en el otro lado en la postura de la langosta). Descansa de nuevo la frente en la esterilla y relaja los hombros para que puedas sentir la resistencia de los pies presionando contra las manos. Al exhalar, presiona activamente contra las manos y permite que el pecho se despegue del suelo. Sin echar la cabeza hacia atrás, deja que la mirada se mueva suavemente hacia delante y hacia arriba para complementar el arco de la postura. Continúa sintiendo los pies que presionan activamente contra las manos, y rota los hombros hacia atrás mientras levantas los muslos del suelo. Mientras sigues con la mirada el arco de este levantamiento, permite que tus ojos sean una guía para que la cara se sienta abierta y el cráneo espacioso. Siente esta postura desde los dedos de los pies hasta la nariz: una expresión corporal plena.

Nota de práctica

Esta es una postura fuerte. Si tienes problemas discales y de espalda baja, practica una postura alternativa como el puente o la cobra.

Fallos de alineación comunes

Si encuentras que las rodillas se abren y separan, prueba a hacer la postura con un bloc entre los muslos. Como en la langosta, puede que encuentres que así restas profundidad a la postura, pero te ayudará a mejorar la técnica.

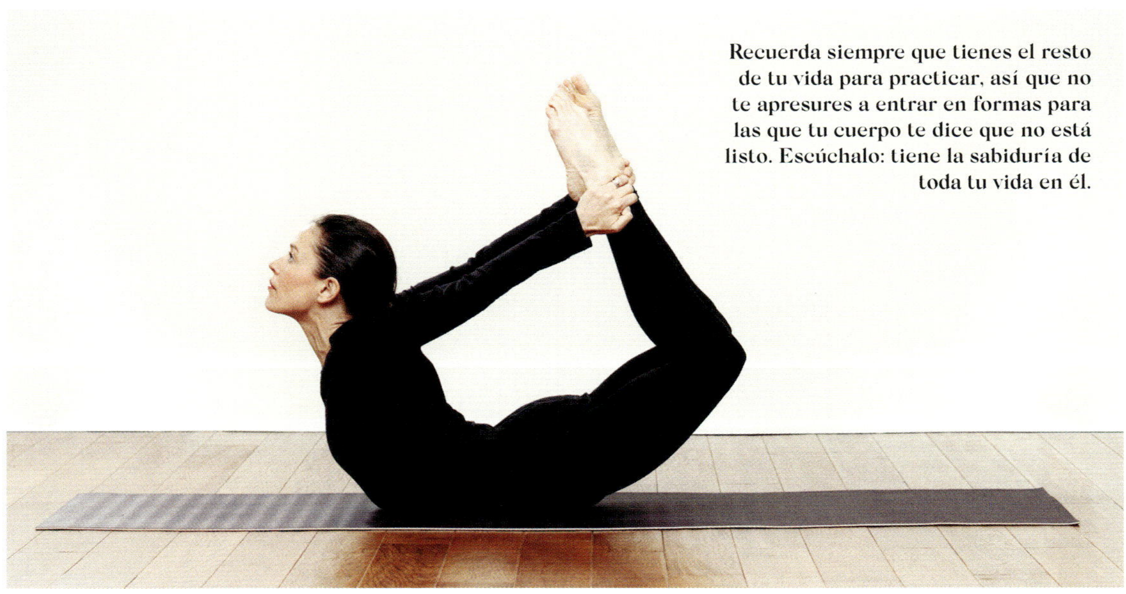

Recuerda siempre que tienes el resto de tu vida para practicar, así que no te apresures a entrar en formas para las que tu cuerpo te dice que no está listo. Escúchalo: tiene la sabiduría de toda tu vida en él.

Postura del camello

Ustrasana

Arrodíllate, y coloca las rodillas debajo de las caderas. Los dedos de los pies pueden apuntar hacia el suelo o no. Presiona las espinillas hacia abajo y los muslos hacia delante para mantenerlos perpendiculares al suelo. Descansa las manos sobre la espalda baja con los dedos apuntando hacia abajo. Busca un estrechamiento de las puntas de las caderas. Activa suavemente los glúteos sin tensionarlos ni apretarlos. Baja los omóplatos por la espalda y eleva el corazón para crear espacio en la cintura. Elevar las costillas traseras bajas contribuye a este movimiento ascendente y mantendrá la longitud en la columna baja. Dependiendo de tu flexibilidad, quizá puedas alcanzar los talones, pero solo si no hay molestias en la espalda baja. Si tienes las manos apoyadas en los pies, presiona sobre ellos y permite que la cabeza caiga hacia atrás. Imagínate la cálida luz del sol brillando en el centro de tu pecho y disfruta de la apertura de la postura. Si sientes algún tipo de incomodidad o vulnerabilidad alrededor del cuello, deja las manos en la espalda y mantén la postura mirando hacia delante con la barbilla ligeramente metida.

Nota de práctica

Esta postura también puede sentirse como una apertura emocional muy profunda del corazón, así que sé sensible al acercarte a la postura y las transiciones de entrada y salida, y date permiso para descansar si eso es lo que tu cuerpo quiere. Si la sientes demasiado intensa, prueba a hacerla al 25% de su máxima expresión; la simple sugerencia de la postura puede ser suficiente. La postura del puente es una alternativa agradable.

Fallos de alineación comunes

Evita hacer bisagra en las caderas, pues crearás presión en la espalda baja. Respira siempre creando espacio entre las vértebras inferiores para generar longitud en la columna, alargándote hacia arriba y extendiéndote antes de doblarte hacia atrás.

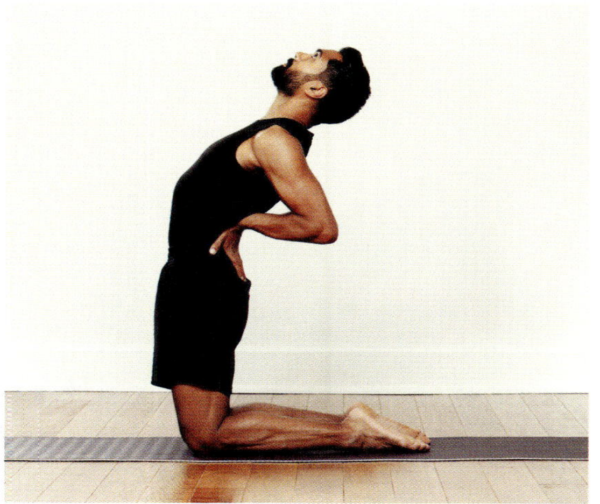

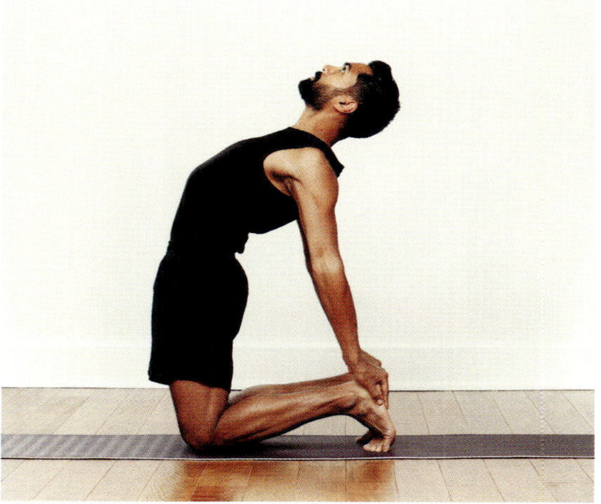

Postura del puente

Setu Bandhasana

Túmbate sobre la espalda, con los brazos a los costados del cuerpo, los pies separados al ancho de las caderas y las rodillas dobladas. Inicialmente, permite la expresión de las curvaturas naturales de la columna. Al exhalar, presiona hacia abajo con los pies y los brazos y, desde la parte baja de la columna, ve despegando las vértebras del suelo, alargando el coxis y la parte posterior de las piernas hacia las rodillas. Presiona hacia abajo con los brazos y lleva un omóplato hacia el otro creando una plataforma para elevar el pecho. Respira lateralmente hacia las costillas y suaviza el esternón, teniendo cuidado de crear un pequeño hueco entre la barbilla y el pecho para que haya espacio debajo de la séptima vértebra cervical. Suaviza los ojos y la lengua, y respira hacia el corazón en el centro de la postura, para que se abra como una flor, pétalo a pétalo.

Variante del puente con apoyo

Si quieres que la postura sea más relajada, coloca un bloc debajo del sacro y suelta los brazos a los lados del cuerpo. Esto te permitirá permanecer más tiempo en la postura.

Nota de práctica

Tómate tu tiempo para establecer una distancia cómoda entre los pies y los glúteos. Si te está costando crear una base firme, colocar un bloc entre los muslos puede ayudar a garantizar que los pies y las rodillas estén paralelos, y es una buena manera de traer consciencia al suelo pélvico al exhalar.

Quienes tienen capacidad para extender la columna en profundidad también deben asegurarse de que entran en la postura de forma lenta y consciente. Ir al límite de una postura no siempre es lo más útil para las personas con mucha movilidad. Prueba a subir a la postura y luego sal un 5% para ver si aún puedes mantener la postura y respirar plenamente.

Practicar con las palmas de las manos hacia arriba permite una mayor rotación de los huesos de los brazos en la cavidad del hombro. Puedes alejar los brazos del cuerpo hasta donde los sientas bien, rotando hacia los nudillos de los pulgares, e imaginar la energía de los pulmones contribuyendo a la amplitud de los brazos.

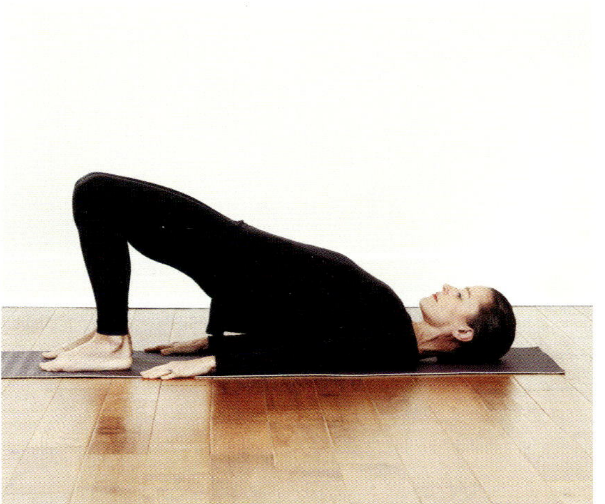

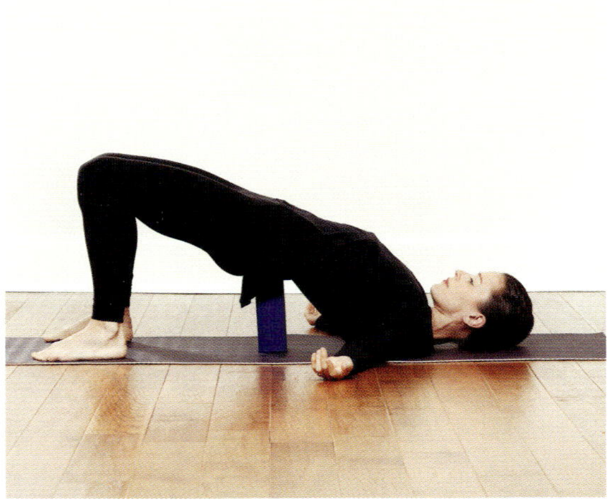

Rueda

Urdhva Dhanurasana

Túmbate sobre la espalda y coloca las manos a los lados de la cabeza, con los dedos mirando hacia el frente. Pon los pies en el suelo al ancho de las caderas, y asegúrate de que las rodillas están apuntando hacia delante y los talones no están demasiado cerca de los glúteos para que haya suficiente espacio para la curvatura natural de la columna. Envuelve los codos hacia dentro y hacia arriba, hacia el techo. Al exhalar, presiona hacia abajo a través de los pies y las manos, enviando los muslos hacia delante y hacia arriba. Empezando por la parte baja de la columna, despega las vértebras del suelo, alargando el coxis y presionando la parte posterior de las piernas hacia las rodillas, como harías en la postura del puente. Presiona hacia abajo con los hombros y lleva un omóplato hacia el otro creando una plataforma para elevar el pecho. Toma una respiración y, en la próxima exhalación, presiona con las manos para levantar la cabeza y luego bájala suavemente para colocarla entre las manos. Asegúrate de que el cuerpo no tiene una respuesta negativa antes de seguir adelante; haz una pausa al inhalar. En la próxima exhalación, equilibrando tu fuerza por igual entre piernas y brazos, levanta la cabeza y presiona con las manos contra el suelo, estirando los brazos y permitiendo que el cuello se libere. Mantén la conexión con la respiración, pues te indicará cuándo bajar.

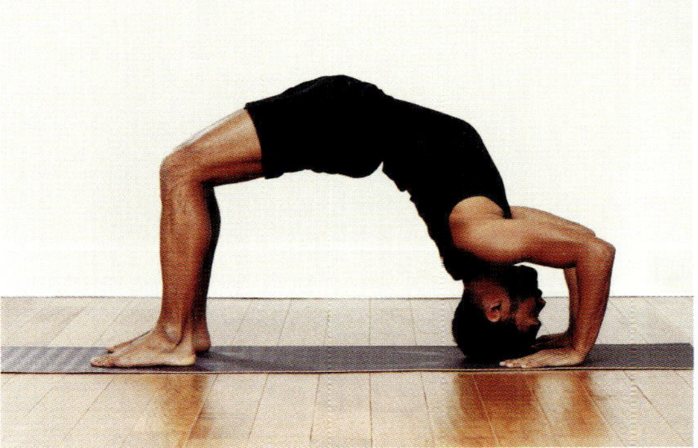

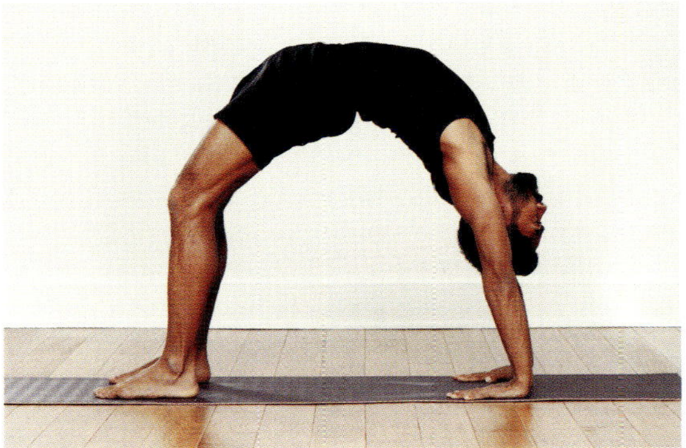

Siempre está bien cambiar de opinión. Si entras y te sientes vulnerable, deshaz con cuidado. Escuchar es el arte del yoga.

Nota de práctica

La preparación de base es parte integral de esta postura. Asegúrate de empezar con los pies paralelos y separados al ancho de las caderas para tener una base firme y consciente desde la que moverte. Usa un bloc entre los muslos y abraza hacia la línea central para sentir el esfuerzo interno concentrado que se requiere en esta postura. Si los dedos de los pies se deslizan hacia fuera, retrocede un paso. Mantente firme en las transiciones y no te sientas tentada a forzar nada.

En el momento en que presionas con las manos para levantarte sobre la cabeza, baja activamente los omóplatos por la espalda. Llegado a este punto, si te sientes vulnerable, da marcha atrás sin profundizar más.

En la transición para salir de la postura, quizá sea necesario mover la cabeza hacia el extremo trasero de la esterilla para permitir que la longitud de la columna se despliegue.

Corredor bajo en extensión

Anjaneyasana

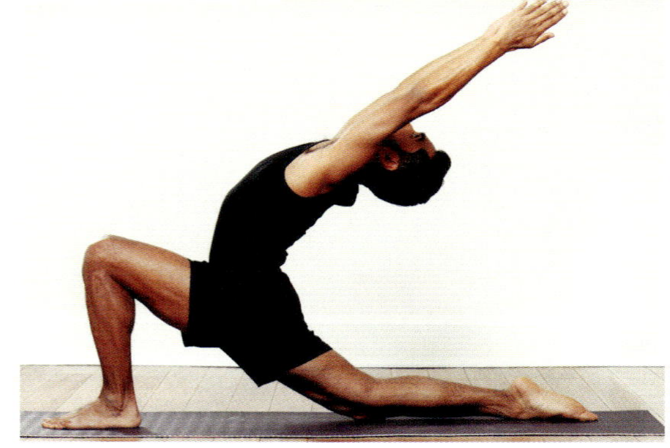

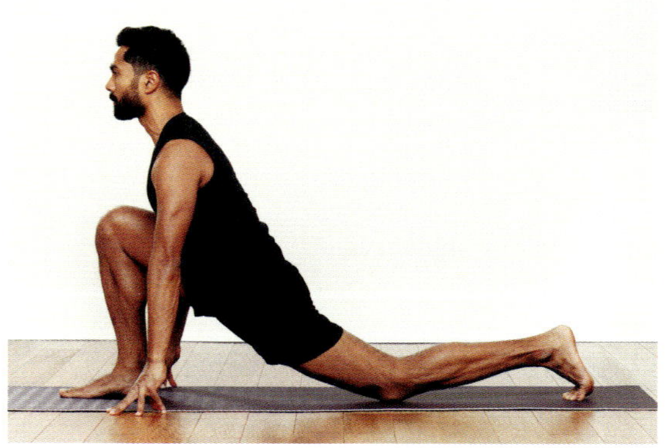

Adelanta un pie y colócalo debajo de la rodilla (guíalo hacia delante con las manos si necesitas impulso adicional). Baja la rodilla trasera al suelo y dobla la esterilla si necesitas amortiguación adicional debajo. Comprueba que los dedos de los pies apuntan hacia delante y que los pies están alineados con las caderas, asegurándote de que tienes espacio para que la pelvis se sienta cómoda. Apunta los dedos del pie de atrás y presiona hacia abajo con el empeine y la espinilla mientras dejas caer las caderas un poco hacia delante, alargando la parte anterior del cuerpo hacia arriba y lejos de las caderas. Eleva los brazos por encima de la cabeza y extiende a través los dedos, permitiendo que los hombros se levanten un poco para que puedas sentir la longitud a través de todo el cuerpo. Al exhalar, lleva los brazos hacia atrás en línea con las orejas, mueve en espiral hacia dentro los dedos meñiques y abre el pecho. Ahora el corazón se eleva para entrar en una extensión. Extiende las orejas hacia arriba y desliza los ojos a lo largo del techo siguiendo el arco natural de la postura.

Corredor bajo

Desde el corredor con la rodilla de atrás en el suelo, pon las manos en blocs o en el suelo para tener estabilidad. Con los dedos de los pies apuntando hacia delante y los pies en línea con las caderas, presiona hacia abajo con el empeine y la espinilla mientras dejas caer las caderas hacia delante. Descansa los ojos a lo largo del suelo o hacia el frente, mantén el pecho elevado y las clavículas amplias.

Nota de práctica

Imagina que las caderas son el punto de partida desde el cual caen las piernas. Desde la pelvis, el torso y luego los brazos, elévate y ábrete hacia fuera como si los brazos fueran ramas que se extienden hacia arriba tan lejos como las raíces se extienden hacia abajo.

Fallos de alineación comunes

Estar de pie como en una cuerda floja, con un pie delante del otro, puede ejercer presión adicional en la espalda baja. En lugar de eso, asegúrate de que los pies están en línea con los huesos de las caderas para garantizar estabilidad en caderas y espalda.

Dónde secuenciar en una autopráctica

El corredor bajo es una postura estupenda para hacer la transición a los guerreros u otras posturas de pie. Dependiendo de lo que venga después, puedes practicar esta postura con la pierna trasera estirada.

Nota sobre la respiración

Muchas personas tienden a retener la respiración en las extensiones. Si notas que te sucede, presta especial atención a la respiración y úsala como un pulso suave que te lleva ligeramente hacia delante y te saca de la profundidad mientras inhalas, y hacia atrás a mayor profundidad en el arco mientras exhalas. Siente la respiración como facilitadora del movimiento para entrar y mantenerte en la postura. Es lo que nos lleva a la postura como una expresión, una forma viva.

Postura de la mesa

Purvottanasana

Siéntate con las plantas de los pies en el suelo delante de ti y los pies separados al ancho de las caderas y paralelos. Coloca las manos detrás de ti, con los dedos mirando hacia delante y los brazos al ancho de los hombros. Exhala mientras separas los glúteos de la esterilla. Usando las piernas y los pies, presiona los muslos hacia arriba y el coxis hacia el frente de la habitación. Inhala mientras ensanchas el pecho, presionando hacia arriba desde las manos hasta el pecho. Al exhalar, eleva la mirada. Baja los omóplatos por la espalda y siente una elevación en el pecho. Si los omóplatos bajan por la espalda, puedes intentar dejar caer la cabeza hacia atrás para sentir liberación en el cuello y crear abertura en la garganta.

Nota de práctica

Quizá te resulte útil colocar un bloc entre los muslos para que puedas encontrar la activación a través de la parte interna de los muslos, los músculos abdominales y el suelo pélvico; todo esto ayudará a establecer y mantener el apoyo pélvico y la elevación mientras exhalas para entrar en la postura.

Fallos de alineación comunes

Intenta evitar que el pecho y los hombros colapsen y no dejen que la cabeza caiga hacia atrás a menos que las caderas estén en su punto más alto. Mantén la barbilla ligeramente metida para darle apoyo al cuello, hasta que estés en una extensión de la columna lo suficientemente profunda como para permitir que la cabeza caiga hacia atrás.

Variante

Experimenta hasta encontrar qué funciona bien para tus hombros y tus muñecas. Algunas quizá prefiráis una alineación algo diferente en las manos, por ejemplo, los dedos mirando hacia fuera.

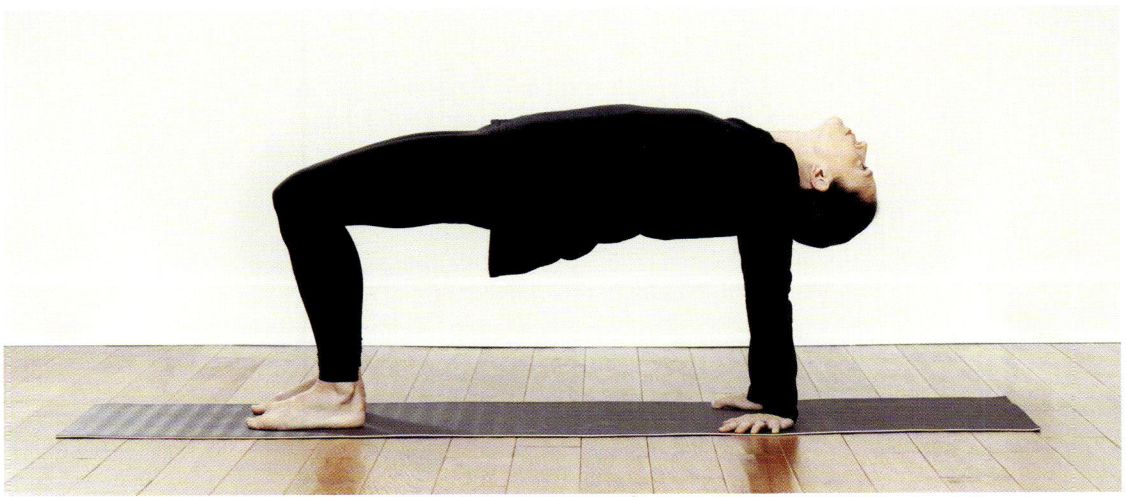

Pequeños cambios, grandes diferencias

Masaje facial

Uno de los principales objetivos del yoga es superar el dualismo mente/cuerpo. Esta noción tan arraigada está implícita en todas las formas en que pensamos sobre nosotros mismos, incluida la actitud que tenemos hacia nuestras cabezas y nuestros rostros.

Es fácil caer en la trampa de pensar que están separados, que el «cuerpo» se refiere únicamente a todo lo que hay del cuello para abajo. Uno de los grandes inconvenientes de esta manera de pensar es que ignoramos todo lo que hay del cuello para arriba al dedicarle tiempo a nuestro bienestar físico. Se trata de una omisión con consecuencias, pues en la cabeza, y en particular en la mandíbula, acumulamos mucha tensión y esto puede tener efectos profundos en nuestro estado de ánimo, nuestra concentración e incluso en nuestro sueño.

Acudir a un terapeuta para recibir un masaje enfocado en la cabeza y el cuello es obviamente una manera maravillosa de liberar este tipo de tensión. Pero hay otras muchas cosas que puedes hacer por ti misma una vez descartes la idea de que un masaje tiene que ser algo que recibes de otra persona.

Comienza por la mandíbula. Crea una mordida y coloca las yemas de los primeros dedos de la mano donde el músculo de la mordida sobresale, a ambos lados de la mandíbula. Luego suelta el agarre de los músculos creando espacio entre los dientes. Haz círculos con los dedos, presionando el músculo y ayudando a liberar la tensión. A continuación, arrastra repetidamente los dedos por el músculo de la mandíbula. Esto es especialmente beneficioso para quienes rechinan los dientes mientras duermen.

Visualiza las cuencas de los ojos. Usa los dedos para masajear alrededor de los bordes, comenzando entre las cejas y siguiéndolas por encima de los ojos hasta las sienes. Lleva los dedos a los puntos que hay justo debajo de los conductos lagrimales y sigue el semicírculo inferior de los ojos hasta las sienes. Esto es especialmente beneficioso si estás resfriada, pues ayuda a limpiar los senos nasales. Repite varias veces y luego haz una pausa para sentarte y percibir cualquier cambio de sensación.

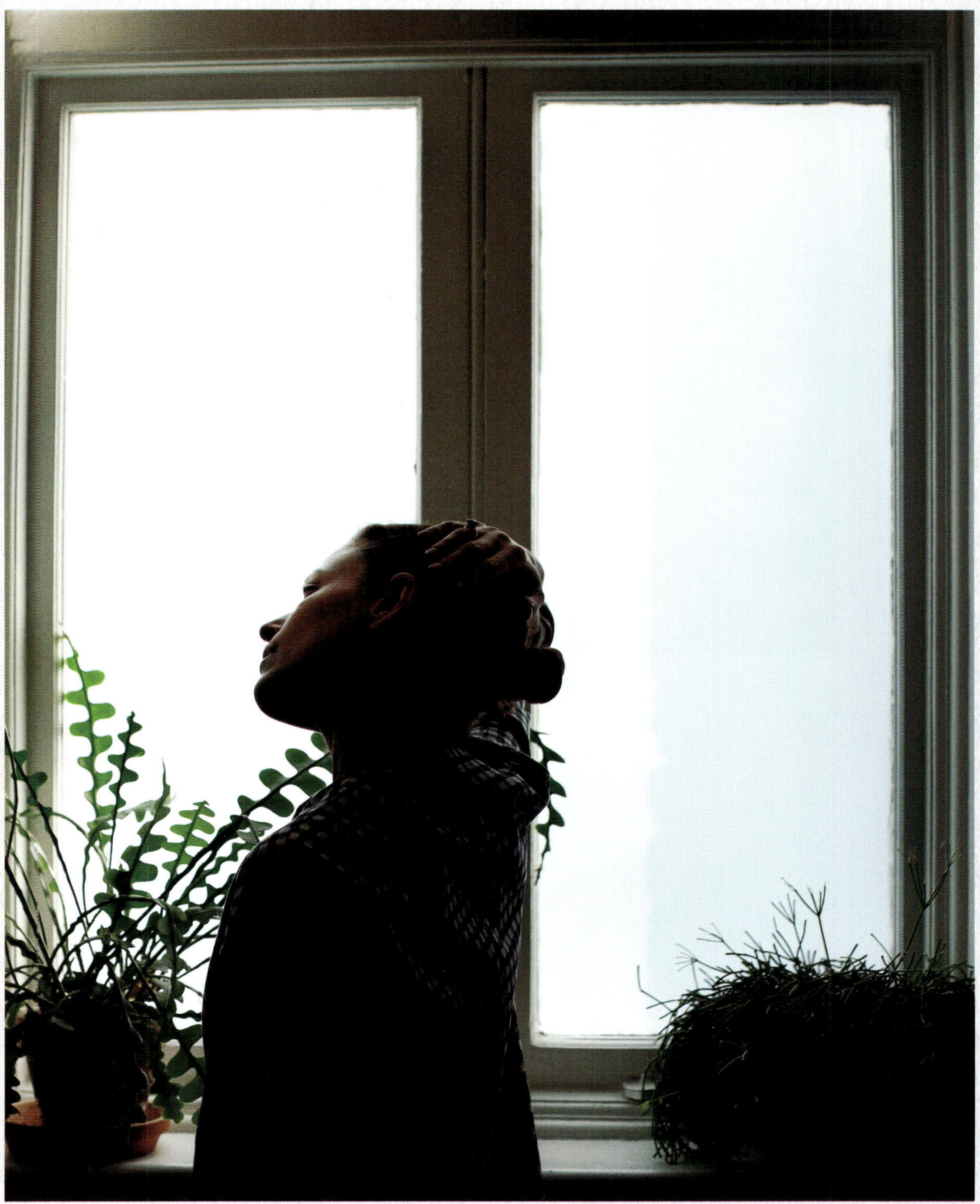

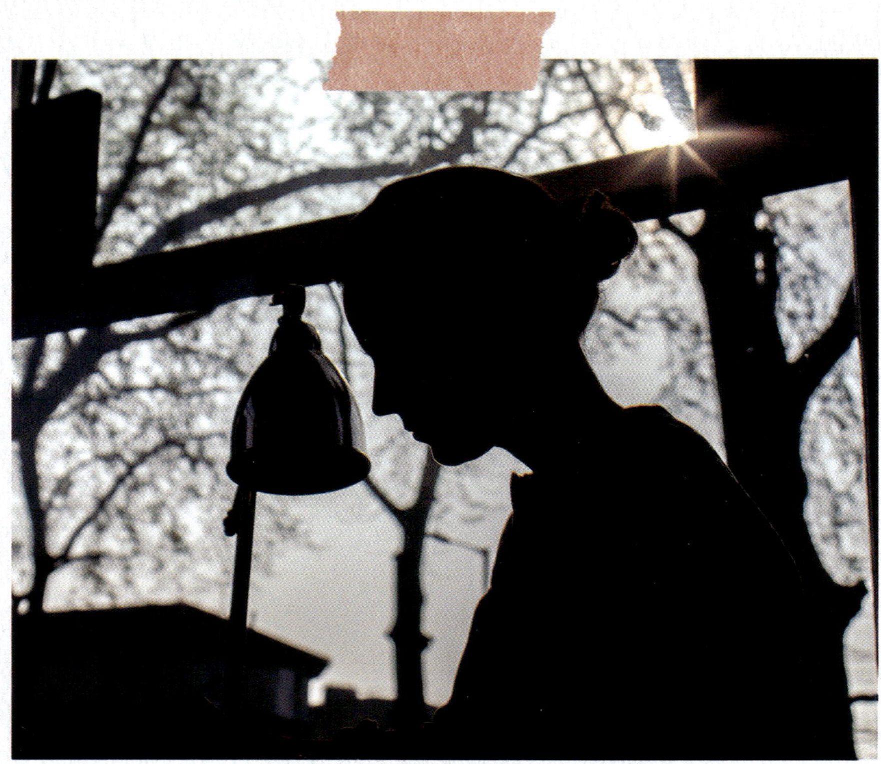

Yoga y disciplina

Ir a la escuela de ballet supuso una educación interesante e intensa, tanto física como mentalmente. Conseguir una plaza ya fue agotador de por sí, ya que teníamos que entrenar constantemente en preparación para las arduas audiciones del fin de semana, algo nada fácil para una niña.

En dichas condiciones, es fácil olvidarse de las cosas infantiles, pues estás demasiado ocupada concentrándote en ser mejor, más fuerte, más hábil. Una vez conseguí entrar, me pasaba horas en la barra revisando las posiciones una y otra vez, sin sentirme nunca lo suficientemente buena. Y después de la clase pasaba más horas entrenando: nadando, ensayando el repertorio, corriendo en una cinta (literal y metafóricamente).

Esta experiencia me enseñó disciplina, no cabe duda, pero al mirar hacia atrás, me pregunto si fue una forma de disciplina adecuada. Porque estaba al servicio de la validación externa. Todos los días, agachaba la cabeza y me ponía a trabajar duro, esperando que llegase el momento en que alguien me dijera que era lo suficientemente buena. Aunque yo sentía que esforzándome podía tomar las riendas de mi destino, en última instancia la agencia estaba en otras manos. E incluso cuando los poderes de turno decidieron que era adecuada para una parte, y finalmente que era adecuada para entrar en la compañía, yo seguía machacándome a mí misma. Una recompensa vacía después de todo el esfuerzo.

En el yoga, eres siempre tú quien decide ser lo suficientemente buena. Nadie más. No hay un director observándote y dispuesto a juzgarte. Esto es algo claramente liberador, pues significa que puedes abordar la práctica como una fuente de autodescubrimiento sin ese horrible y persistente miedo al fracaso. Sin embargo, también significa que todo depende de ti: tú tienes que ser la fuente de motivación. Si lo enfocas correctamente, este aspecto puede ser una fuente de liberación. Porque el yoga requiere una forma de disciplina diferente, con una textura diferente que tú eliges. Es entonces que se convierte en una elección. En lugar de ser algo que añadir a la lista de los sacrificios, junto con dietas y regímenes de ejercicio castigadores, se convierte en una forma gozosa de autorrealización, al igual que crear arte o cantar.

Y es un proceso que puede darse a nivel de celular. La ciencia está ahí para respaldarlo. La primera vez que oí hablar de neuroplasticidad fue en una charla del asombroso David Eagleman, hace una década: se trata del proceso que nos permite cambiar a nivel esencial cuando adoptamos nuevos modos de comportamiento. Esto resonaba con todo lo que había vivido en la esterilla, tanto desde la perspectiva personal como de lo que veo constantemente en mis alumnos.

Los cambios pequeños pueden suponer una gran diferencia. Todo lo que tienes que hacer es empezar. Por supuesto, eso no quiere decir que sea fácil. La meditación, en concreto, es difícil. Sentarse en el suelo duro durante periodos largos de tiempo es difícil. La concentración en puntos únicos es difícil para la mente. La quietud es de lo más difícil cuando el zumbido de fondo es constante. Requiere práctica. Y además, puede ser aburrido. Pero, de repente, deja de serlo. Sin que apenas te des cuenta, se ha convertido en algo normal, incluso esencial.

Y es entonces cuando comienzas a sentir los efectos plenos de este nuevo tipo de disciplina. Porque se ha convertido en algo que permea tu vida, y te encuentras prestando atención radical a todo lo que haces. Modestamente. Con precisión. Con tanta exquisitez como te es posible. No se trata tanto de aceptar la disciplina, sino de convertirte en la disciplina sin ni siquiera darte cuenta.

Desenrolla tu esterilla antes de irte a la cama por la noche para tenerla lista por la mañana. Practica cuando te levantes o cuando puedas. Observa lo bien que te hace sentir. Repite al día siguiente. Y al siguiente. Y continúa haciéndolo hasta que se convierta en algo automático, en parte de tu día, en parte de ti, en algo sin lo que no te imaginas vivir.

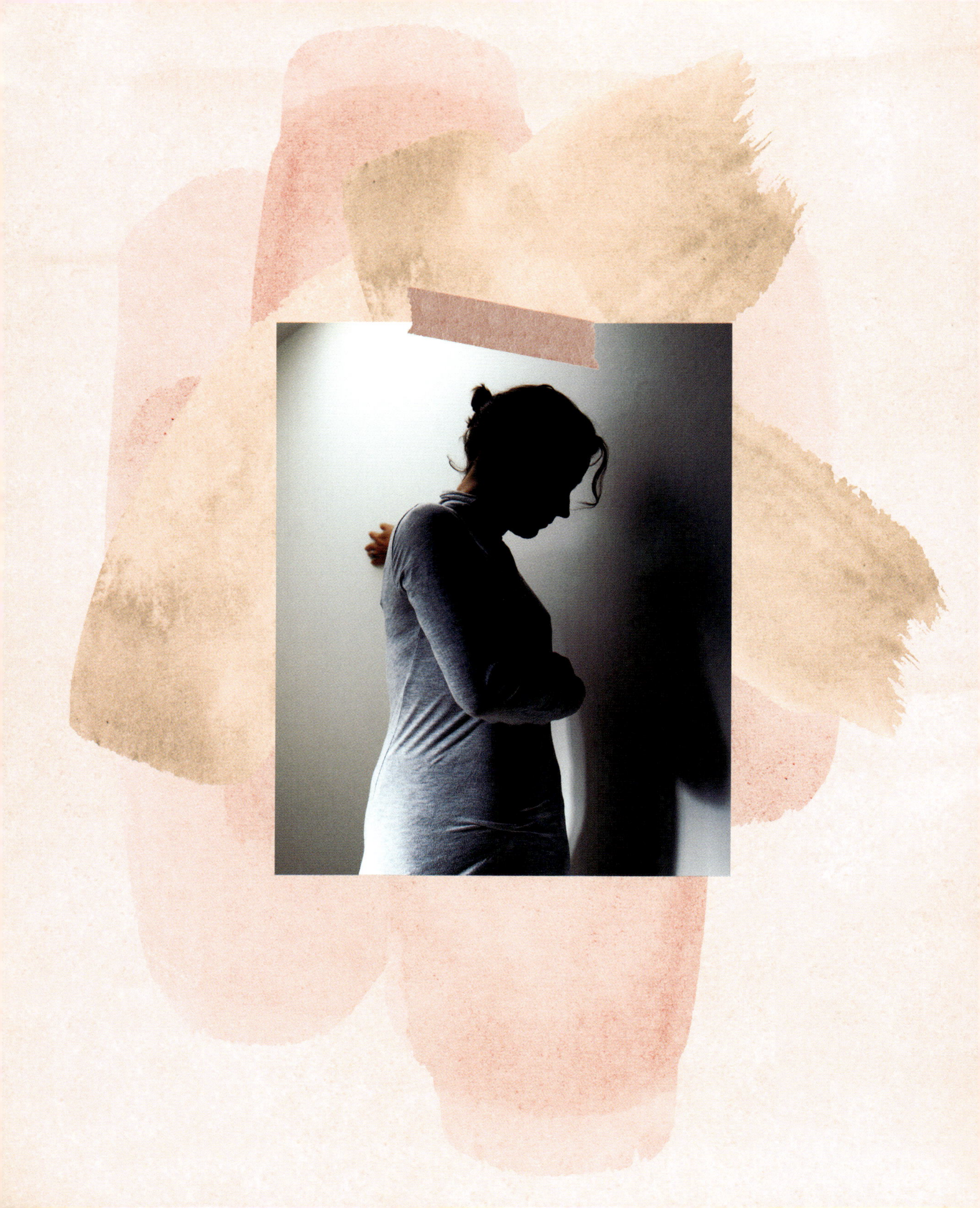

Instinto visceral. Yoga para nutrir el cerebro abdominal

Puede que el resto del mundo esté finalmente despertando al papel clave que la salud intestinal tiene en nuestro bienestar en general. Por su parte, el yoga siempre ha conocido la función esencial de nuestro segundo cerebro. En el intestino hay más neuronas que en la columna vertebral, y estamos haciendo grandes progresos en nuestra comprensión del vínculo entre la salud digestiva y la salud mental. Mediante la respiración podemos equilibrar nuestro sistema nervioso y facilitar la digestión. Esta secuencia se enfoca en el estómago y se mueve desde el centro y en todas las direcciones. Imagina que masajeas el abdomen mientras respiras y presta la misma atención a la inhalación que a la exhalación.

Inicio

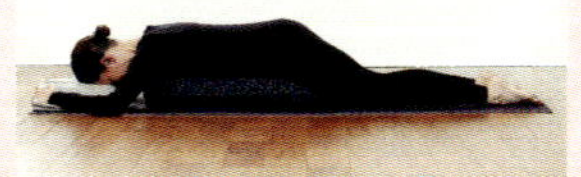

1. **Savasana bocabajo**
dos minutos

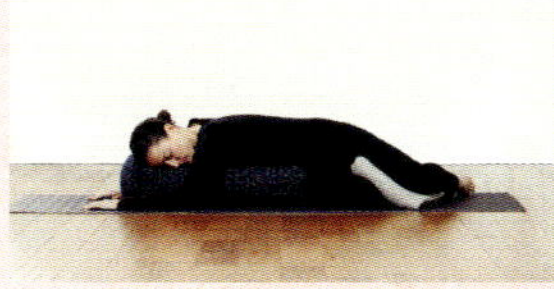

2. **Torsión lateral sentada**
dos minutos

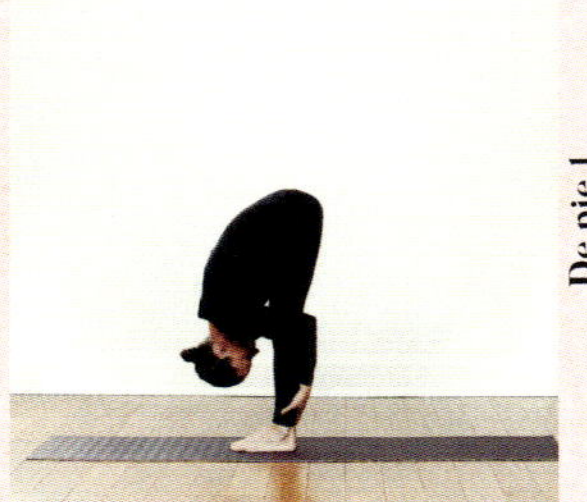

7. **Flexión de pie**
cinco respiraciones

De pie 1

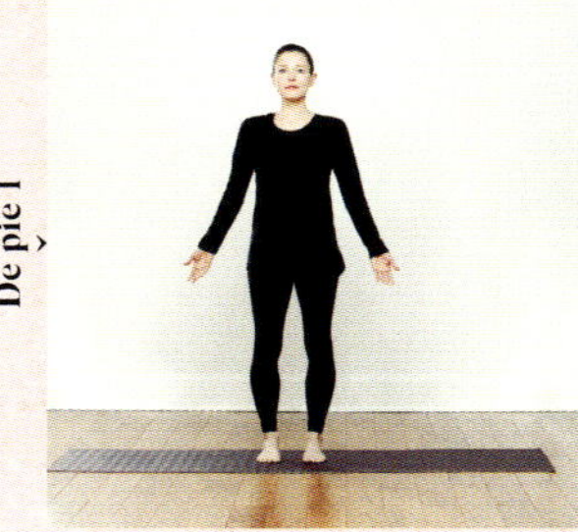

8. **Postura de la montaña**
cinco respiraciones

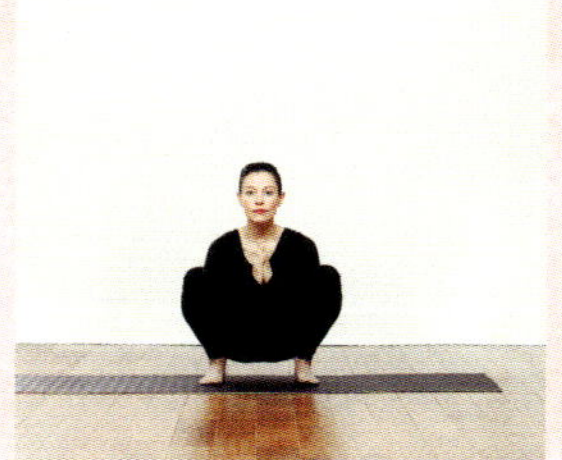

13. **Postura de la guirnalda**
cinco respiraciones

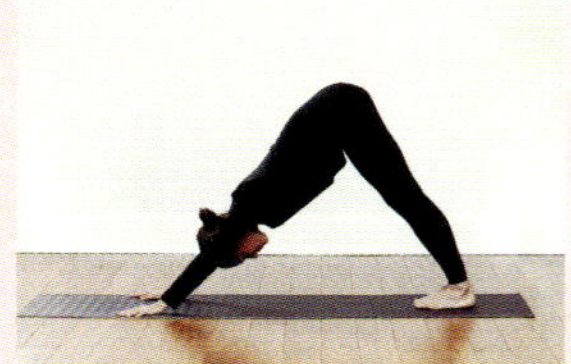

14. **Perro bocabajo**
cinco respiraciones

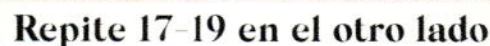

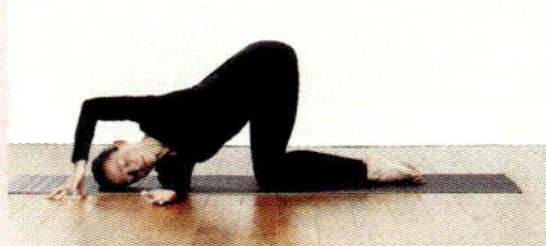

19. **Postura del niño con torsión**
cinco respiraciones

Cierre

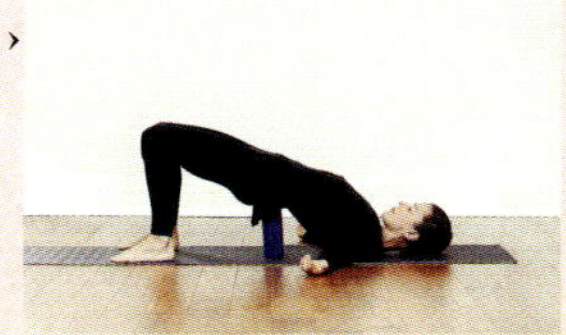

20. **Postura del puente con apoyo**
diez respiraciones

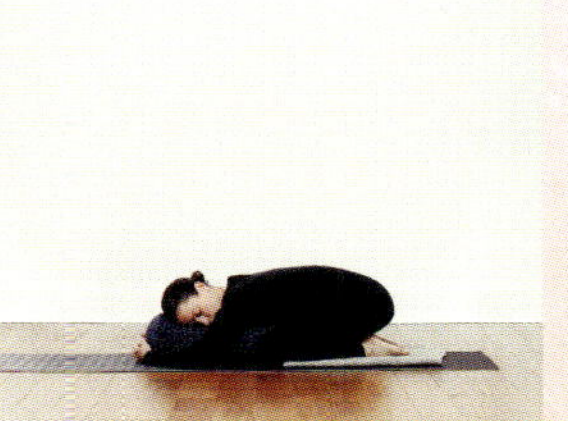

3. Postura del niño con apoyo
dos minutos

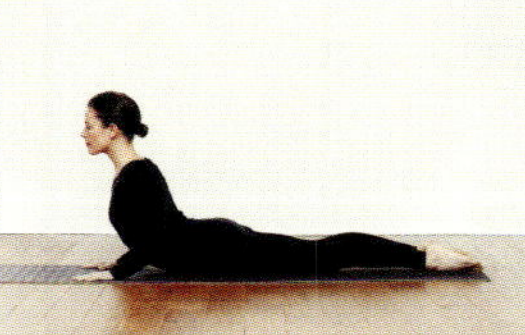

4. Postura de la cobra
cinco respiraciones

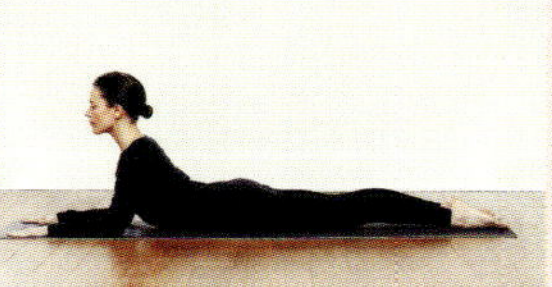

5. Postura de la esfinge
cinco respiraciones

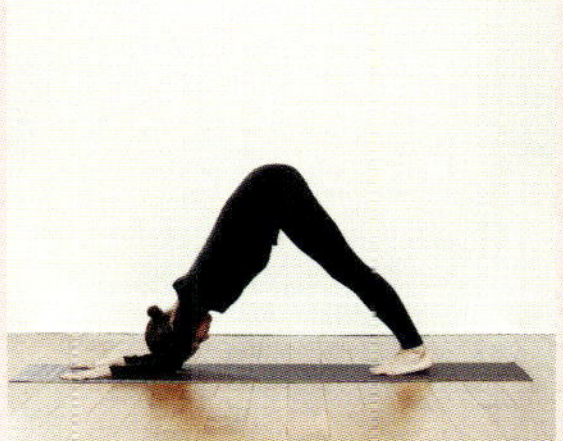

6. Postura del delfín
cinco respiraciones

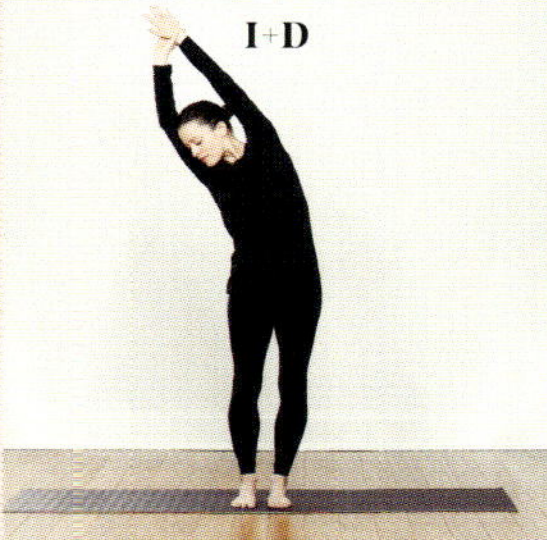

9. Flexión lateral de pie
cinco respiraciones

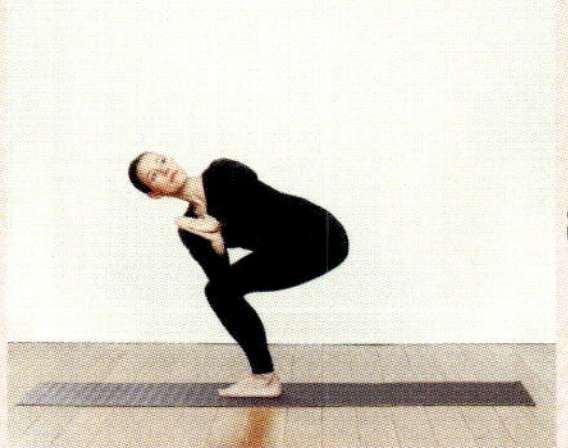

10. Postura de la silla con torsión
cinco respiraciones

Vinyasa ›

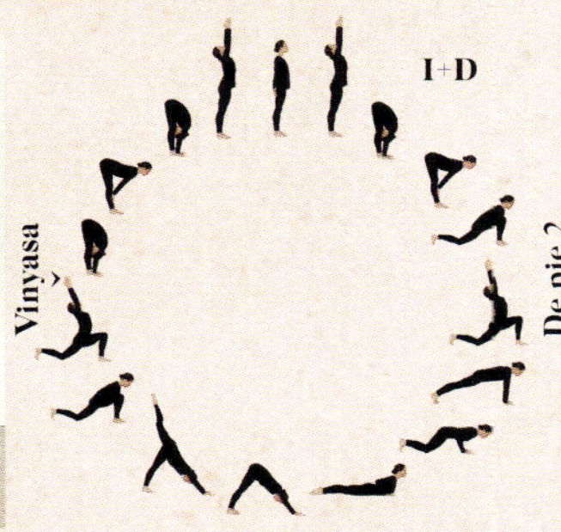

11. Saludo a la luna
(ver página 58)

De pie 2 ›

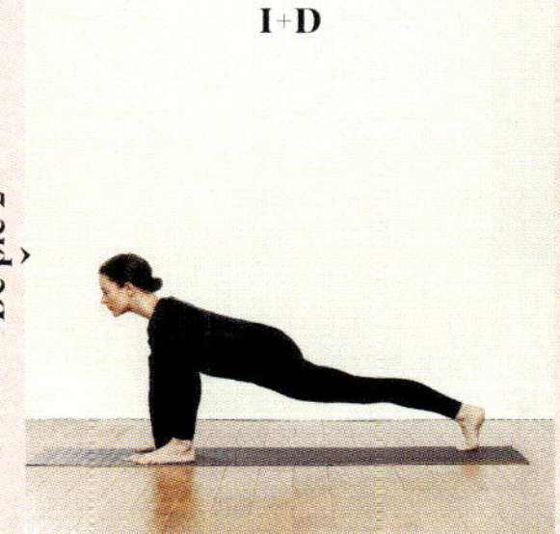

12. Postura del lagarto
cinco respiraciones

De pie 3 ›

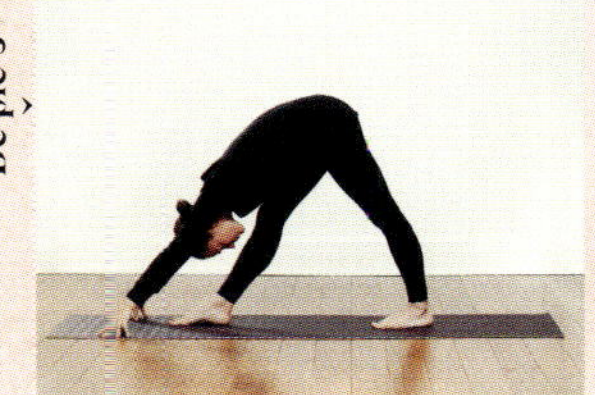

15. Postura de la pirámide
cinco respiraciones

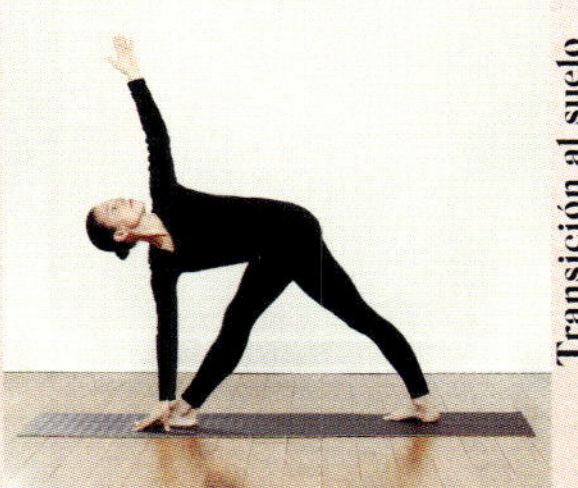

16. Postura del triángulo con torsión
cinco respiraciones

Transición al suelo ›

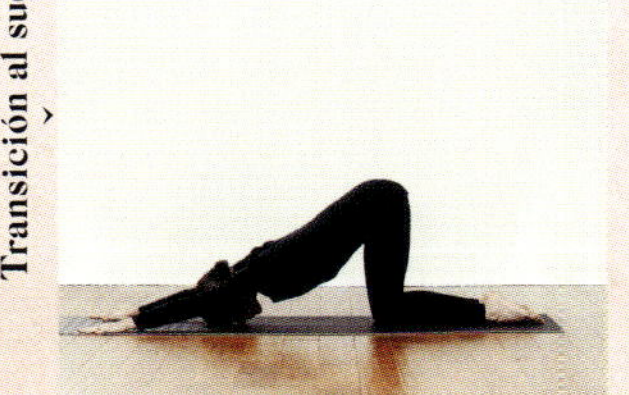

17. Postura del cachorro extendido
cinco respiraciones

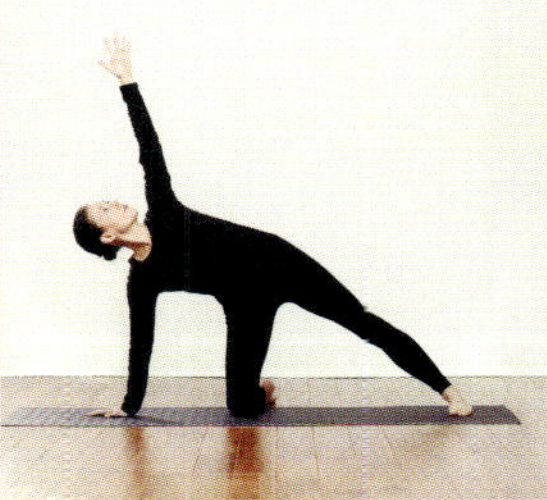

18. Postura del cerrojo
cinco respiraciones

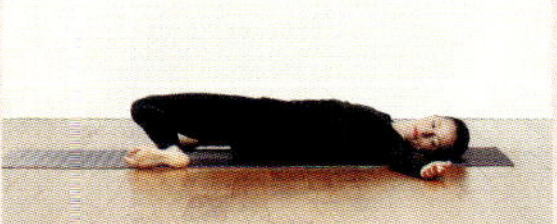

21. Torsión del limpiaparabrisas
cinco respiraciones

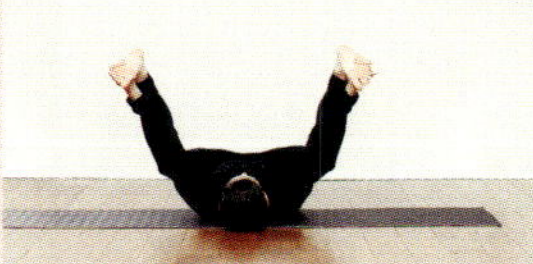

22. Postura del bebé feliz
cinco respiraciones

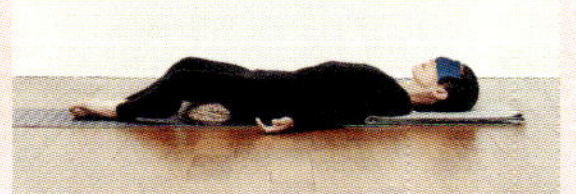

23. Postura reclinada del ángulo atado
dos minutos

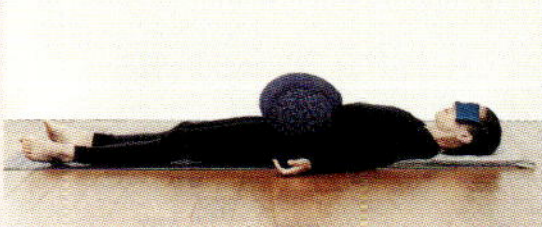

24. Savasana con peso
cinco-diez minutos

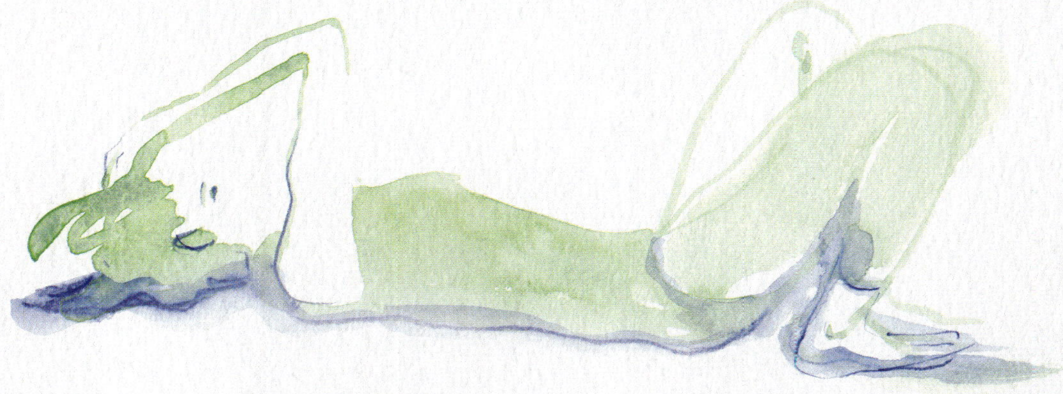

Descanso final

Savasana con peso

Cuando nos sentimos volátiles y ansiosas, no hay nada como un poco de peso para enraizarnos. Túmbate sobre la espalda y coloca una manta enrollada, un cojín o un *bolster*, si lo tienes, sobre las caderas y la parte baja del abdomen. Colócate una almohadilla para los ojos o una toalla pequeña doblada sobre los ojos y permítete cambiar de estado, pasando del modo de lucha-huida a la de descanso-digestión del sistema nervioso. Deja que el cuerpo sucumba al peso y suelte cualquier contención liberando a la mente. Sumérgete en la experiencia.

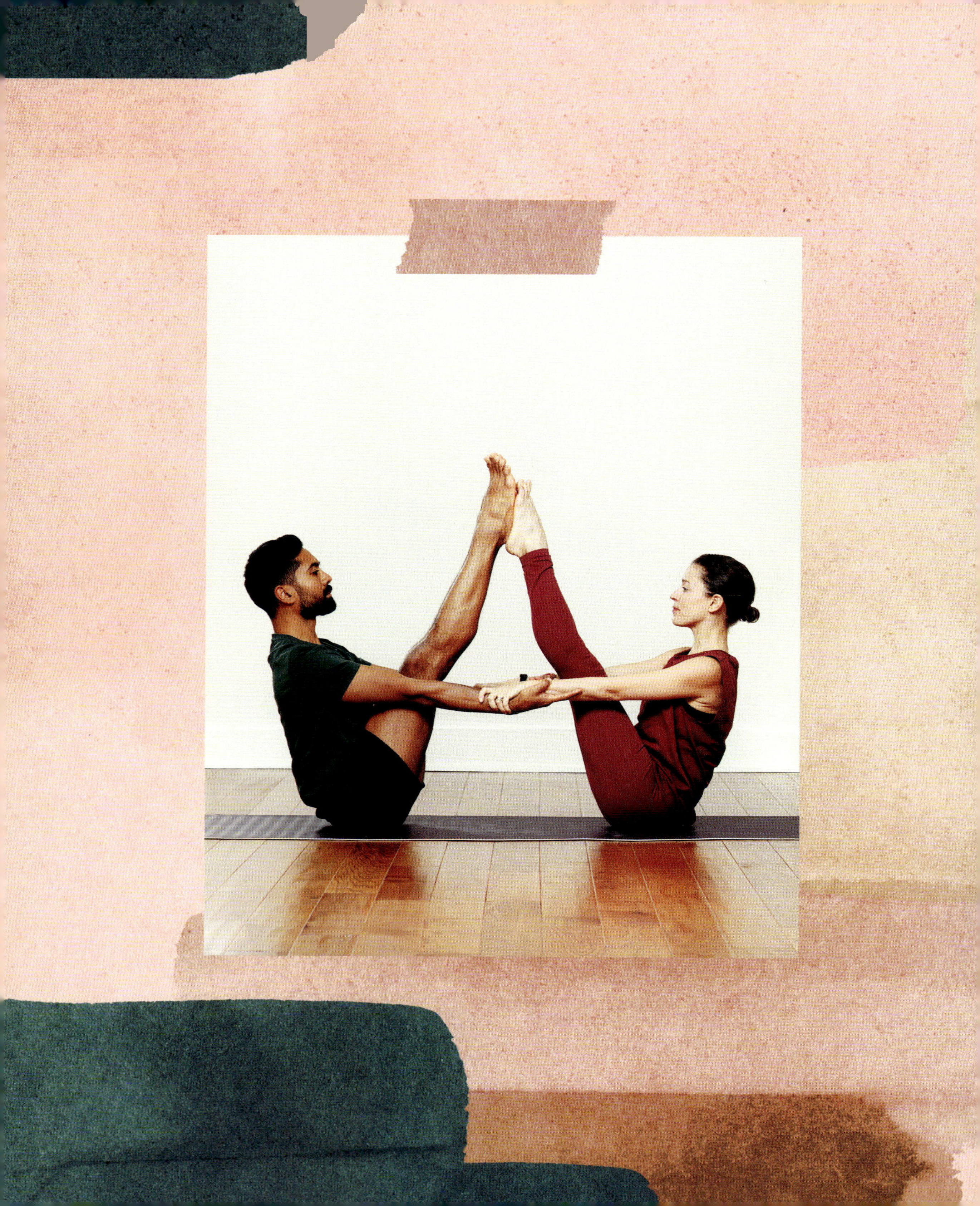

BIBLIOTECA de ASANAS

Posturas sentadas

—

6/8

Las posturas sentadas son engañosas. Parecen sencillas pero, de hecho, contienen muchos detalles, matices y posibilidades. Estas posturas nos brindan una ocasión única de asentarnos en nuestra propia experiencia, de habitar la pelvis y alinearnos cuidadcsa y concienzudamente, de bajar los centros de gravedad y de conectarnos, de forma fácil pero consciente, con la tierra.

Postura del niño

Balasana

Con las rodillas juntas o separadas, siéntate hacia atrás sobre los pies en una posición arrodillada. Luego inclínate hacia delante y permite que el torso descanse sobre los muslos con la frente en el suelo. Siente la expansión de la respiración en lo profundo del abdomen y lleva la atención a las costillas traseras mientras se expanden y contraen con cada ciclo respiratorio. Descansa la cabeza en el suelo y los brazos delante de ti con los antebrazos en el suelo, o bien a los lados del cuerpo con las palmas de las manos hacia arriba. Permítete sentirte arropada y segura dentro de la forma. Recuerda que el énfasis está en soltar: deja ir y ríndete al flujo descendente de la gravedad.

Nota de práctica

Sería fácil asumir que esta es una postura de descanso pasivo, pero para muchas personas puede resultar sorprendentemente exigente. Poner un bloc debajo de la frente acercará el suelo hacia ti si los flexores de la cadera están tensos, además de añadir el beneficio de mejorar la sensación de liberación e internalización. Si los tobillos están tensos, colócales una manta enrollada debajo para ayudar a que los arcos se relajen y crear más comodidad en los pies.

Postura del niño: estiramiento diagonal

Si estás preparándote para hacer estiramientos laterales, la siguiente es una buena preparación. Camina con las manos hacia un lado, alcanzando con la segunda mano lo más lejos posible. Esta extensión lateral te permite respirar con algo más de profundidad en el costado, además de ser un estiramiento lateral agradable si has estado trabajando en un escritorio toda la semana. Toma cinco respiraciones en un lado y luego camina con las manos hacia el otro lado para hacer lo mismo.

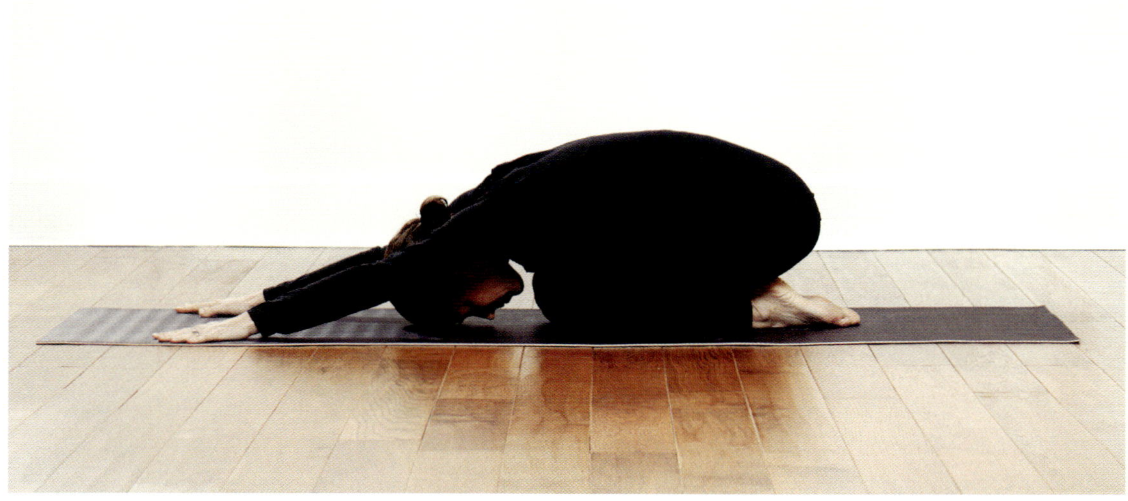

Postura del niño con torsión

Parsva Balasana

Ponte a gatas con las manos debajo de los hombros. Manteniendo los muslos perpendiculares al suelo, pasa el brazo derecho por debajo del izquierdo hasta que estés descansando sobre el hombro. Aquí buscas que el brazo descanse en el suelo desde el hombro hasta el dorso de la mano, todo en línea con la parte frontal de la esterilla. Gira la cabeza para que la sien descanse sobre el suelo. Presiona suavemente a través de las espinillas y los brazos para sentirte enraizada, y empieza a girar el pecho y la caja torácica para que se vuelvan hacia el brazo y entren en una torsión. Toma cinco respiraciones. Utiliza la exhalación para entrar con algo más de profundidad en la torsión. Para salir, presiona con la palma de la mano izquierda, deshaz del mismo modo en que entraste y prepárate para ir al otro lado.

Nota de práctica

Se puede mantener la palma de la mano izquierda plana en el suelo, pero a mí me agrada apoyarme sobre las yemas de los dedos e impulsar la totalidad de la postura un poco hacia la izquierda, pues así se crea algo más de espacio para disfrutar de la sensación de ensanchamiento en las costillas y de expansión en la torsión.

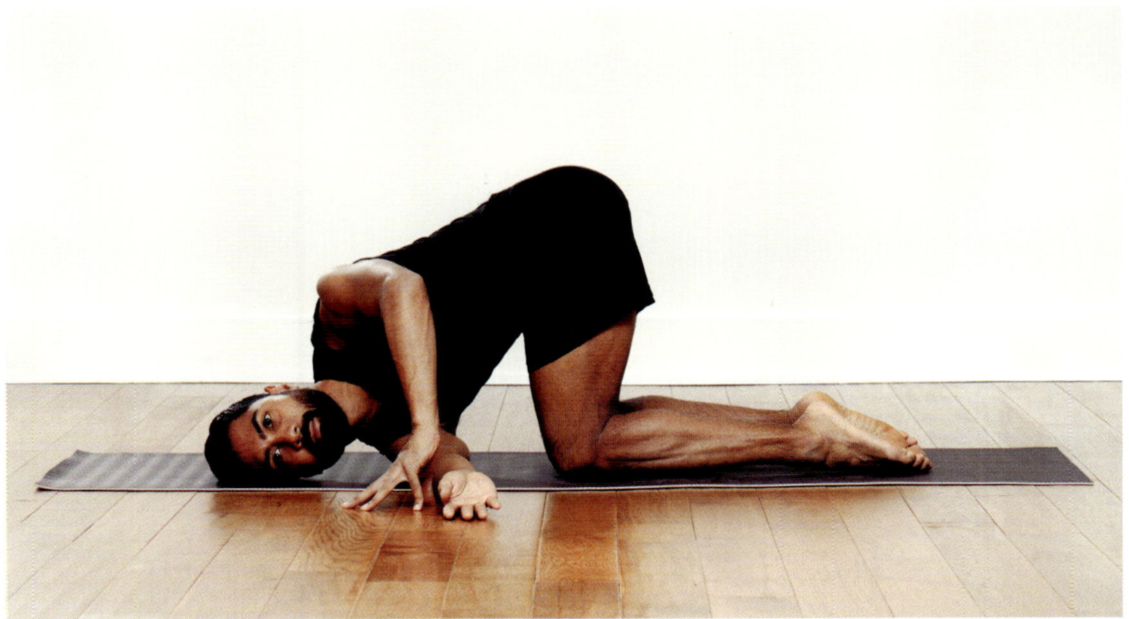

Postura del bastón

Dandasana

Con las piernas juntas o separadas al ancho de las caderas, rota hacia dentro los huesos de los muslos para que los isquiones se conecten con el suelo y las nalgas se abran con amplitud (¡sí, amplias!). Si fuese necesario, siéntate sobre una manta doblada o un bloc para que la conexión con los isquiones permanezca fuerte y puedas elevarte desde la pelvis. Presiona a través de los pies, apuntando los dedos hacia atrás, hacia la cara. Siéntate erguida y alargando la columna. Coloca las manos a ambos lados de las piernas y presiona con ellas hacia abajo para crear elevación a través del pecho. Baja la barbilla ligeramente para sellar la energía de la parte anterior del cuerpo que sube desde la base.

Nota de práctica

Esta es una postura agradable en la que experimentar una sensación de contención. Tómatela como una oportunidad para pausar, cerrar los ojos y sentir la respiración y la energía elevarse desde el suelo pélvico mientras exhalas.

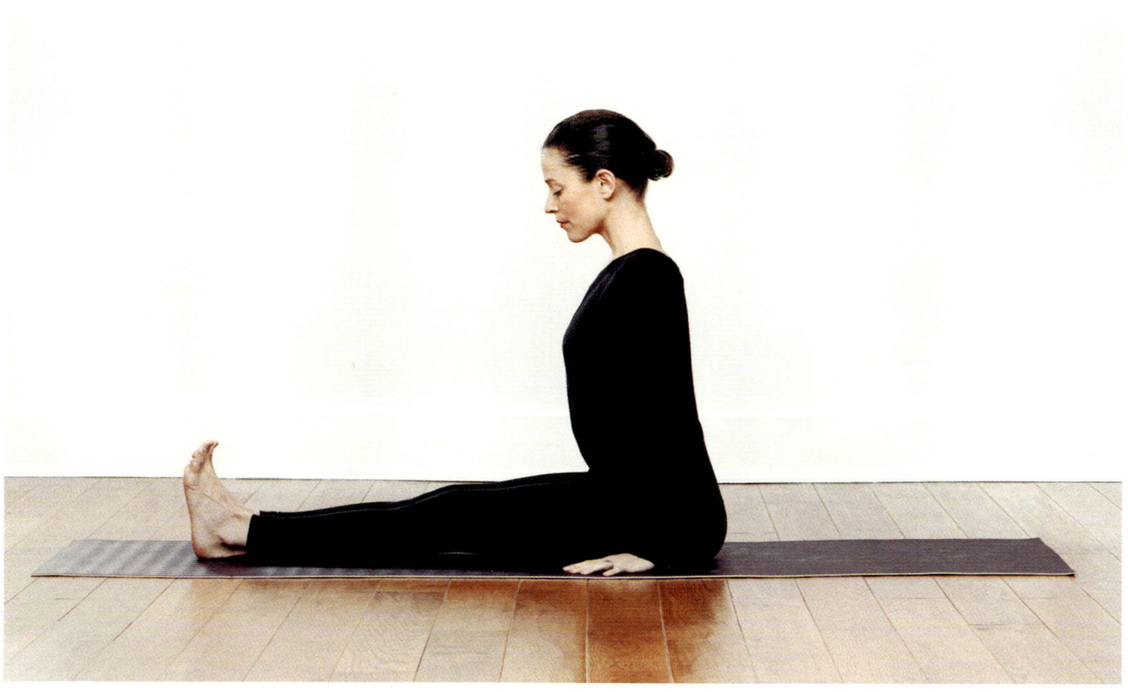

Flexión sentada

Paschimottanasana

Con las piernas juntas, rota los huesos de los muslos hacia dentro para que los isquiones se conecten con el suelo. Si sientes la espalda baja redondearse, siéntate sobre una manta doblada o un bloc para que la conexión con el pubis, el coxis y los isquiones se mantenga fuerte. Siéntate erguida y alargando la columna. Presiona a través de los pies, apuntando los dedos hacia atrás, hacia la cara. Al inhalar, extiéndete a través de los talones y luego, al exhalar, flexiónate hacia delante, buscando alcanzar la parte exterior de los pies o tirando de un cinturón que rodee los metatarsos. Toma consciencia de la respiración que eleva el pecho y la parte superior del torso en la inhalación; luego siente la profundidad de tu flexión en la exhalación. Crea la mayor longitud posible a lo largo de la columna y, una vez hayas encontrado esa profundidad y alcance, suelta la cabeza durante unas cuantas respiraciones y siente cómo cambia la textura de la inclinación.

Nota de práctica

La mayoría de las personas necesitarán apoyo debajo de los glúteos y un cinturón para agarrar los pies. Observa cualquier resistencia que tengas a usar los accesorios; aceptar apoyo puede ser físicamente muy útil, pero también un gesto amable y de sostén hacia ti misma. Si usas un cinturón alrededor de los pies, nota si flexionas los codos y los hombros mientras te elevas y flexionas hacia delante. Evítalo buscando longitud a través de los brazos, relaja los hombros y mantén el pecho elevado y abierto.

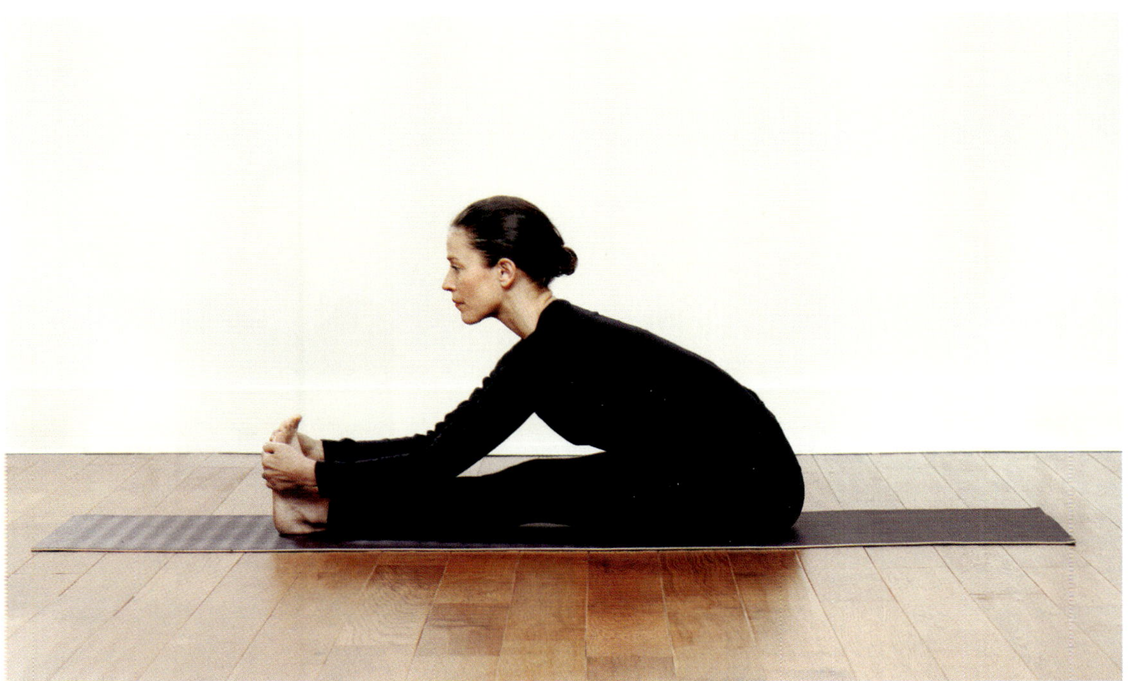

Postura fácil

Sukhasana

Siéntate con las piernas cruzadas por las espinillas y los pies debajo de las rodillas. Apuntar los dedos de los pies (dorsiflexión) garantizará que la rotación provenga de los huesos de los muslos dentro de las caderas. Si sientes algún tipo de resistencia en las rodillas, despega más los dedos de los pies para que fluya más energía por ellos, o sal de la postura si no la sientes bien. Gira los muslos hacia dentro y conecta con los isquiones al tiempo que ensanchas las nalgas. Alarga la columna y siente el diamante de la caja torácica asentarse sobre el diamante de la pelvis. Extiende la cabeza hacia arriba, descansa las manos sobre los muslos y observa la amplitud en la parte anterior, lateral y posterior del cuerpo, buscando una consciencia de 360 grados de la respiración que llene el contenedor del torso.

Nota de práctica

Proporcionarte apoyo con un bloc o una manta ayuda a crear longitud en la columna. Si sientes tensión en las caderas, coloca mantas o blocs debajo de los muslos para poder liberar tensión sobre ellos.

Variante con flexión lateral

Una vez te hayas asentado en la postura fácil y hayas sintonizado con la respiración, coloca la mano derecha a tu lado en el suelo e inclínate hacia ella. Al inhalar, lleva el brazo izquierdo por encima de la cabeza para crear longitud en el costado. Quédate aquí unas respiraciones e imagina que estás abriendo la puerta del pulmón izquierdo con cada respiración. Usa la inhalación para volver a sentarte en el centro y exhala para pasar al otro lado.

Variante con torsión

Una vez te hayas asentado en la postura fácil y hayas sintonizado con la respiración, eleva los brazos por encima de la cabeza al inhalar. Al exhalar, coloca la mano izquierda sobre la rodilla derecha y pon la mano derecha en el suelo detrás de ti, presionando contra el suelo para crear longitud en la columna. Utiliza cada inhalación para crear más espacio en el torso, y cada exhalación para entrar con un poco de más profundidad en tu torsión. Después de al menos tres respiraciones, inhala para elevar los brazos por encima de la cabeza y luego exhala para comenzar la torsión hacia el otro lado.

Variante con círculos

Una vez te hayas establecido en la postura fácil, imagina que tu columna es una cucharilla que remueve el fondo del cuenco de la pelvis. Rota e inclina la pelvis hacia el isquion izquierdo, luego hacia delante, luego hacia el isquion derecho y luego hacia atrás. Permite a la totalidad del cuerpo experimentar este movimiento. Si la cabeza y el cuello quieren unirse, siéntete libre de explorar dicho movimiento espontáneo.

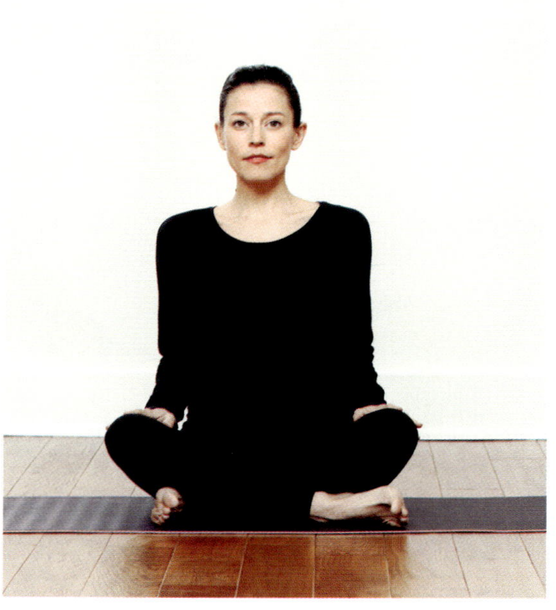

Torsión sentada

Marichyasana C

Estira una pierna y presiona a través del talón apuntando los dedos de los pies hacia la cara. Acerca la otra pierna hacia ti y dobla la rodilla para que apunte directamente hacia el techo. Alinea los pies con las caderas de forma que haya un pequeño espacio entre las dos piernas (al igual que harías en las posturas de pie). Al exhalar, inclínate hacia la pierna doblada y envuelve el brazo opuesto alrededor de la pierna para abrazarla. Crea longitud a través del torso presionando con la otra mano contra el suelo, justo detrás de ti. Equilibra y apila la cabeza, la caja torácica y la pelvis en una línea vertical. Asegúrate de volver a tu alineación y de respirar en la postura. Al inhalar, crea tanto espacio como puedas a lo largo del torso, y al exhalar, torsiona desde el centro permitiendo que los ojos sigan la postura.

Nota de práctica

En las torsiones puede darse una tendencia a usar los brazos como palanca. Mantener la respiración como núcleo del proceso es una buena forma de asegurarte de que trabajas desde el centro y no desde los brazos.

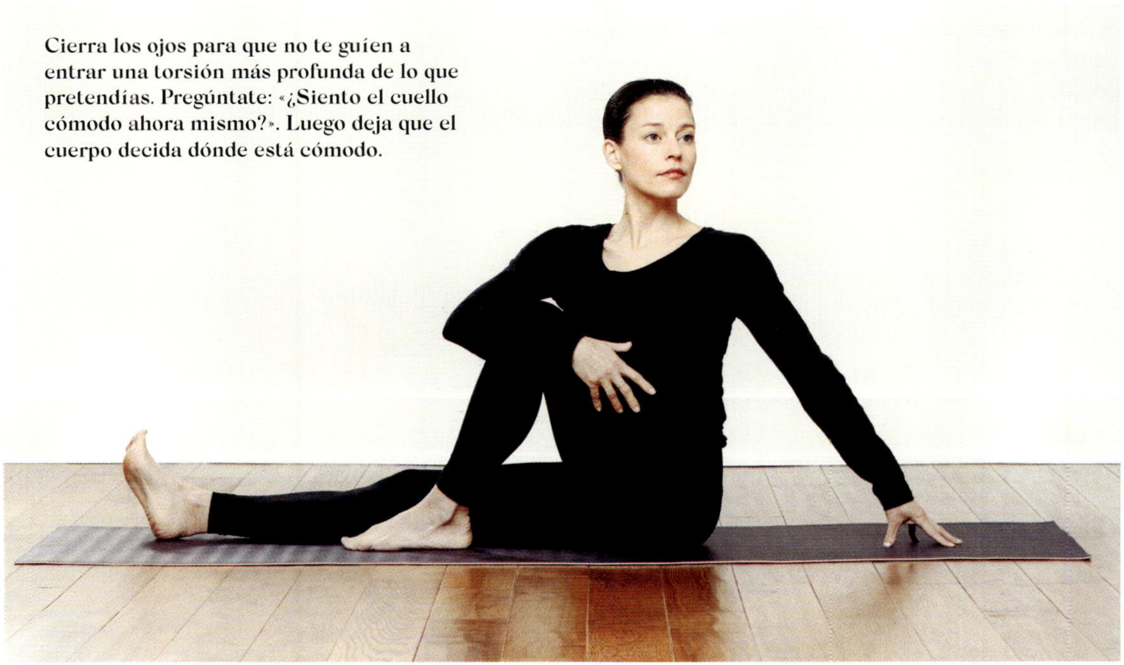

Cierra los ojos para que no te guíen a entrar una torsión más profunda de lo que pretendías. Pregúntate: «¿Siento el cuello cómodo ahora mismo?». Luego deja que el cuerpo decida dónde está cómodo.

Postura de la paloma

Eka Pada Rajakapotasana

Desde la postura a gatas o desde el perro bocabajo, desliza la rodilla derecha hacia delante hasta la mano derecha, con el empeine mirando hacia la esterilla. Al mismo tiempo, desliza la pierna izquierda hacia atrás en línea con la cadera, para que puedas bajarte hacia la tierra. Si lo necesitas, coloca un apoyo debajo del isquion derecho (una manta enrollada funciona bien, y también un *bolster*). Lo ideal es que sientas apoyo en la parte delantera de la pierna que está extendida y apoyada, y también en el glúteo derecho, pues así permites a las caderas asentarse sin desplomarse hacia un lado (utiliza todo el apoyo que necesites para sentarte). Presiona hacia abajo con las manos e inhala para alongarte hacia arriba y hacia delante. Al exhalar, inclínate para descansar sobre los antebrazos, en un *bolster* o soltando el abdomen hacia el suelo. Puedes apoyar la frente en un bloc o en el suelo. Respira hacia la parte posterior del cuerpo y siente la atracción de la gravedad que te ayuda mientras te entregas más y más a la postura.

Nota de práctica

Si hay vulnerabilidad en la zona de la rodilla y su contacto con el suelo no se siente bien, intenta colocar los dedos de los pies de la pierna trasera en la esterilla y luego suéltalos para asegurarte de que estás equilibrada en el centro de la rodilla. Si aun con amortiguación te sientes incómoda, practica esta postura sobre la espalda con la cabeza apoyada en un bloc o una manta. Al doblar la pierna y acercarla a ti, agarra el pie o el tobillo.

El ángulo de la pierna delantera no necesita ser de 90 grados; esto dependerá de tu anatomía. Experimenta hasta encontrar un ángulo que no te cause dolor y usa accesorios donde los necesites.

Dónde secuenciar en una autopráctica

Piensa en por qué estás practicando esta postura en este momento en concreto. ¿Es una postura de descanso en una secuencia de enraizamiento? ¿O es una etapa en el camino hacia una postura de pie más fuerte o incluso una extensión de la columna? Su lugar en la secuencia determinará el tiempo que pases en ella (menos tiempo en la parte preparatoria de una secuencia y más tiempo si es al final).

Los microajustes que realices son la manera que tu cuerpo tiene de afirmar su sabiduría. Hónralo.

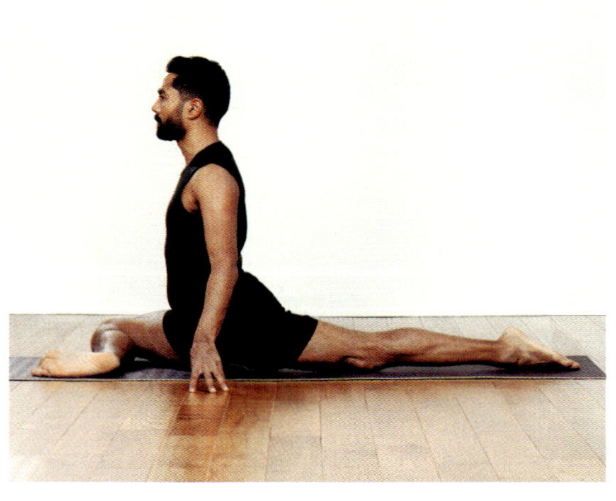

Leño ardiente

Agnistambhasana

Desde una postura con las piernas cruzadas, coloca el pie derecho encima de la rodilla izquierda con la rodilla derecha descansando sobre el pie izquierdo. Imagina dos troncos apilados uno sobre el otro. Mantén una mano debajo de la rodilla para darte apoyo y siente la abertura del muslo dentro de la cadera, como una llave girando en una cerradura. Si percibes alguna resistencia incómoda en la rodilla, sería el momento de dar marcha atrás y pasar a una posición cómoda con las piernas cruzadas. Apunta los dedos de ambos pies hacia ti y siéntate erguida, colocando las manos a los lados del cuerpo. Si la pierna superior no se suelta, colócale una manta o un cojín para que descanse encima. Si sientes que la espalda baja se redondea, utiliza un accesorio para sentarte y poder crear la abertura necesaria en las caderas sin perder longitud en la columna. Una vez hayas establecido tu postura, al exhalar flexiónate hacia delante para descansar las manos, los antebrazos y tal vez la cabeza en el suelo. Respira un poco más profundo hacia las costillas traseras.

Fallos de alineación comunes

Quienes sentís mucha tensión en las caderas, quizás encontréis que los tobillos colapsan a medida que intentáis meter el cuerpo en la postura a la fuerza. Si ves que te sucede, pasa a una postura sentada simple con las piernas cruzadas.

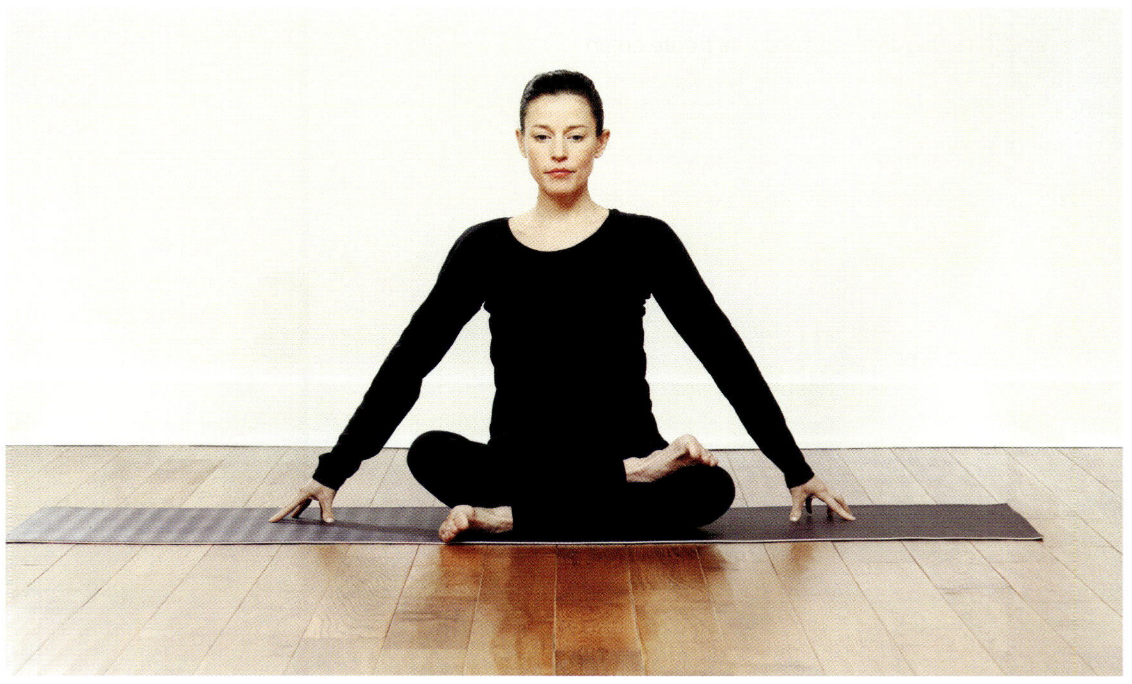

Postura de la cara de vaca

Gomukhasana

Siéntate con los muslos cruzados y la rodilla derecha sobre la izquierda. Mueve los pies hacia los lados opuestos de la habitación y siéntate bien erguida. Descansa las manos sobre los pies y enraízate. Siente una conexión fuerte con los isquiones y alarga la columna hacia arriba, sintiendo como la caja torácica se asienta sobre la pelvis. Extiende la cabeza hacia arriba y ensancha el pecho. Inhala, eleva el brazo izquierdo y baja la mano por la espalda, colocando primero la mano en la base del cráneo como recordatorio para crear longitud ahí. Rota internamente el brazo derecho y, rodando su hombro hacia delante, desliza la mano hacia arriba por la espalda. Manteniendo la abertura a través del pecho, arrastra las manos arriba y abajo de la espalda hasta que se encuentren y puedas enlazarlas, o bien agarra la tela de tu ropa.

Nota de práctica

Muchas personas encuentran que esta es una postura difícil y, como en otras posturas sentadas, sentarse sobre un bloc o una manta puede ayudar en gran medida a crear longitud en la columna y aportar más comodidad a la forma.

Si tienes articulaciones hipermóviles, ve a por el enlace de las manos lentamente y con mucho cuidado, para evitar cualquier riesgo de dislocar los hombros. Si tu intuición te dice que el enlace es demasiado complicado o incómodo, siéntate con las manos en los pies.

Alternativas

Si tienes problemas de rodillas y esta postura no la sientes bien, haz una alternativa como enhebrar la aguja o la postura de la cara de vaca supina, tumbándote con apoyo bajo la cabeza y creando la misma forma (menos en los brazos).

Otra alternativa es entrar en la postura sentada sin el enlace de los brazos.

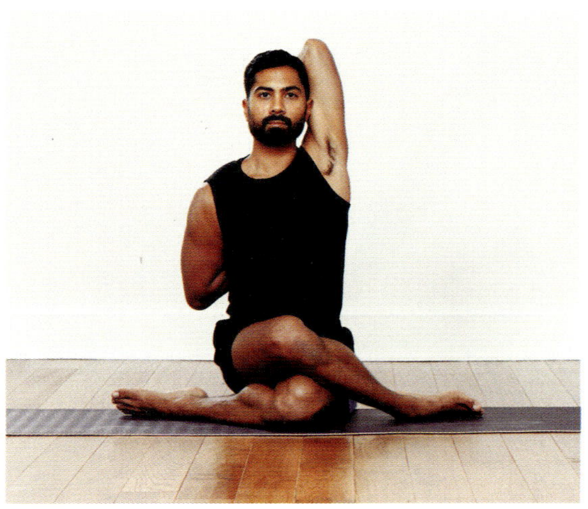

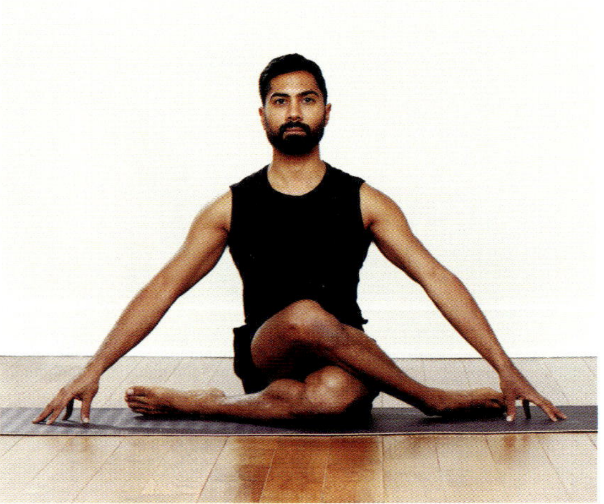

Flexión con ángulo abierto sentada

Upavistha Konasana

Siéntate sobre una manta doblada o un bloc. Abre las piernas para crear una «V» y rota hacia dentro los huesos de los muslos para que los isquiones se conecten con el suelo. Siéntate erguida alargando la columna, extiende las piernas desde arriba hasta los talones y presiona a través de las yemas de los dedos gordos de los pies, apuntando los dedos pequeños hacia a la cara. Inhala para sentarte erguida y luego, al exhalar, flexiónate hacia delante, descansando las manos o los antebrazos en el suelo o sobre cojines. Mantén las piernas activas y los huesos de los muslos enraizándose hacia el suelo.

Nota de práctica

Muchos alumnos encuentran esta postura prácticamente imposible. Quienes se enfrentan a mucha resistencia e incluso incomodidad, pueden intentar practicar una variante invertida. Siéntate lo más cerca posible de una pared y, con cuidado de no empujar hacia atrás, abre las piernas en forma de «V». Con la parte posterior del cuerpo en contacto con el suelo y la gravedad como aliada, quizá te resulte más accesible.

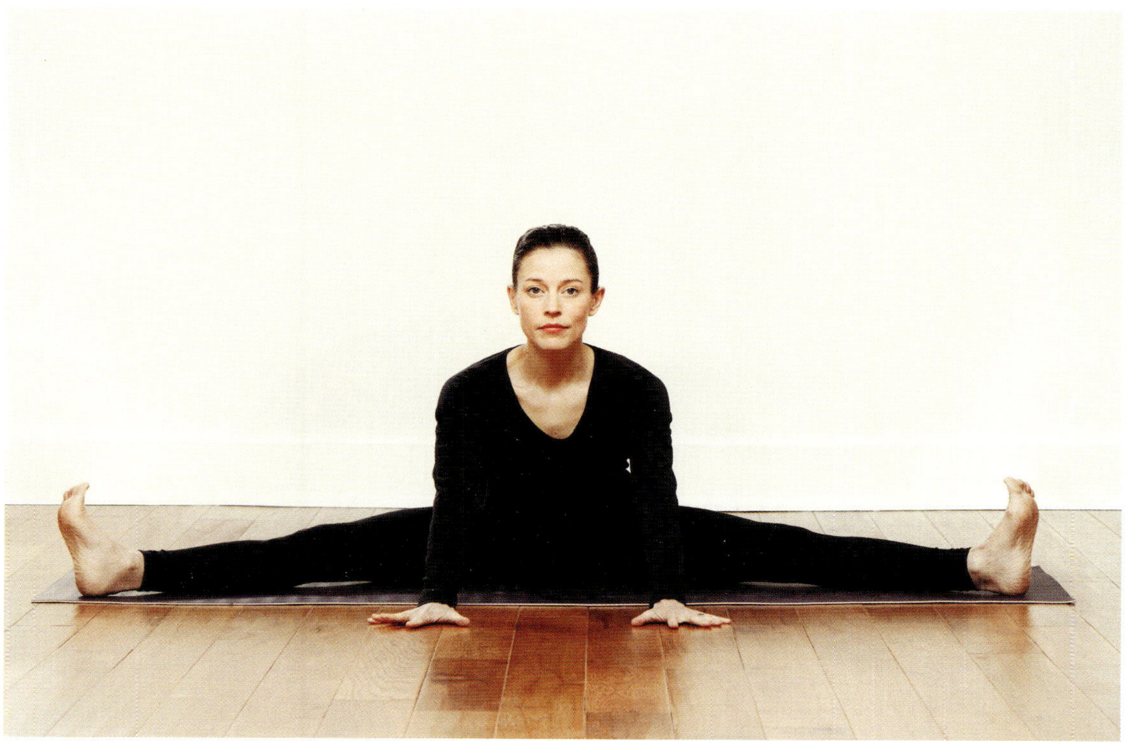

Postura de la cabeza a la rodilla

Danu Sirsasana

Siéntate erguida en la postura del bastón. Dobla la rodilla izquierda, déjala caer hacia un lado y coloca la planta del pie en la parte interna del muslo derecho. Coloca algo debajo la rodilla o el muslo para acercar el suelo a la pierna flotante, lo cual permitirá que los flexores de la cadera se suelten. Gira el torso para que encare la pierna derecha que está estirada. Al inhalar, crea longitud en la columna y luego, al exhalar, extiéndete hacia delante lentamente hasta que puedas agarrar el pie derecho. Si es necesario, pasa un cinturón alrededor de la planta del pie, o simplemente apoya las manos sobre la espinilla. En la próxima inhalación, mira hacia el pie delantero creando más longitud en la cintura. Luego, en la siguiente exhalación, flexiónate para entrar con mayor profundidad en la postura y suelta la cabeza hacia la pierna.

Nota de práctica

Una vez hayas encontrado tu máxima expresión de la postura, puedes colocar un bloc debajo de la frente para liberar la parte posterior del cuello.

Autoayuda

Si tienes problemas de ciática o isquiotibiales, quizá encuentres que colocar una manta enrollada debajo de la parte inferior de los isquiotibiales frena la sensación de incomodidad.

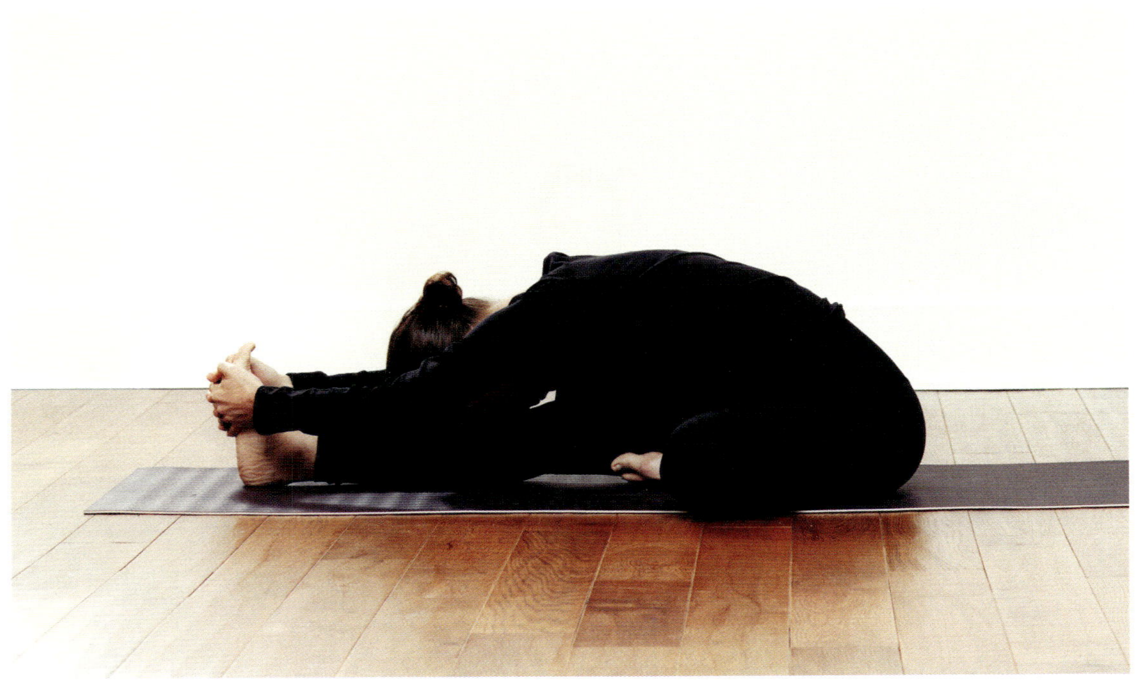

Postura sentada con torsión

Parivrtta Janu Sirsasana

Siéntate erguida con las piernas estiradas. Dobla una pierna y deja que la rodilla caiga hacia un lado con el pie apoyado en la parte interna del muslo contrario. Coloca algo debajo de la rodilla si lo necesitas. Si la espalda se redondea, siéntate sobre una manta o un bloc. A medida que giras el torso hacia el espacio entre las piernas, ajústalas si es necesario para que haya un ángulo de 90 grados entre ellas. Al inhalar, crea longitud en la columna y luego inclínate hacia el lado de la pierna estirada para descansar el mismo brazo a lo largo del interior de la misma pierna con la palma de la mano hacia arriba. Si esto ya lo sientes como un estiramiento lateral fuerte, no vayas más allá. Si tienes más espacio para explorar un estiramiento más profundo, alcanza el pie y desliza el pulgar por la parte delantera del arco con el dedo meñique mirando hacia arriba. Gira el pecho hacia arriba desde las costillas traseras y extiende el otro brazo por encima de la cabeza, alcanzando hacia la parte externa del pie. Si el enlace se siente excesivo, descansa la mano detrás de la cabeza o colócala en las costillas laterales. Una vez establecida la postura, respira profundamente hacia el costado y continúa girando el pecho hacia arriba mientras exhalas. Mantén la pierna extendida activa con los dedos de los pies y la rodilla apuntando hacia arriba; piensa en esta pierna como en un ancla. Permanece abierta y amplia en el costado. Visualiza las costillas ensanchándose como un abanico mientras inhalas.

Fallos de alineación comunes

Asegúrate de no descargar el peso sobre la espalda baja. Para evitarlo, utiliza accesorios sobre los que sentarte y, si no estás en el enlace, presiona con la mano en el suelo.

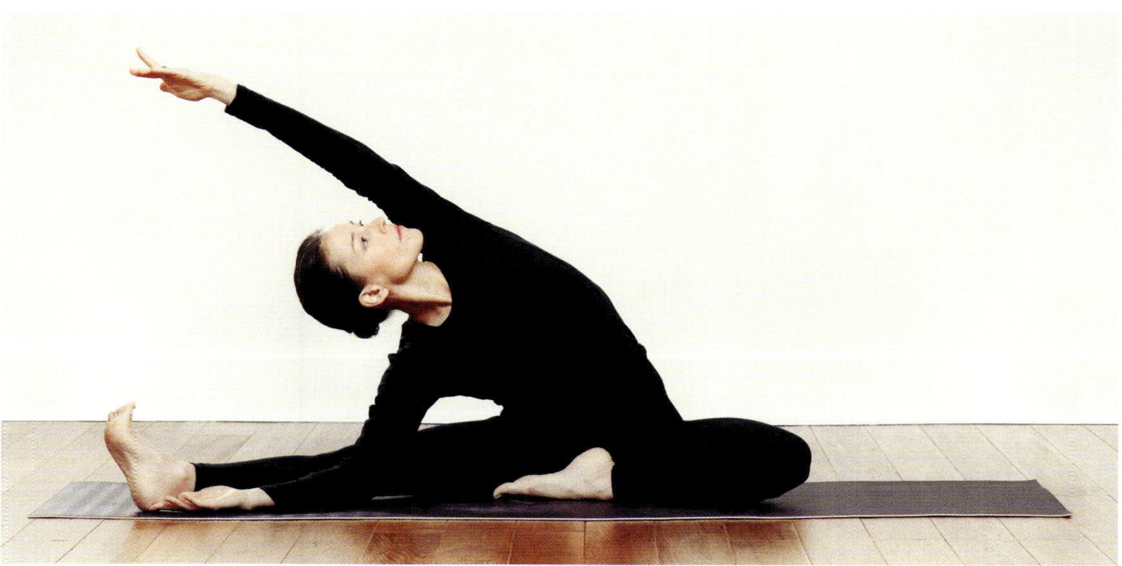

Postura del ángulo atado

Baddha Konasana

Siéntate sobre un apoyo para favorecer la inclinación hacia delante de la pelvis. Dobla las rodillas hacia ti y lleva los tobillos hacia las ingles para permitir que las rodillas caigan hacia fuera en sentidos contrarios. Mantén los bordes externos de los pies firmemente conectados con el suelo y deja que las plantas se despeguen suavemente como las páginas de un libro abriéndose. Siente la estabilidad desde los glúteos y lleva los omóplatos hacia abajo por la espalda. Toma una respiración profunda y flexiónate hacia delante si te sientes cómoda. Las manos pueden agarrar los pies o descansar al lado de las piernas, pero asegúrate de que el pecho permanece abierto.

Nota de práctica

Esta postura se siente bien con apoyo debajo de los muslos y de los glúteos. Puedes utilizar cualquier cosa, desde una manta doblada hasta un cojín, según tus necesidades.

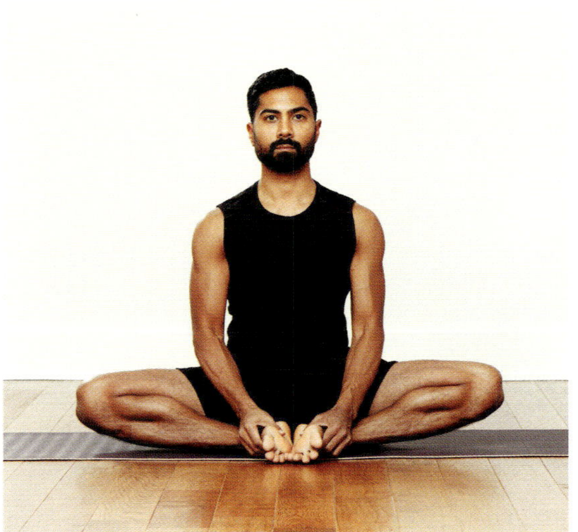

Postura del diamante

Vajrasana

Desde la postura del ángulo atado, aleja los pies un poco más de la pelvis para que el espacio creado tenga la forma de un diamante más amplio. Siéntate sobre un apoyo si te ves metiendo el coxis y redondeando incómodamente la espalda baja. Siente el sacro venir hacia delante y la elevación espontánea de la columna al inhalar. Respira profundamente hacia los costados y descansa los ojos en un punto cercano a ti en el suelo. Ojos suaves, respiración amplia, foco firme.

Variante en flexión

Al exhalar, flexiónate hacia delante para que la cabeza descanse sobre un bloc o sobre los pies, o simplemente en el espacio entre ellos. Respira profundo hacia la parte posterior del cuerpo como si estuvieras respirando dentro de tu propio caparazón, tu propio contenedor de consciencia, la parte trasera del corazón.

Responde al estiramiento con la respiración. Si la respiración se vuelve superficial repentinamente, puede que hayas ido demasiado lejos. Si la cara se contrae en una mueca, quizá te hayas esforzado más de la cuenta. Busca esfuerzo y facilidad en la misma medida.

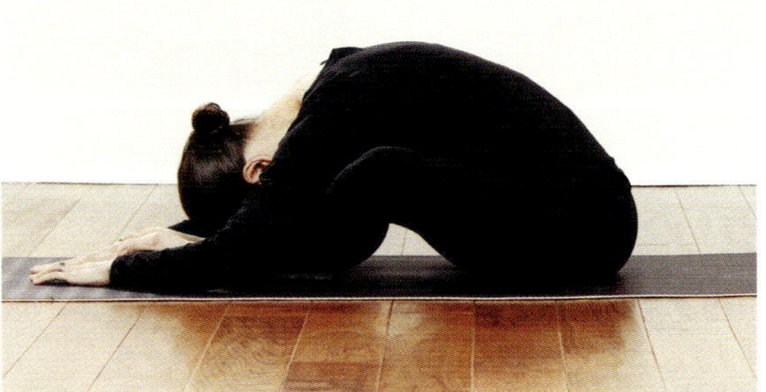

Postura del héroe

Virasana

Desde una postura con las rodillas en el suelo, coloca los pies de forma que estén lo suficientemente separados para que puedas sentarte cómodamente entre ellos. Rota las pantorrillas un poco hacia los lados y siéntate entre los pies en una manta doblada, un bloc o un *bolster*, lo que sea necesario para no sentir resistencia alguna en las rodillas. Lo ideal sería descansar sobre los empeines, con cada una de las uñas de los pies apoyadas en la esterilla. Tómate un momento para asegurarte de que estás equilibrada y sentada en el centro de los isquiones. Evita meter el coxis y aplanar la columna, que tiene una curvatura natural integral según sale de la pelvis.

Variante con brazos del águila

Entra en la postura del héroe. Respira llevando los brazos hacia delante, cruza uno por debajo del otro por la parte alta y luego coloca las manos en los hombros. Si sientes que tienes más espacio para profundizar, cruza de nuevo los brazos colocando las manos palma con palma, con los pulgares mirando hacia la cara. Presiona los brazos entre sí al tiempo que los separas de ti mientras inhalas, creando una ligera forma de cúpula en la espalda alta. Al exhalar, lleva los codos hacia abajo y deja que los hombros se relajen, creando así longitud en el cuello.

Nota de práctica

Esta postura es muy agradable para meditar. Suelo acudir a ella cuando me siento un poco dispersa. La rotación interna de los muslos y el contacto entre las rodillas me ayuda a sentir cómo se asienta mi cuerpo con fuerza y la sensación de concentración sin importar lo que esté pasando a mi alrededor.

Aquí hay una rotación interna fuerte de los muslos. Sin el correcto apoyo del cuerpo a la altura adecuada, podrías poner una tensión innecesaria sobre las rodillas, por lo que debes prestar mucha atención durante la preparación.

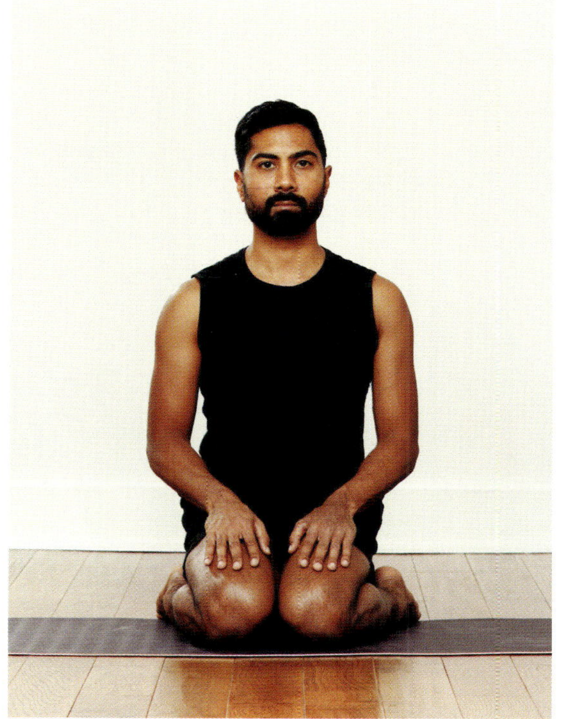

Flexión bocarriba

Urdhva Mukha Paschimottanasana

Con las piernas juntas, rota hacia dentro los huesos de los muslos para que los isquiones se conecten con el suelo. Flexiona las rodillas para poder pasar las manos alrededor de las piernas, bien alcanzando las piernas o bien los talones (o tan cerca de los talones como te sientas cómoda), y abraza los muslos tan cerca del cuerpo como puedas mientras los mantienes juntos. Siéntate erguida, alargando la columna y equilibrándote sobre los isquiones mientras levantas los pies del suelo. Al exhalar, extiende las piernas hacia arriba manteniendo la elevación en el pecho. Si sientes que pierdes el equilibrio, dobla las rodillas y sigue extendiéndote a través de la coronilla mientras inhalas. Al entrar en el equilibrio, sé consciente de no estar reteniendo la respiración. Siente la postura desde la coronilla hasta los dedos de los pies. Extiende los dedos de los pies para que estén expresivos y activos.

Nota de práctica

Tener las rodillas flexionadas y la columna estirada es una forma ideal de practicar esta postura (no pasa nada si no llegas nunca a estirar del todo las piernas). Esta postura depende de ciertas proporciones y flexibilidad, así que no temas modificarla para adaptarla a tu cuerpo.

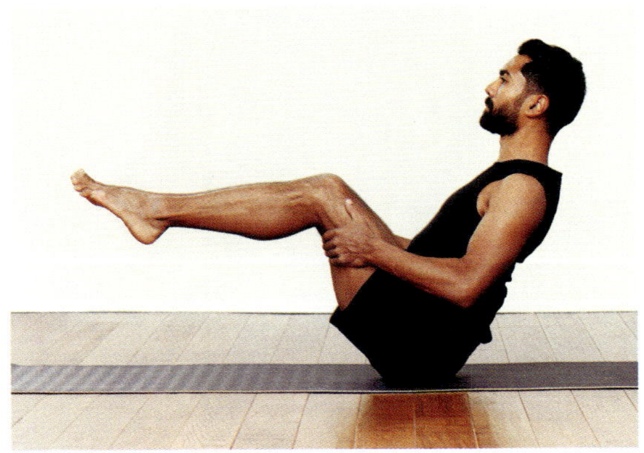

Medio *spagat*

Hanumanasana

Desde la postura del corredor, descansa la rodilla trasera en el suelo, con los dedos de los pies flexionados y apoyados y el muslo perpendicular al suelo. Retrocede un poco para estirar la pierna delantera, deslizando el talón hacia delante y apuntando los dedos de los pies hacia ti. Las manos pueden permanecer en el suelo, o en blocs a ambos lados de las caderas si tienes isquiotibiales tensos. Si respiras cómodamente mientras estás en la postura, desliza las manos hacia delante y continúa alargando a través de la columna para crear espacio en la cintura. Al inhalar profundamente, crea amplitud en el pecho y luego inclínate sobre la pierna estirada con la parte anterior del cuerpo larga y extendida. Estimula el retroceso del hueso del muslo en la pierna estirada y la nivelación de las caderas. Como esta postura puede ser intensa, a mí me gusta imaginar que tengo una fosa nasal en la parte posterior de la pierna con la que puedo respirar profundamente, y esto me ayuda a suavizar la dureza del estiramiento.

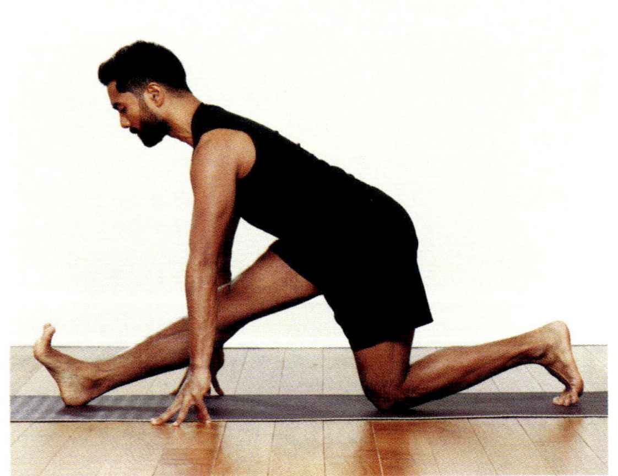

Postura del barco

Navasana

Desde una postura sentada, equilíbrate sobre los isquiones y crea longitud en la columna desde los glúteos hasta la base del cráneo. Presiona a través de los arcos de los pies, coloca los dedos de los pies en punta para mantener esa sensación de ligereza en las piernas. Flexiona las rodillas de forma que puedas colocar las manos por detrás de las piernas. A medida que acercas los muslos al cuerpo, empieza a elevar un pie o los dos de la esterilla. Siéntate erguida, permite que el pecho se abra y eleve, y equilíbrate sobre los isquiones mientras levantas los pies del suelo. Conecta profundamente con la respiración y nota cómo fomenta una ligera elevación del abdomen mientras exhalas. Toma una respiración completa y, en la próxima exhalación, sintoniza profundamente con el suelo pélvico, imaginándotelo como un ascensor que sube y eleva con él la piel del abdomen bajo. Mantén la elevación ascendente a lo largo de la columna y la amplitud a través del pecho mientras te equilibras, extendiendo los brazos hacia el frente de la habitación. Lleva la mirada ligeramente hacia arriba, inclinando la parte posterior de la cabeza levemente hacia atrás y extendiéndote a través del cuello al tiempo que te ensanchas a través del pecho y el corazón. No sientas que has de permanecer rígida en esta postura. Toma cinco respiraciones profundas imaginando que estás flotando en el agua, y nota cómo hacerlo puede ayudar a suavizar el cuello, la mandíbula y los ojos.

Nota de práctica

Tanto si eres nueva en el yoga como si has practicado mucho, quizá no estés segura de cómo activar tu centro para darte apoyo en una postura. Nunca buscamos aspirar hacia dentro el abdomen, pues con ello inhibimos la respiración y la tan importante elasticidad del centro. Para propiciar la activación profunda desde el centro, aprieta un bloc entre los muslos y siente cómo la acción de abrazarse hacia dentro y hacia arriba te da una mayor sensación de estabilidad. Al inhalar, puedes disminuir el agarre de los muslos en el bloc. Al exhalar, nota la elevación del suelo pélvico que se mueve con el diafragma hacia arriba y te proporciona una gran sensación de fuerza en el centro.

Variante abrazándose

Prepárate como lo harías para la postura del barco, pero en vez de balancearte sobre los isquiones, mantén los pies en el suelo, abraza las espinillas e inclina la cabeza hacia las rodillas. Respira profundamente hacia las costillas traseras y permítete sintonizar con la calidez de tu respiración. Observa cómo este gesto de calidez y cuidado dirige la energía hacia el interior.

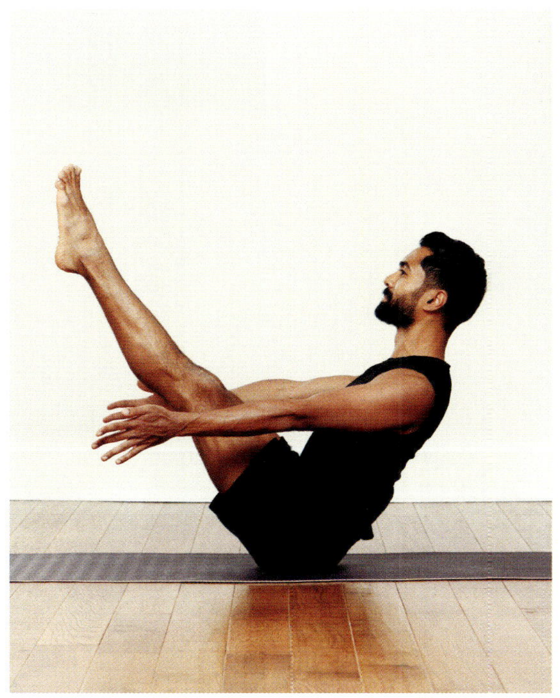

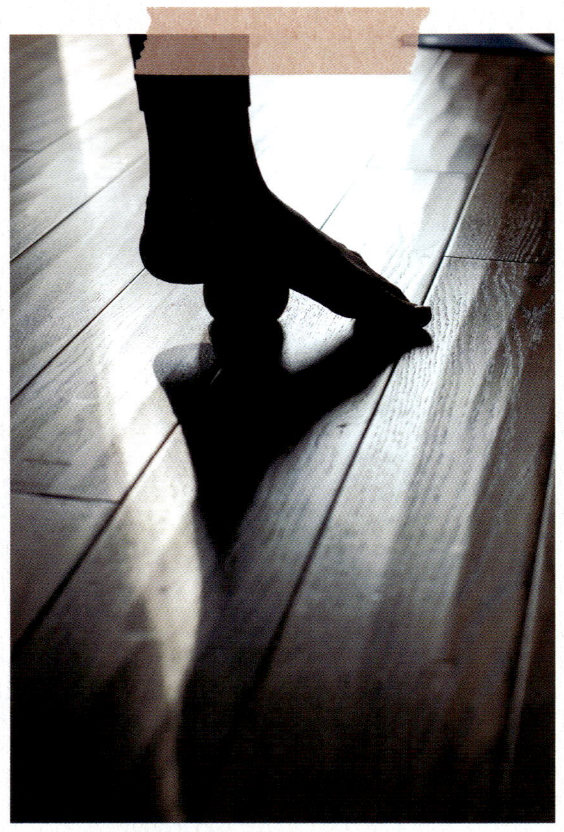

Pequeños cambios, grandes diferencias

Aplicar algo de presión

El abismo entre nuestro diseño fisiológico y la forma en que vivimos hoy en día hace que determinadas zonas de nuestro cuerpo se vean sometidas a una tremenda tensión. El efecto de trabajar encorvada, mirando pantallas y respirando mal, supone una gran exigencia para los músculos del trapecio superior. Pasarse el día sentada (cuando en un pasado lejano habríamos estado caminando o en cuclillas) da lugar a que se acumule mucha tensión en las caderas. Para empeorar las cosas, la mayoría de los zapatos modernos son desastrosos para los pies.

Por suerte, todos estos puntos problemáticos son de fácil acceso mediante un equipamiento bien sencillo: la humilde pelota de tenis, que si se usa cuidadosamente nos permite acceder a la fascia que hay bajo la piel (el tejido conectivo que cubre la musculatura del cuerpo y retiene la tensión).

Espalda alta

Túmbate sobre la espalda en una superficie dura o apóyate contra una parec. Coloca la pelota de tenis en la parte interna del omóplato y apóyate sobre ella. No te obsesiones con encontrar el punto exacto en el que reside la tensión. Póntela donde la sientas bien y deja que tu cuerpo participe de la experiencia. Como siempre, la respiración es crucial. Al inhalar, eleva el brazo por encima del hombro y haz círculos suaves con él mientras das un masaje a tu espalda contra la pelota. Al exhalar, sé consciente de relajar la mandíbula separando los dientes. Si te ayuda, exhala por la boca haciendo un sonido de letra vocal. Pasa unos minutos en cada lado, pausando entre uno y otro.

Caderas

Túmbate sobre la espalda en una superficie dura con las rodillas flexionadas y los pies planos en el suelo. Pon el tobillo derecho sobre el muslo izquierdo para crear una forma de «4» y luego coloca la pelota debajo del glúteo derecho. Balancéate suavemente de lado a lado. Lo que quieres es liberar tensión, así que sigue las indicaciones que te dé el resto de tu cuerpo, que podría pedirte llevar los brazos por encima de la cabeza o girar la cabeza de lado a lado. Como en el caso anterior, sé consciente de la respiración y pasa unos minutos en cada lado.

Pies

Ponte de pie cerca de una pared si necesitas apoyo para permanecer en equilibrio. Coloca una pelota debajo del pie y hazla rodar hacia arriba y hacia abajo por la costura interna de la planta del pie, llevando energía y atención al arco interno. Tómate tu tiempo y pasa un rato presionando en el centro del pie. Aplica peso, pero recuerda trabajar con una sensación agradable, cálida y vivificante para el pie, no creando hematomas. Luego ve llevando la pelota desde el talón hasta cada uno de los dedos del pie. Como siempre, utiliza la respiración para sintonizar y soltar. Párate de pie, observa y siente el pie con el que acabas de trabajar. Tómate un momento para estar presente y atenta a cualquier cambio de sensación y de consciencia antes de repetir el proceso en el otro pie.

¿En serio? Casi te escucho pensar: «Has pasado todo el tiempo hablando de autocuidado y autocompasión, de no ir demasiado lejos, de no esforzarse, de no entrar en posturas avanzadas luchando, ¿y ahora vas a empezar a hablar de sufrimiento?».

Yoga y sufrimiento

El propósito de todo lo que aparece en este libro, ¿no es evitar el sufrimiento, es decir, superar el estrés y la fatiga, acallar a la crítica interna, dormir mejor, fortalecer y ejercitar el cuerpo?

La respuesta a esta pregunta es, por supuesto, que sí. Pero también que no. Es fácil caer en la idea de que todos deberíamos ser felices, en todo momento. Y si no lo somos, pensar que hemos fallado en algo. La presión por evitar el sufrimiento se convierte en una fuente de sufrimiento en sí misma, lo cual es absurdo, especialmente en el contexto del yoga, que busca la aceptación radical, incluida la aceptación del sufrimiento. Porque la vida es compleja y no para de cambiar. En el espacio de unos pocos minutos, podemos experimentar emociones y sensaciones que fluctúan radicalmente de un extremo al otro. Y esto no es otra cosa que la ineludible condición humana, no algo que deba negarse ni que pensemos que podemos transcender.

Abrazar la complejidad y el abanico completo de la experiencia humana es esencial en el yoga, una experiencia que abarca desde la forma en que vives tu vida hasta la manera que tienes de colocar tu esterilla. A la hora de practicar, es fácil obsesionarse con crear las condiciones perfectas: encender velas, quemar aceites esenciales, atenuar las luces, ajustar la temperatura. Y puedes acabar muy preocupada por crear un ambiente que sintonice cada uno de tus sentidos con el proceso de obtener la calma. Solo tengo que recordar la de veces que he conseguido crear el ambiente adecuado en la habitación (las velas titilando, el dulce aroma de lavanda y manzanilla, las esterillas organizadas a la perfección con antifaces de seda para los ojos y hermosos cojines florales) y luego una alarma de coche se activa fuera del estudio justo cuando mis alumnos están llegando.

Esta es una ilustración perfecta de la inutilidad de imaginar que podemos controlarlo todo, cuando en realidad lo que necesitamos es, en lugar de tratar de negar la complejidad, acomodarla. En los grandes momentos de nuestras vidas (cuando estamos en duelo, superando una enfermedad, sufriendo de trauma postnatal o tras la ruptura de una relación), hemos de recordar que es justo entonces cuando hay que acudir a la esterilla. No porque el yoga pueda garantizar la felicidad, ni siquiera un escape, sino porque sus principios fundamentales (la más profunda aceptación y la inquebrantable ausencia de juicios) son precisamente lo que se necesita en dichas situaciones (especialmente porque a menudo nos encontramos con que no sabemos cómo reaccionar en estos momentos traumáticos). Con frecuencia, lo mejor es simplemente permanecer con la experiencia, ser testigo de los pensamientos sin juzgarlos, estar presente y en sintonía con las emociones y aceptarlas por lo que son. Para mí, el yoga es la forma más segura de hacer esto. Y siempre parece recordarme que dichos estados de ser no son constantes. La práctica es un ciclo: me recuerda que nada es fijo. Que el sufrimiento es parte de la vida, pero que también se acaba, como siempre ocurre.

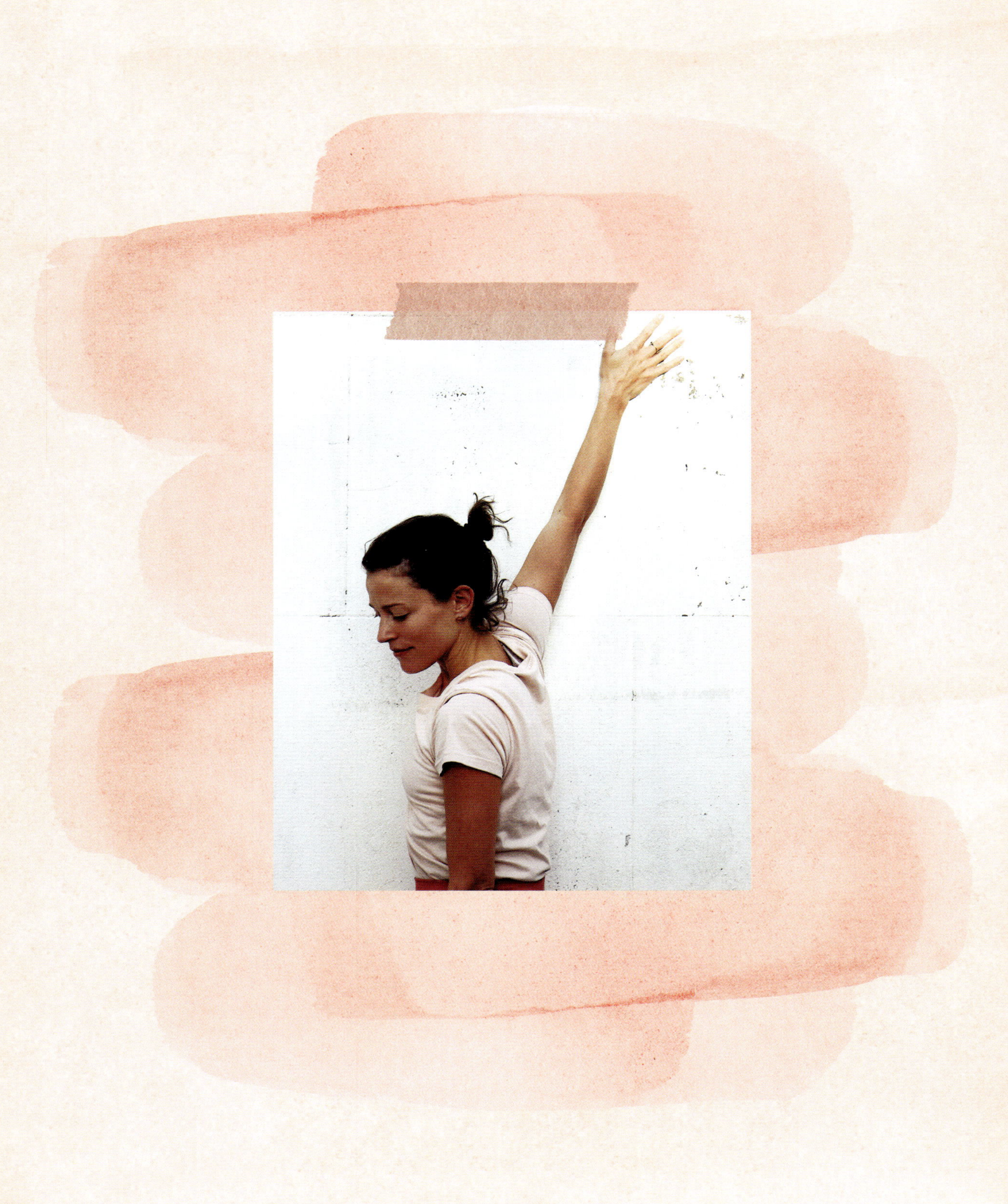

Yoga para equilibrarse. Encontrar la claridad y la simplicidad

No es infrecuente que caigamos en imaginarnos que el yoga es algo que tenemos que poner en nuestro calendario, algo que implica desplazarse hasta un estudio y tomar una clase de 90 minutos. Pero incluso una corta autopráctica puede ser suficiente para cambiar radicalmente la textura de un día, para ayudarnos a encontrar equilibrio cuando estamos descentradas, y claridad cuando estamos dispersas. Esta secuencia va de sincronicidad, simplicidad y facilidad de uso; es fácil de recordar, se basa en la repetición y puede hacerse en 10 minutos si solo se tiene tiempo para mantener las posturas brevemente. Durante toda la práctica, el talón es tu ancla, un contrapeso que te permite encontrar equilibrio y ver las cosas tal y como son.

Inicio

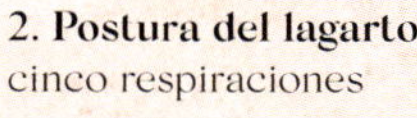

I+D

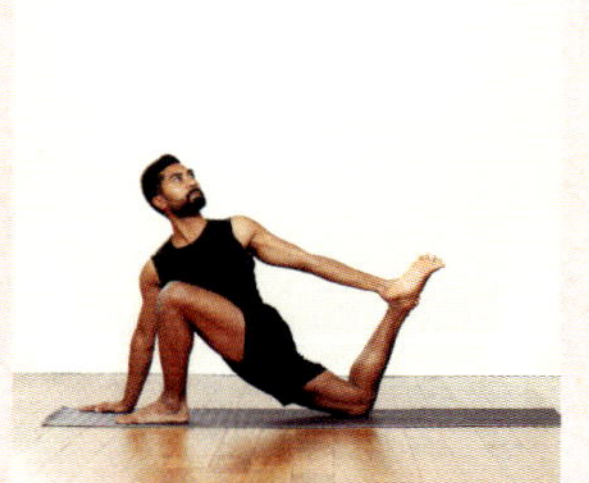

1. **Postura del niño**
cinco respiraciones

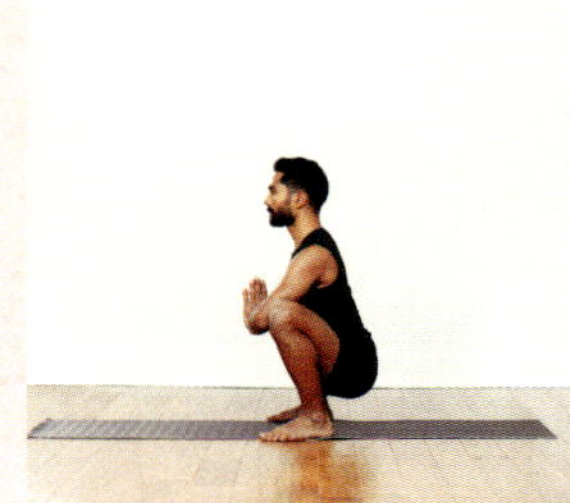

2. **Postura del lagarto**
cinco respiraciones

7. **Postura del lagarto variante con enlace**
cinco respiraciones

8. **Postura de la guirnalda**
cinco respiraciones

Posturas de equilibrio

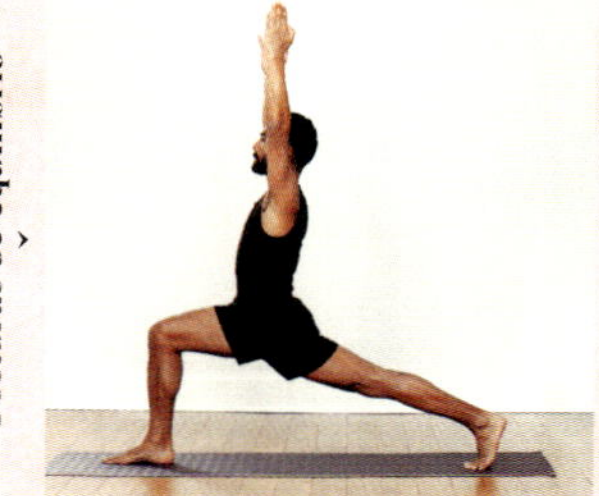

13. **Luna creciente**
cinco respiraciones

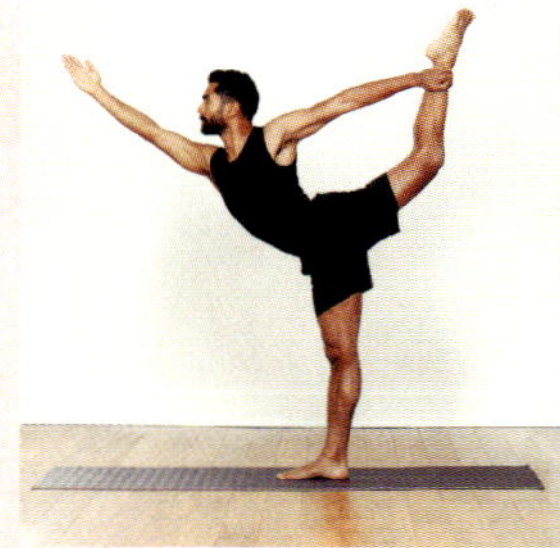

14. **Postura del bailarín**
cinco respiraciones

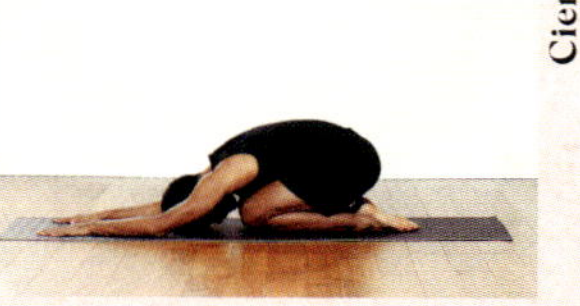

19. **Postura del niño**
cinco-diez respiraciones

Cierre

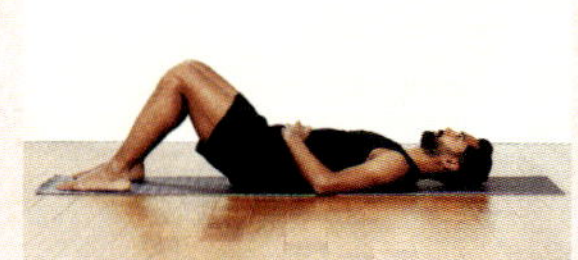

20. **Postura tranquila de descanso**
cinco-diez respiraciones

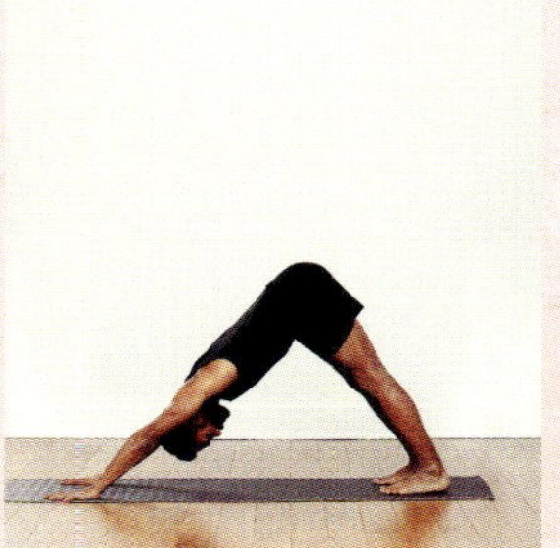
3. **Perro bocabajo**
cinco respiraciones

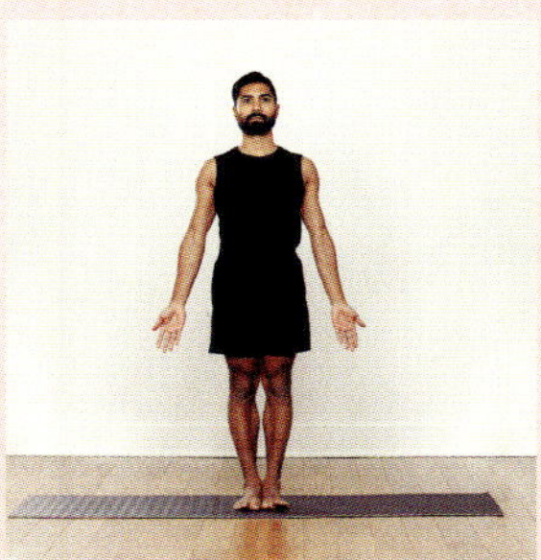
4. **Postura de la montaña**
cinco respiraciones

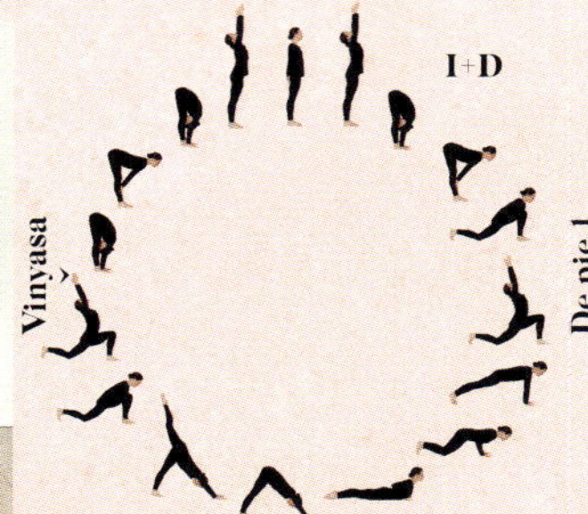

5. **Saludo a la luna**
(ver página 59)

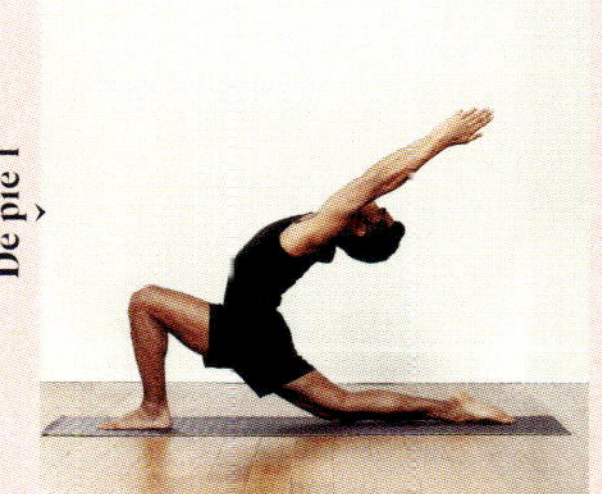
6. **Corredor bajo en extensión**
cinco respiraciones

Repite 6–9 en el otro lado

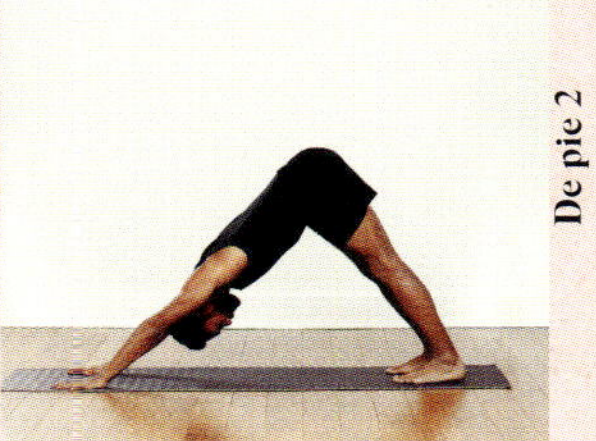
9. **Perro bocabajo**
cinco respiraciones

De pie 2

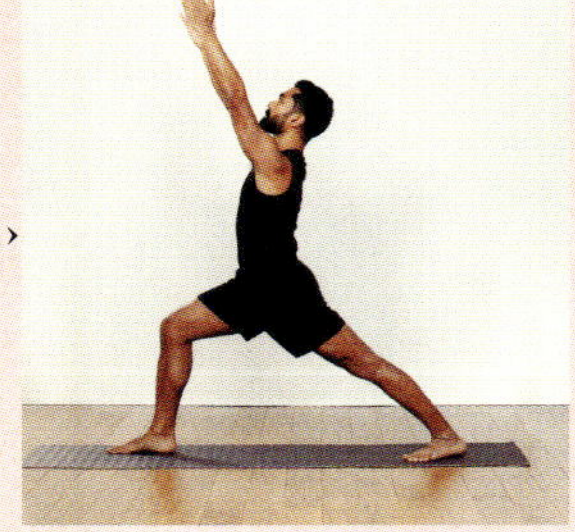
10. **Guerrero I**
cinco respiraciones

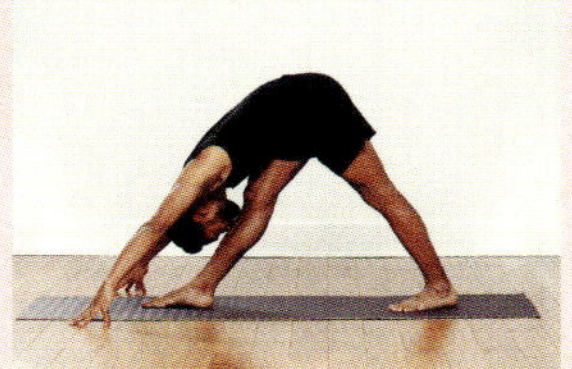
11. **Postura de la pirámide**
cinco respiraciones

Repite 10–12 en el otro lado

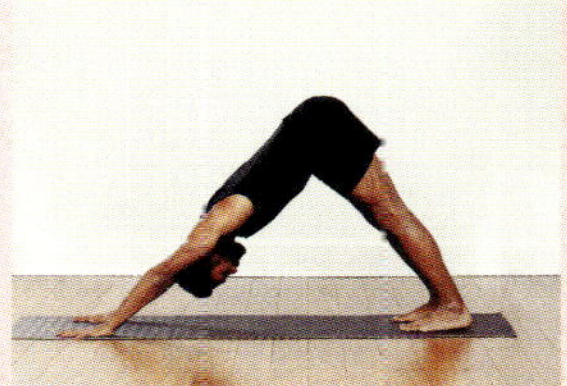
12. **Perro bocabajo**
cinco respiraciones

Repite 13–15 en el otro lado

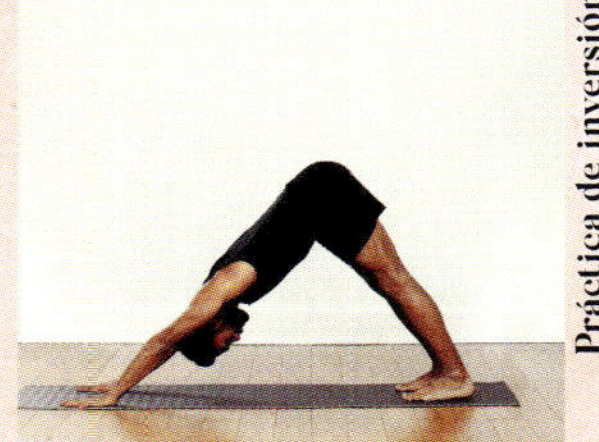
15. **Perro bocabajo**
cinco respiraciones

Práctica de inversión

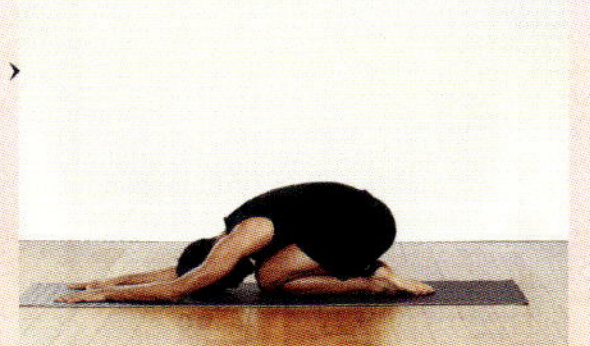
16. **Postura del niño**
cinco respiraciones

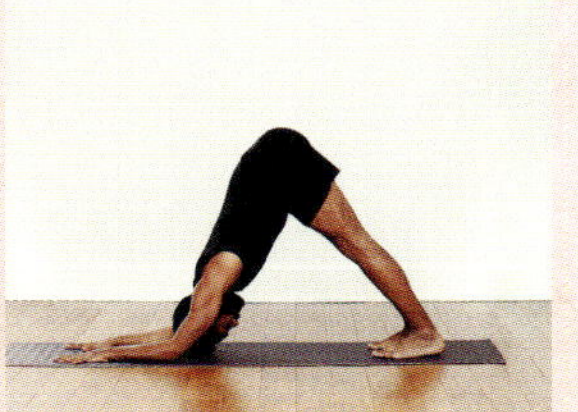
17. **Postura del delfín**
cinco respiraciones

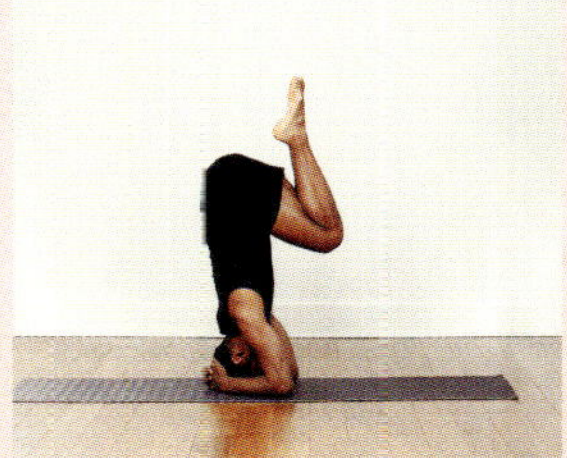
18. **Postura sobre la cabeza**
alt.: preparación a postura sobre la cabeza/postura del niño
cinco respiraciones

I+D

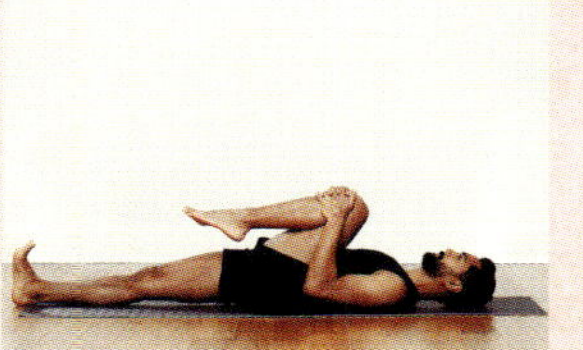
21. **Postura de liberación de viento**
cinco respiraciones

I+D

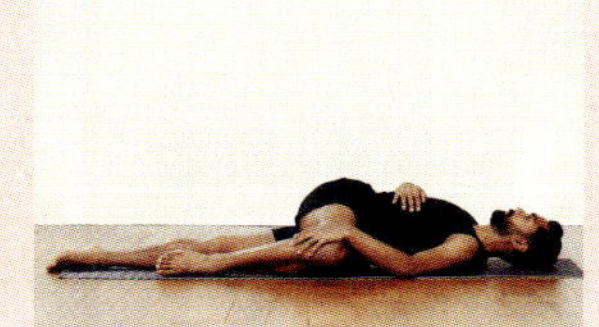
22. **Torsión supina**
cinco respiraciones

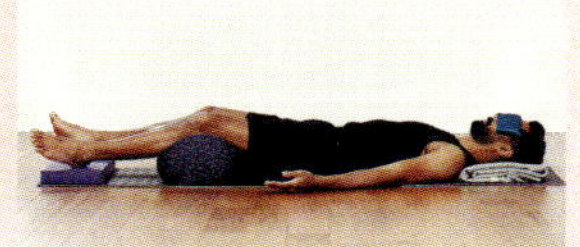
23. **Savasana**
cinco-diez minutos

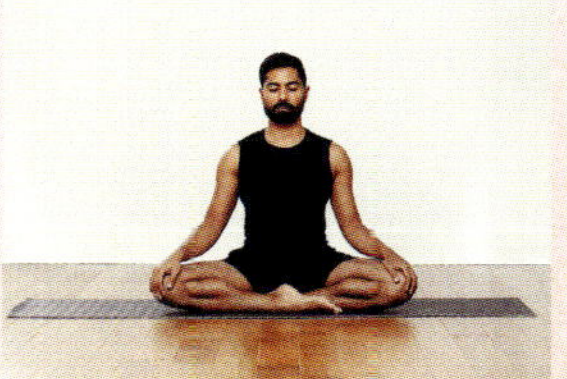
24. **Meditación sentada: Respiración de la abeja**
(ver página 184)

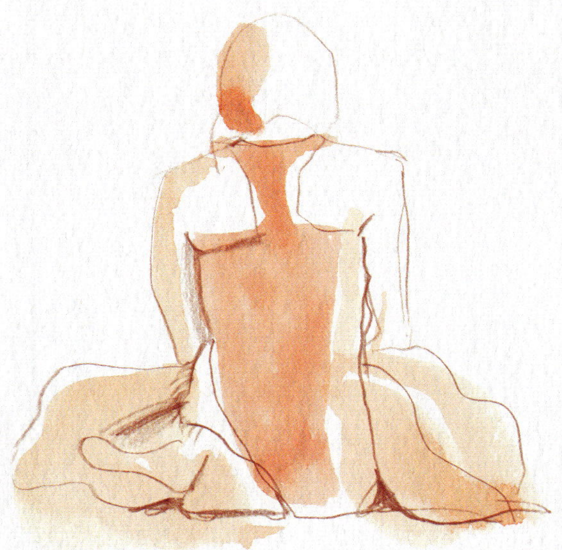

Descanso final

Respiración de la abeja

Esta es una técnica maravillosa y muy sencilla, perfecta para esos días en que estás dispersa y te sientes fuera de tu cuerpo, cuando la idea de sintonizar con la respiración resulta más difícil de lo normal.

Adopta una postura sentada cómoda. Cierra los ojos. Lleva la atención a la respiración y observa cómo se mueve dentro de tu cuerpo. Descansa las manos sobre el pecho y, al exhalar, emite un zumbido. No te obsesiones con la calidad del zumbido. Repítelo varias veces para superar cualquier tipo de vergüenza. Cada vez que la hago, encuentro que todos mis pensamientos superfluos se desvanecen y sintonizo rápidamente con mi respiración, sin importar lo mal que me haya estado sintiendo antes de empezar.

Tras unos pocos zumbidos, prueba a colocar las manos sobre las orejas. Así crearás una conexión más profunda con la vibración. El zumbido suele darse de forma natural (el tono y la tonalidad no importan), pero sigue variando para ir modificando el lugar donde experimentas la sensación en el cuerpo.

Como siempre, al final vuelve lentamente a tu patrón de respiración natural con los ojos aún cerrados. Visualiza los contornos de tu piel y retorna la atención a la habitación en la que estás. Abre los ojos y toca el suelo con la mano para confirmar tu nueva conexión con la tierra.

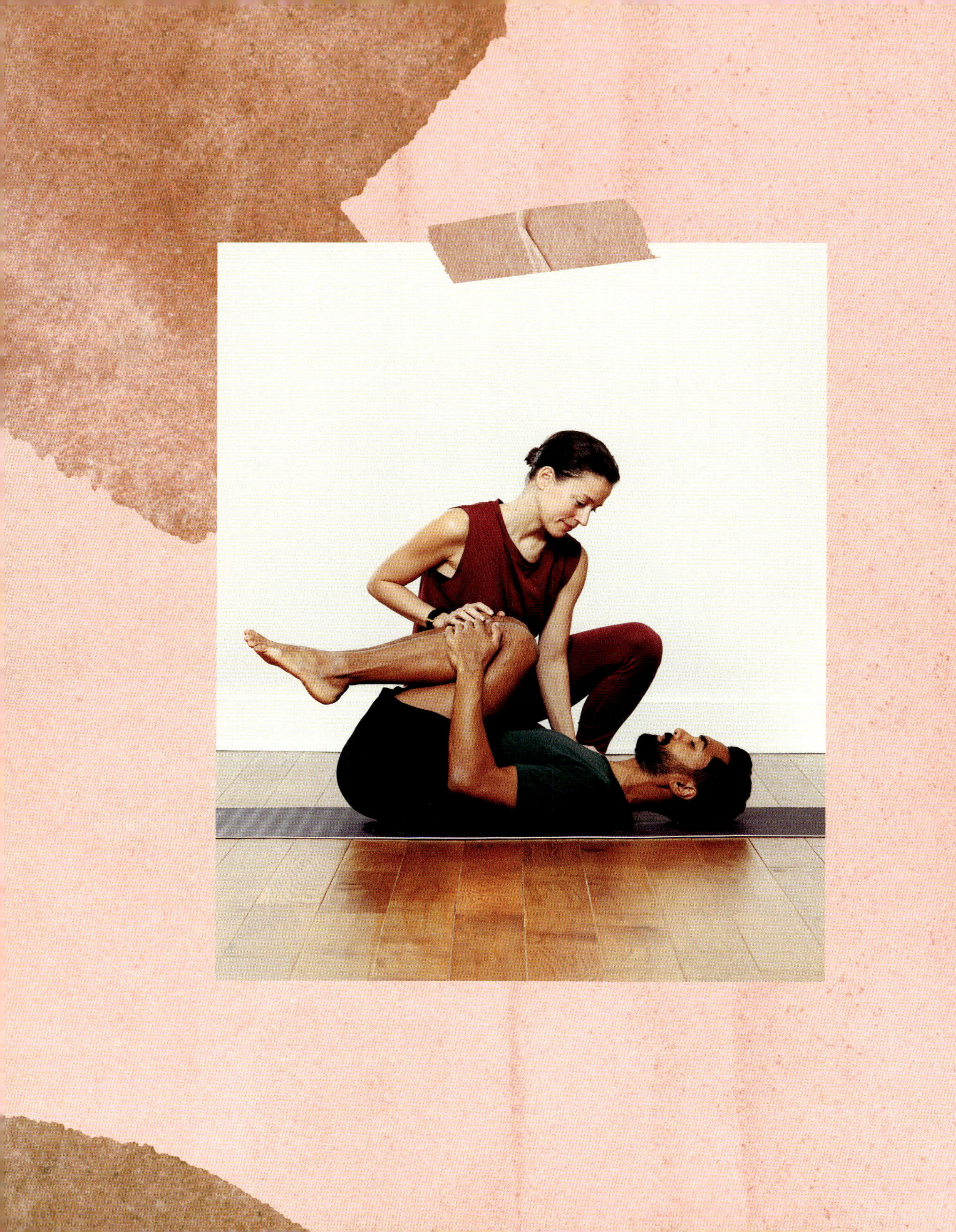

BIBLIOTECA de ASANAS

Posturas pronas

—

7/8

El yoga, en última instancia, busca la rendición. Se trata de reconocer que hay fuerzas más grandes que tú. Digamos, por ejemplo, la gravedad. Es en las posturas pronas donde mejor descubres esto, donde puedes abrirte al poder de rendirte y su enorme potencial creativo.

Postura reclinada de la mano al dedo gordo del pie A, B, C

Supta Padangusthasana A, B, C

A Desde una posición tumbada, flexiona las rodillas y coloca los pies planos en el suelo. Lleva la rodilla derecha hacia el pecho y alcanza el pie, sosteniéndolo por la parte externa (o pasa un cinturón alrededor de los metatarsos del pie agarrándolo con las dos manos), luego estira la pierna mientras exhalas. Si tienes algún problema de espalda baja, puede que necesites mantener la pierna de apoyo doblada. Si no lo tienes, extiende la pierna izquierda presionando la parte posterior del muslo contra el suelo. Alarga hacia delante la parte interna del muslo para mantener la pierna paralela. Relaja los hombros, deja que los huesos de los brazos caigan hacia el suelo y mantente bien ancha a través del pecho. Baja ligeramente el mentón para sentir longitud en toda la parte posterior del cuerpo y luego toma cinco respiraciones.

B Guía el muslo elevado de vuelta al encaje de la cadera, y siente la parte posterior de la pelvis conectándose con el suelo. Gira los dedos del pie hacia fuera y siente el giro del muslo dentro de la cadera. Luego, al exhalar (con el brazo estirado), saca la pierna hacia fuera y hacia el lado. Si te está costando trabajo, descansa el codo derecho en el suelo y úsalo para sostener la pierna derecha. La pierna de apoyo debe permanecer larga y activa, con la mano descansando en la cadera o junto al costado. Si te sientes cómoda, gira la cabeza para mirar por encima del hombro contrario. Toma cinco respiraciones aquí, notando cómo, al exhalar, el centro del ombligo se hunde y sube proporcionándote apoyo desde el centro. Luego, en la exhalación final, devuelve la pierna al centro.

C Alcanza el exterior del pie derecho con la mano izquierda (utilizar un cinturón lo hace más accesible). Crea un pequeño espacio en el pliegue de la cadera derecha presionándolo hacia delante y hacia abajo con el pulgar y el índice. Presiona el muslo izquierdo contra el suelo para lograr estabilidad. Al exhalar, mueve la pierna derecha por encima del cuerpo hacia la izquierda. Durante las primeras respiraciones, mantén la espalda apoyada en la esterilla para sentir un estiramiento profundo en los isquiotibiales y en el tejido conectivo de la parte externa de la cadera y el muslo, con un movimiento muy sutil en otros puntos. A continuación, deja que el lado derecho de la espalda se despegue un poco del suelo sin perder el control (podrías descansar la pierna en un cojín o un *bolster* para frenarte). Toma cinco respiraciones. Vuelve al centro en una exhalación.

Nota de práctica

La curvatura de la columna es natural y saludable, así que evita meter el coxis porque aplanarás la espalda baja. Utilizar un cinturón es una buena forma de prevenirlo y sentirte en la plena expresión de la postura, pero ten en cuenta que debes evitar el estrés en manos y muñecas cuando agarres un cinturón, además de prestar atención al exceso de esfuerzo en los brazos. La idea es usar el cinturón como una extensión del brazo, no como algo contra lo que empujar.

Fallos de alineación comunes

Si estás levantando la barbilla, ajústate con consciencia. Desliza la coronilla hacia la parte posterior de la esterilla para crear espacio en el velo del paladar y agarra el cinturón, si es necesario, para mayor facilidad.

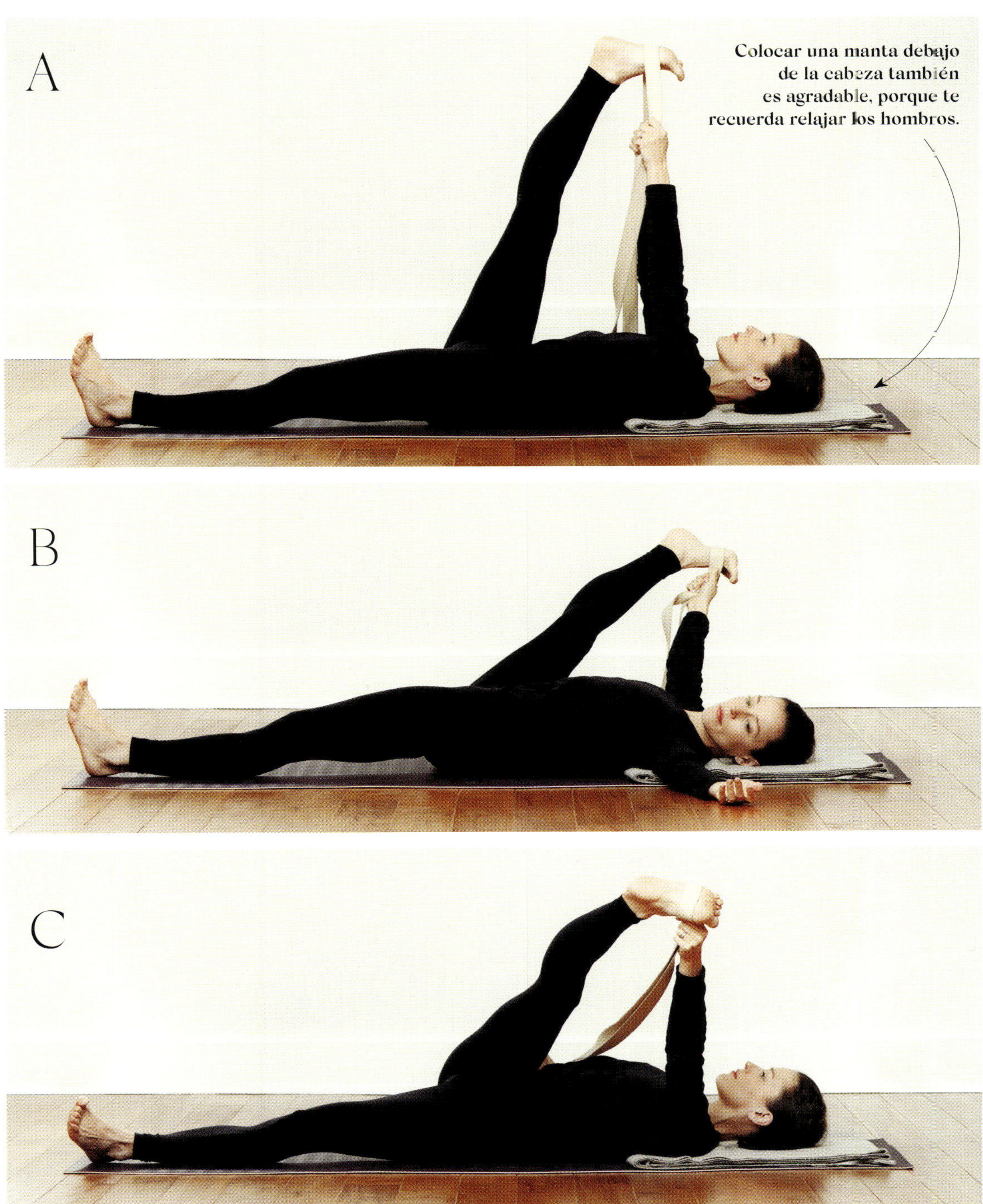
A
Colocar una manta debajo
de la cabeza también
es agradable, porque te
recuerda relajar los hombros.
B
C

Postura tranquila de descanso

Variante de savasana

Túmbate sobre la espalda con las rodillas dobladas. Coloca los pies planos en el suelo. Es mejor que no estén demasiado cerca de los glúteos, para que la espalda baja no pierda su curvatura y el abdomen bajo se estreche. El objetivo es facilitar el descanso y crear espacio para que puedas respirar hacia el abdomen. Cuando tengas los pies en el lugar correcto, mete la barbilla y suaviza la mirada. Relaja el esternón y la mandíbula y siente cómo te respira la respiración.

Nota de práctica

Si tienes acceso a accesorios, colócate una manta debajo de la cabeza para darte apoyo.

Rodillas al pecho

Apanasana

Desde una postura tumbada sobre la espalda, lleva las dos rodillas hacia el pecho y abraza las espinillas con un agarre suave y fácil. En las inhalaciones, acerca más los muslos para masajear el abdomen. En las exhalaciones, deja que la gravedad te ayude a soltar la parte superior de los brazos hacia el suelo. Mete suavemente la barbilla y relaja el esternón.

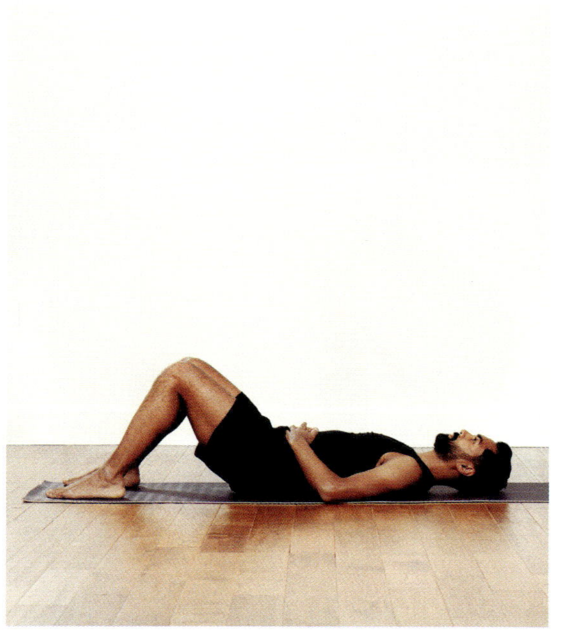

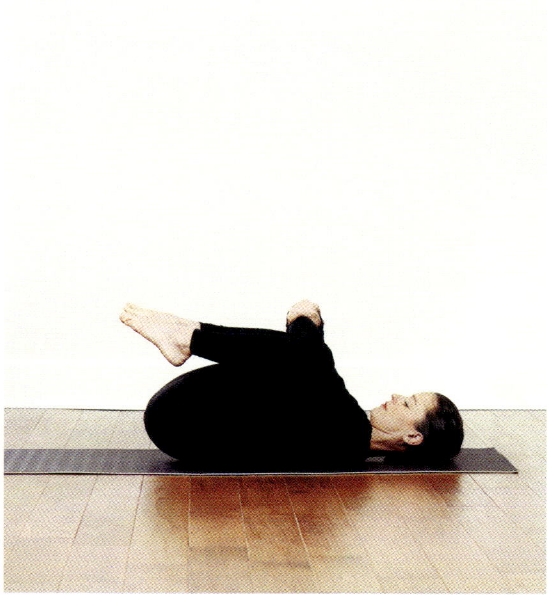

Postura de liberación de viento

Pavanamuktasana

Túmbate sobre la espalda con las piernas extendidas, presionando desde la ingle interna hasta los talones y coloca los dedos de los pies en punta. Al exhalar, flexiona una pierna y abraza la rodilla y, con los dedos de las manos entrelazados, agarra la espinilla para mantener la postura. Inhala hacia el abdomen y, al exhalar, guía suavemente la rodilla hacia el hombro para sentir algo de presión en el abdomen. Flexiona los codos acercándolos al cuerpo, rota las clavículas a lo ancho y los omóplatos hacia abajo por la espalda. Relaja la espalda alta y desliza la coronilla hacia el fondo de la habitación. Mete ligeramente la barbilla para mirar hacia delante y toma algunas respiraciones completas y profundas, guiándote hacia una mayor profundidad mientras exhalas.

Una vez que hayas practicado ambos lados, abraza las dos rodillas hacia el pecho y toma cinco respiraciones profundas. En las inhalaciones, acerca más los muslos para masajear el abdomen. Una vez termines tus respiraciones, suelta las piernas y quédate tumbada sobre la espalda para sentir los efectos de la postura mientras descansas unos momentos.

Nota de práctica

Esta es una gran postura terapéutica que puede traer alivio a quienes sufren de problemas digestivos.

Fallos de alineación comunes

Si hay tensión en las caderas o los muslos, o rigidez en los hombros, ponte una manta o un bloc debajo de la cabeza; esto te permitirá encontrar amplitud a través del pecho y mayor facilidad dentro de la postura.

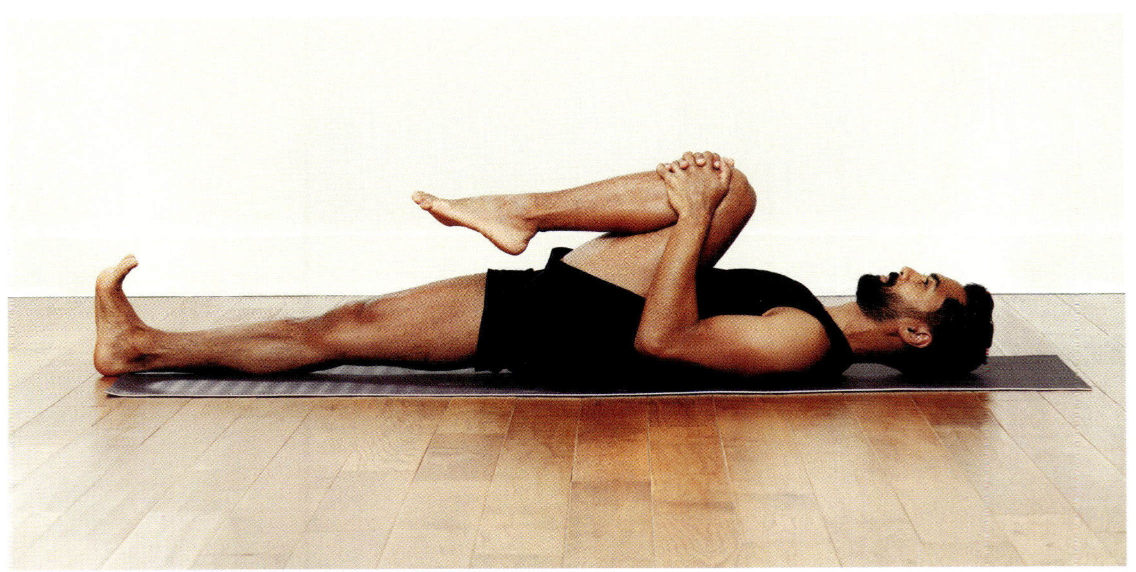

Posición fetal

Parsva Balasana

Lleva las rodillas hacia el pecho y recuéstate hacia un costado. Lleva las caderas hacia atrás un poco para hacerte una bola con la pelvis en el centro. Descansa la cabeza en el suelo o metida entre los brazos, lo que mejor te funcione. Según cierras los ojos, lleva tu atención hacia la parte posterior del cuerpo y llénala con la respiración. Suaviza los músculos y siente el peso de los huesos a medida que te rindes al momento presente. Al ir saliendo de la postura, siéntete emerger como nueva, en una especie de pequeño renacimiento. Todas tenemos un lado dominante. Es agradable desafiar esta tendencia de forma sencilla y divertida mientras practicamos. Si siempre entrelazas los dedos con el pulgar derecho encima, rétate a ti misma haciendo lo contrario.

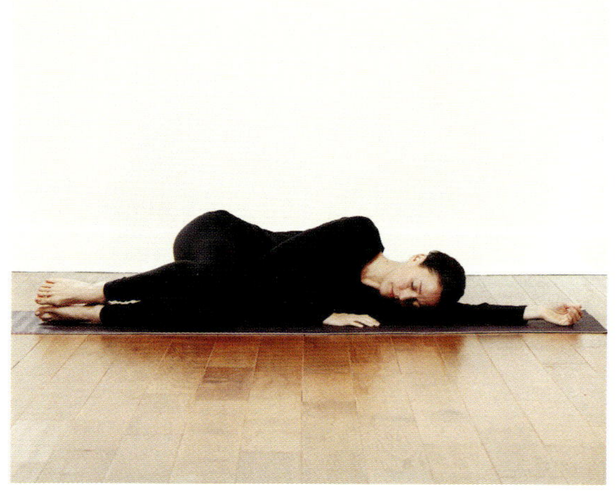

Torsión supina

Supta Matsyendrasana

Túmbate sobre la espalda, con la pierna izquierda apoyada en el suelo, y lleva la rodilla derecha hacia el pecho. Toma la rodilla derecha con la mano izquierda y desplaza las caderas un poco hacia la derecha. Deja que el peso de la pierna derecha caiga por encima de tu centro, llevándote a una torsión que te haga rotar hacia el exterior de la pierna izquierda. Abre el brazo derecho a un lado o descánsalo sobre las costillas y deja que los ojos y la cabeza se muevan en cualquier dirección en la que te sientas bien. Siente el peso del omóplato derecho mientras se mueve hacia abajo en el cuerpo y hacia el suelo. Si el hombro está levantado, intenta llevar el brazo por encima de la cabeza y dóblalo justo por el codo. Toma unas respiraciones profundas hacia las costillas derechas sintiendo que la profundidad de la respiración llena el espacio bajo tu piel. Ve entrando suavemente en la torsión con cada exhalación. Para salir, exhala, activa el abdomen y vuélvete a tumbar de espaldas, abrazando las rodillas con los pulmones vacíos tras exhalar.

Variante

Si quieres una variante más suave de esta postura, dobla ambas piernas y deja que las rodillas caigan hasta donde te sientas cómoda. Usa algo de apoyo debajo del muslo si tienes alguna vulnerabilidad en la espalda baja.

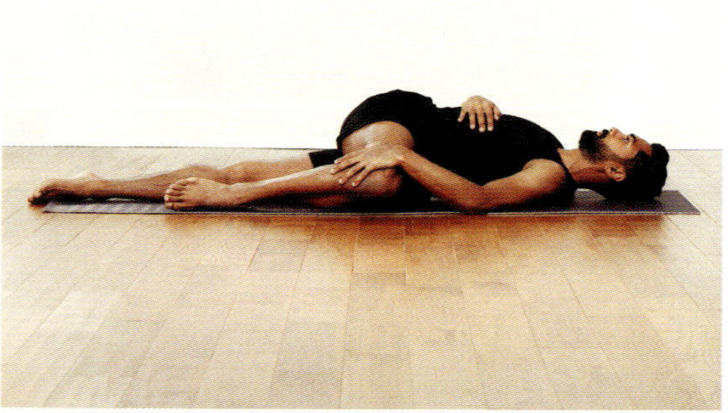

Torsión del limpiaparabrisas

Supta Sucirandhrasana

Túmbate sobre la espalda con las rodillas flexionadas, los pies al ancho de la esterilla y los dedos de los pies mirando hacia el frente. Abre los brazos hacia los lados en forma de «T». Si tienes limitaciones de espacio, lleva los brazos por encima de la cabeza, doblándolos por los codos y descansando los omóplatos hacia abajo de la espalda. Al inhalar, respira profundo hacia el abdomen. Al exhalar, deja caer las rodillas a un lado. Mantén los pies al ancho de la esterilla, pero despega las plantas del suelo para apoyarte en los bordes internos/externos duros de los pies. Nota el espacio que hay en el abdomen cuando llevas el hueso del muslo hacia delante y creas más espacio en la parte delantera de las caderas. Inhala, vuelve al centro y luego, al exhalar, deja caer las rodillas hacia el otro lado. Continúa así, a la izquierda y luego al centro, a la derecha y luego al centro, usando la respiración de metrónomo.

Nota de práctica

Esta es una forma fantástica de fluir con la respiración. A mí me encanta repetirla una y otra vez hasta perderme en el ritmo. Si a ti también te resulta beneficiosa para la espalda, repítela tantas veces al día como puedas; idealmente, una vez por la mañana y otra antes de irte a dormir.

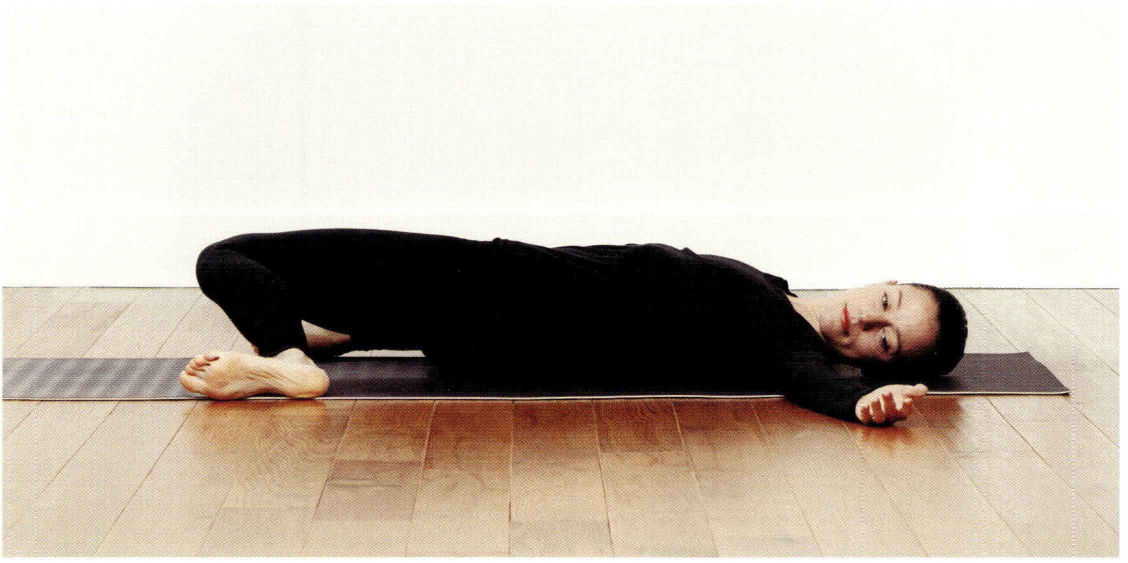

Enhebrar la aguja

Sucirandhrasana

Túmbate sobre la espalda con las rodillas flexionadas y los pies apoyados en el suelo. Levanta la pierna derecha y coloca el tobillo sobre el muslo izquierdo, dejando que la rodilla derecha caiga hacia el lado con el muslo abriéndose hacia fuera en el encaje de la cadera. Pasa la mano derecha a través de ese pequeño espacio que hay entre las piernas y alcanza el exterior de la pierna izquierda con la mano izquierda. Entrelaza los dedos detrás del muslo izquierdo y acerca la pierna hacia ti. Mete la barbilla y deja que los hombros se relajen hacia el suelo. Respira profundamente y siente la expansión de la respiración en el abdomen.

Nota de práctica

Si sientes dolor en la rodilla derecha, apunta más hacia ti los dedos de los pies. Activar el pie puede dirigir la abertura hacia la cadera y proteger la rodilla de la torsión y de las sensaciones fuertes. Si no funciona, escucha a tu cuerpo y sal de la postura con consciencia.

Si tus proporciones te lo permiten, los codos pueden ensancharse y el codo derecho puede ayudar suavemente a presionar, no a empujar, el muslo derecho un poco hacia delante.

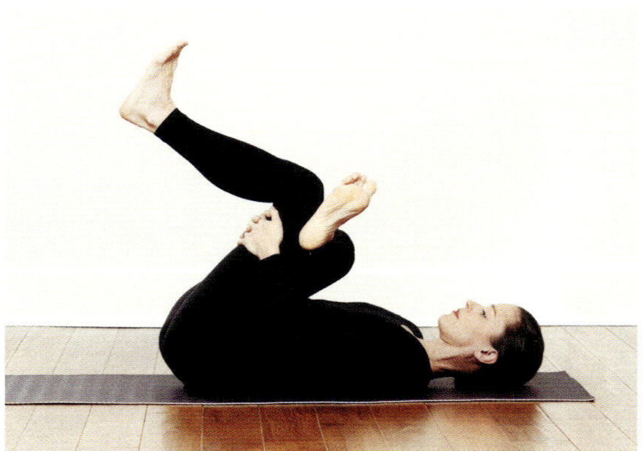

Postura del bebé feliz

Ananda Balasana

Tumbada sobre la espalda, dobla las rodillas hacia el cuerpo y agarra los pies por los bordes externos. Deja que las rodillas se abran hasta el ancho de los hombros y presiona los pies hacia el cielo, apuntando los dedos de los pies hacia la cara. Mantén los brazos largos y desliza los omóplatos hacia abajo por la espalda. Encuentra longitud extendiendo el coxis hacia delante y la coronilla en dirección opuesta. Mete ligeramente la barbilla y respira hacia el abdomen, hacia abajo y hasta la pelvis. Balancéate un poco, de izquierda a derecha, para masajear ambos lados de la columna.

Dónde secuenciar en una autopráctica

Esta es una postura muy agradable para cerrar antes de savasana.

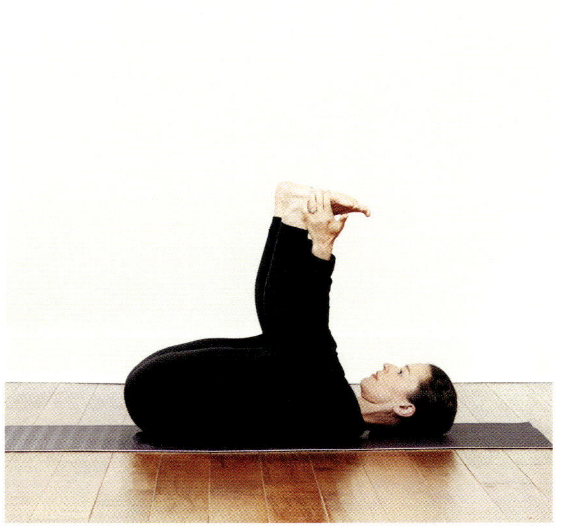

Postura del medio bebé feliz

Ardha Ananda Balasana

Desde una postura tumbada sobre la espalda, flexiona la rodilla derecha hacia la axila y agarra el pie por el borde exterior (si no puedes, utiliza un cinturón). Mantén la pierna izquierda estirada y activa. Al exhalar, presiona el pie derecho hacia arriba para que esté directamente sobre la rodilla derecha, luego apunta los dedos de los pies hacia atrás. Respira hacia el abdomen. Crea longitud en los brazos, presiona el pie hacia arriba contra la mano que lo agarra y siente la amplitud a través de las clavículas.

Nota de práctica

Si tienes algún problema de espalda baja, puedes crear más facilidad en esta postura doblando la pierna de apoyo y descansando el pie en el suelo. También puedes sujetarte los tobillos en lugar de los pies si no tienes un cinturón a mano.

Fallos de alineación comunes

A menudo veo que los alumnos sacan la barbilla en esta postura. Una manta debajo de la cabeza te ayudará a evitarlo metiendo la barbilla. Sonreír suavemente te ayudará a suavizar la cara.

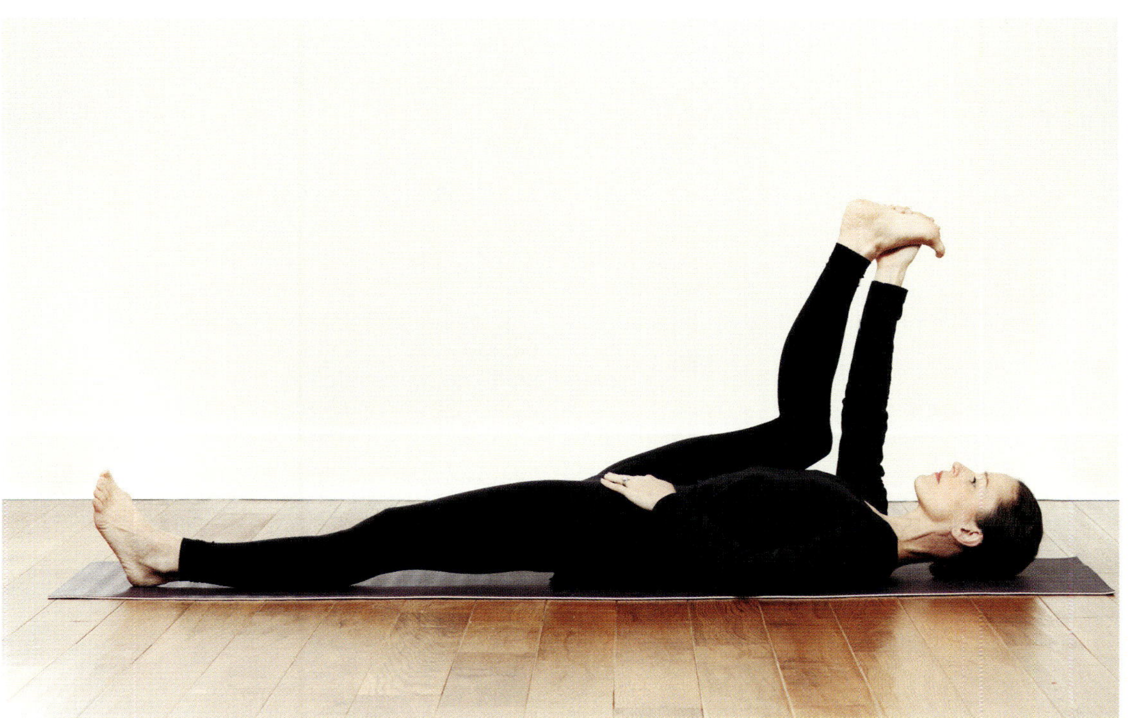

Pequeños cambios, grandes diferencias

La meditación desmitificada. El chequeo de dos minutos

A muchísimas personas les resulta intimidante la idea de la meditación; se imaginan que es una forma de desconectar la mente, algo que no conciben que puedan hacer. Pero la meditación no consiste en no pensar nada, pues eso es imposible, sino en observar los pensamientos, algo que cualquiera puede hacer con un poco de práctica.

El objetivo de la meditación es sacarte de la parte del cerebro que juzga y llevarte a la parte que presencia. No cabe duda de que la parte analítica de nuestra mente es imprescindible en nuestras vidas. Pero es agotador pasar ahí todo el tiempo, creando estrés y esos horribles pensamientos obsesivos que con frecuencia sentimos que no podemos sacudirnos de encima. La meditación nos permite objetivar estos pensamientos y organizarlos. Y esto crea espacio. Y calma.

Siéntate. Siente las curvaturas naturales de la columna soportadas por capas de tejido suave y transfiere la atención desde la columna a la piel. Nota dónde sientes que el cuerpo toca el suelo. Siente la ropa en contacto con la piel. Nota las partes expuestas del cuerpo descansando suavemente en el aire que te rodea.

Inhala y experimenta tu cuerpo como algo poroso y preparado para recibir esa inspiración que es la inhalación. Mientras exhalas, mantén la elevación en la postura, como una flor que crece en busca de la luz. Observa cómo te respira la respiración. Si la mente está activa, dite silenciosamente a ti misma: «Estoy inhalando, estoy aquí; estoy exhalando, estoy aquí».

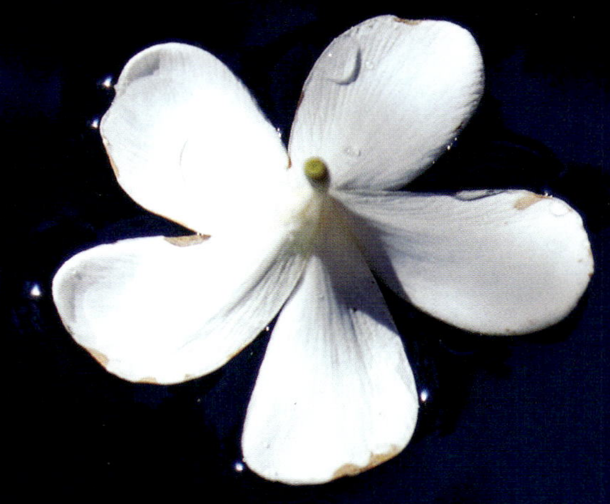

El objetivo de la meditación es sacarte de la parte del cerebro que juzga y llevarte a la parte que presencia.

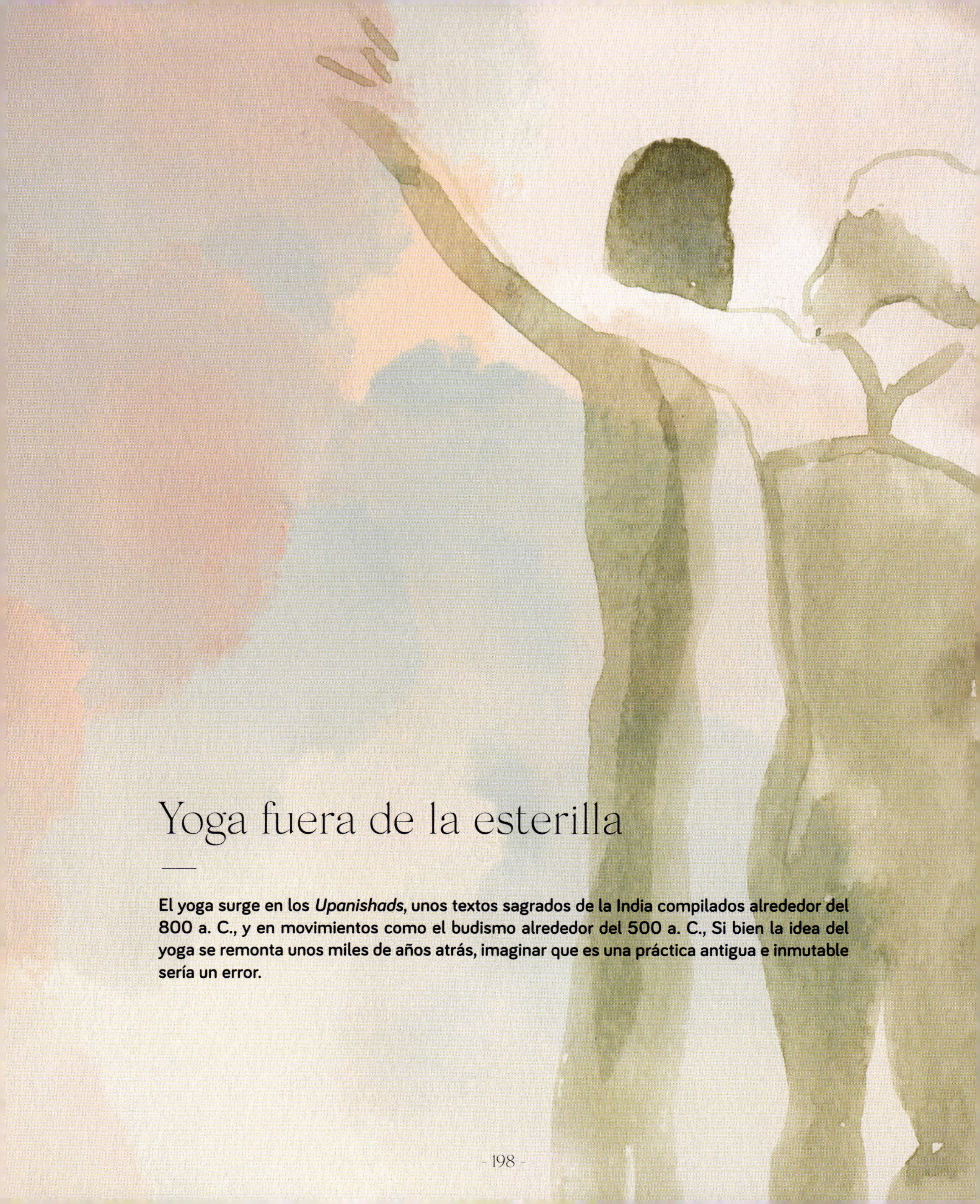

Yoga fuera de la esterilla

El yoga surge en los *Upanishads*, unos textos sagrados de la India compilados alrededor del 800 a. C., y en movimientos como el budismo alrededor del 500 a. C., Si bien la idea del yoga se remonta unos miles de años atrás, imaginar que es una práctica antigua e inmutable sería un error.

El yoga, tal y como se practica hoy en día en Occidente, no se parece para nada a sus primeras encarnaciones, cuando normalmente contaba con poca o ninguna práctica física más allá de la respiración pranayámica y los rituales de meditación. Los aspectos físicos que surgieron a finales del siglo XIX incluían prácticas de asanas originarias de la India que evolucionaron con rapidez, así como influencias transnacionales, como las rutinas gimnásticas escandinavas que aparecieron más o menos en la misma época. Quizá esta sea una de las razones por las que el lado físico de la práctica ha demostrado ser tan popular en Europa y América.

Pero concentrarse únicamente en las secuencias físicas sería perderse la maravillosa herencia de mito y belleza del yoga y su profunda investigación filosófica. Para mí, tiene sentido que la práctica de asanas suela ser el punto de partida para quienes han nacido fuera de las tradiciones hindúes y budistas. Pero espero que la belleza y el poder del yoga consigan despertar la curiosidad de la practicante en cuanto a sus orígenes.

Según los textos antiguos, ocho son las ramas de yoga. La práctica física, que se denomina asana, es solo una de ellas. La respiración es otra. Las seis restantes abarcan desde los *yamas* (obligaciones morales como el voto de practicar la no violencia), hasta *pratyahara* (que fomenta el compromiso de recoger los sentidos en preparación para la meditación profunda).

Luz sobre el Yoga, de B.K.S. Iyengar, el libro que quizá más haya contribuido a popularizar el yoga en Occidente, ha tenido también una gran influencia en la forma en que enseño y vivo mi vida. En él se detallan todas las restricciones y normas recomendadas para los practicantes de yoga. Es uno de los primeros libros a los que dirijo a las personas que desean saber más sobre la práctica. Lo encontrarás en la lista de «Lectura complementaria» al final del libro, donde se incluyen también fascinantes trabajos de eruditos sánscritos y académicos del yoga, junto con libros de yoga que me encantan y que siguen inspirándome.

Leer algunos de ellos es una manera estupenda de honrar las raíces ancestrales del yoga, pero también lo es comportarse como lo harías en la esterilla cuando estés fuera de ella. Practica la no violencia. Aspira a la empatía universal. Busca la humildad radical. Cuando observo la comunidad que ha surgido alrededor de *Yoga on the Lane* (cómo la gente se conecta, se cuida, se hace amiga de sí misma primero y luego de los demás), veo lo poderoso que el yoga puede ser como instrumento. Los rituales en torno al canto, los mantras, la oración y la meditación han sido parte de la existencia humana desde tiempos remotos. El compañerismo y el yoga pueden ser una forma de reconectar con ellos.

Desenrolla tu esterilla, flexiónate y respira. Observa cómo te hace sentir y luego compártelo con otros. Acalla tu pequeño yo y ábrete a ser un yo más grande, uno que acepte que es solo una gota en este vasto océano, pero no por ello menos hermosa.

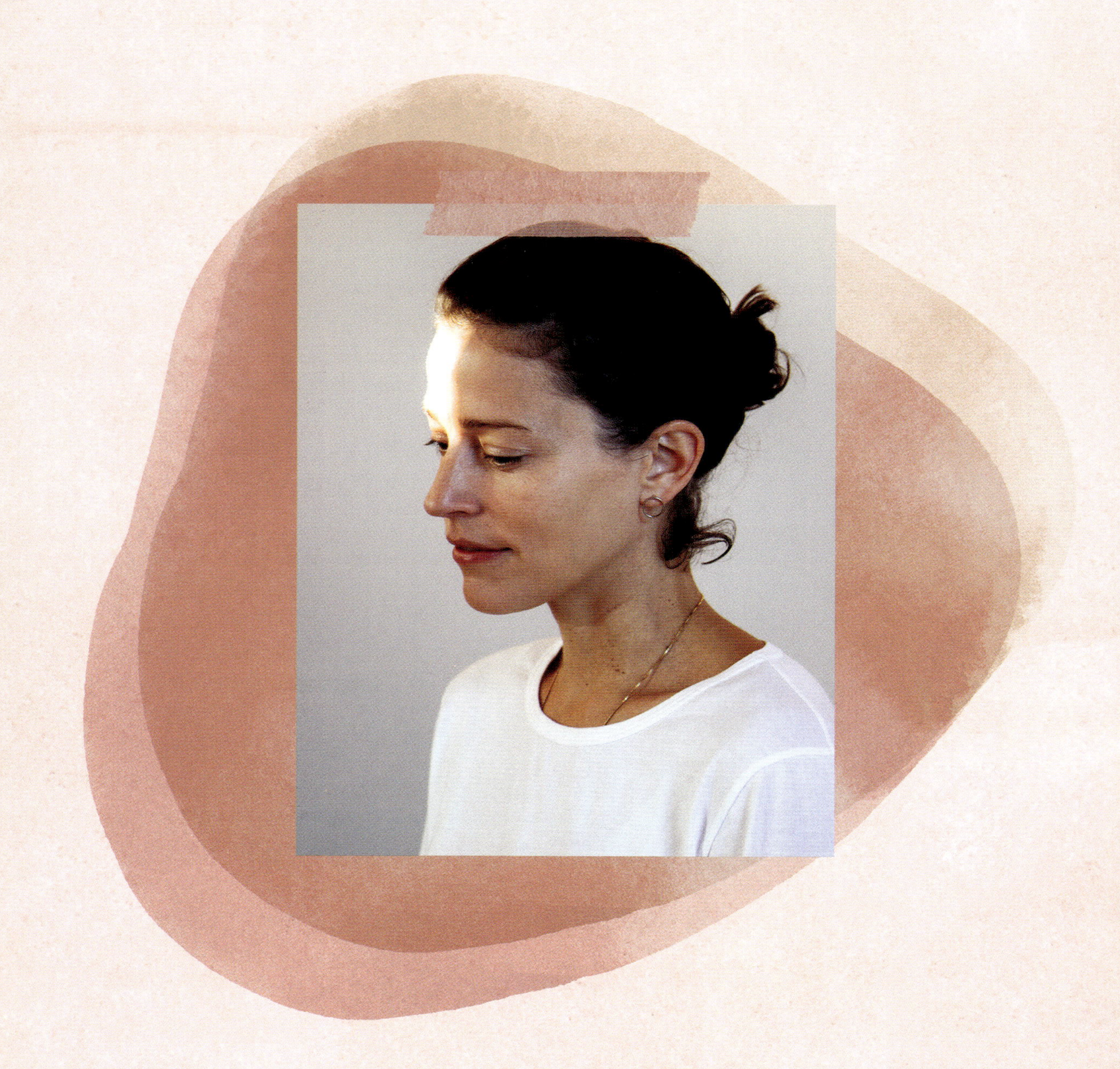

Una práctica sencilla de autocompasión

Los seres humanos somos capaces de extraordinarios actos de compasión y perdón. Podemos extender nuestra bondad a extraños, darlo todo y más por los que amamos. Sin embargo, es frecuente que no extendamos dicha empatía a nosotros mismos, que nos empeñemos en actuar como nuestros peores críticos y nos olvidemos de cuidarnos. Para poder empezar a interiorizar dicha compasión, necesitamos hacer espacio para el autocuidado asegurándonos de que somos capaces de comprobar cómo estamos, de relajarnos y respirar.

Claro que no siempre es fácil en el ajetreo de la vida moderna. Esta secuencia es perfecta para aquellos a quienes les cuesta encontrar el tiempo de cuidarse a ellos mismos: se puede hacer en tan solo 20 minutos o alargarla hasta una hora, según el tiempo que pases en las posturas. En cualquier caso, está diseñada para ayudarte a aplacar a tu crítica interna y para que lleves tu consciencia al cuerpo.

Dobla tu manta con cuidado y túmbate sobre ella, de forma que la cabeza reciba apoyo. Hazte esa primera pregunta: «¿Estoy cómoda?». Y deja que ese sea el principio rector de tu práctica. Tu intención debería ser el respeto a ti misma. Utiliza las posturas laterales para encontrar espacio para ti misma. En las posturas sentadas, alárgate desde la base hacia arriba y siéntete orgullosa de tu columna vertebral. Piensa en cada postura como en un gesto de amabilidad hacia ti misma.

Inicio

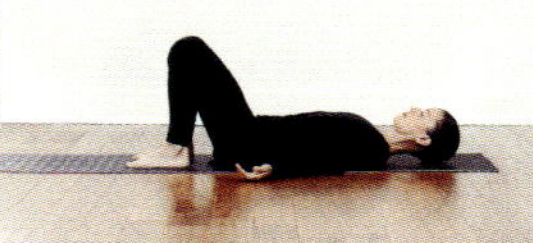

1. Postura tranquila de descanso
cinco respiraciones

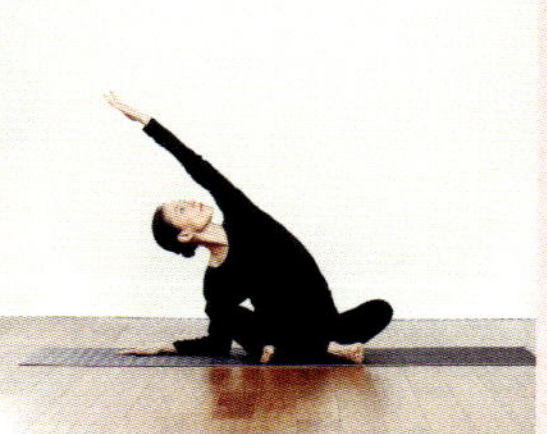

6. Postura fácil variante con flexión lateral
cinco respiraciones

Vinyasa

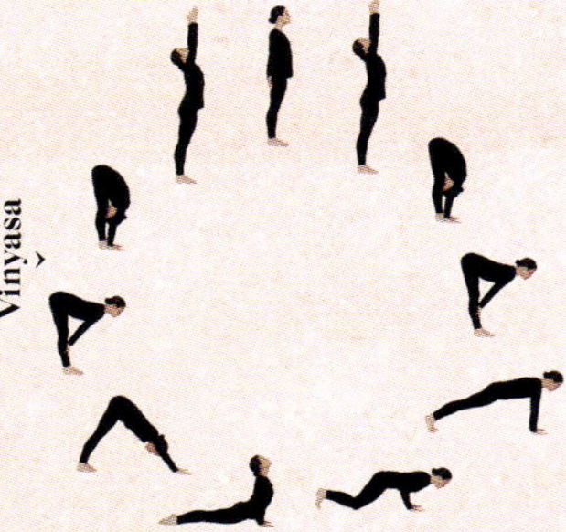

11. Saludo al sol A
(ver página 55)
una-tres veces

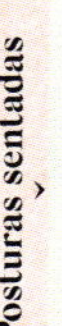

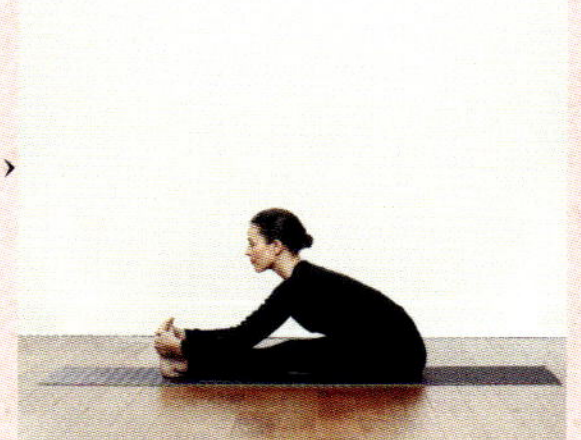

16. Flexión sentada
cinco respiraciones

I+D

2. Enhebrar la aguja
cinco respiraciones

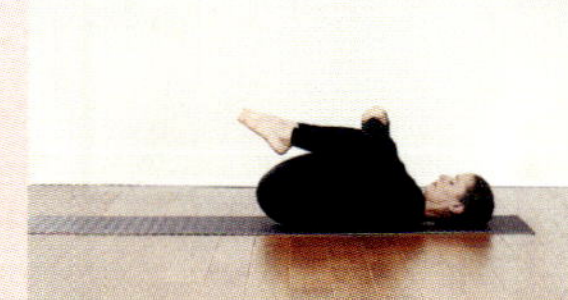

3. Rodillas al pecho
cinco respiraciones

I+D

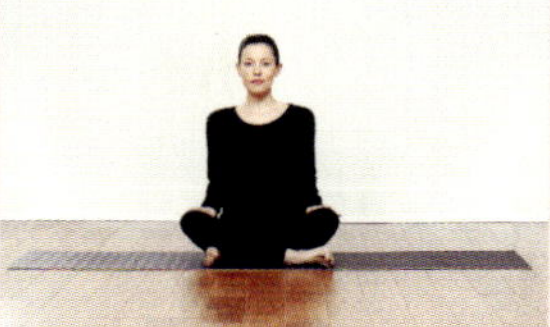

4. Postura fácil variante con círculos
cinco respiraciones

I+D

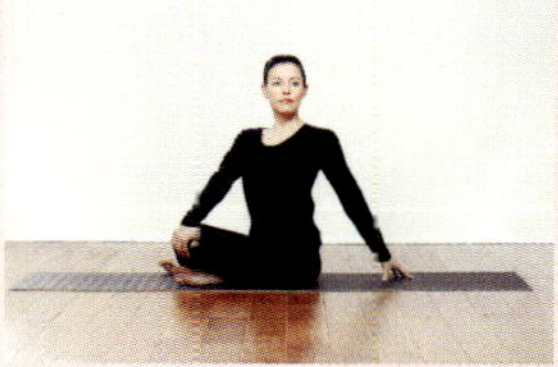

5. Postura fácil variante con torsión
cinco respiraciones

De pie 1

Repite 6–9 en el otro lado

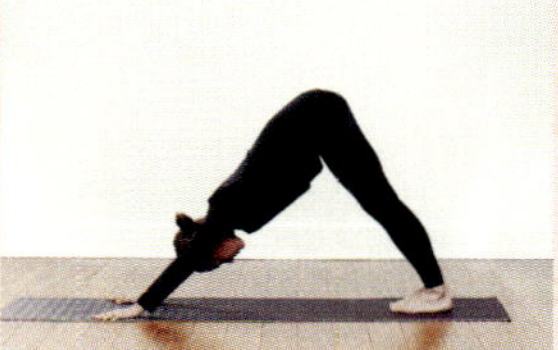

7. Perro bocabajo
cinco respiraciones

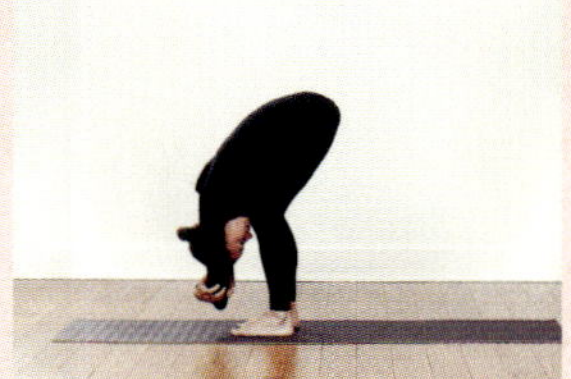

8. Flexión de pie variante de la muñeca de trapo
cinco respiraciones

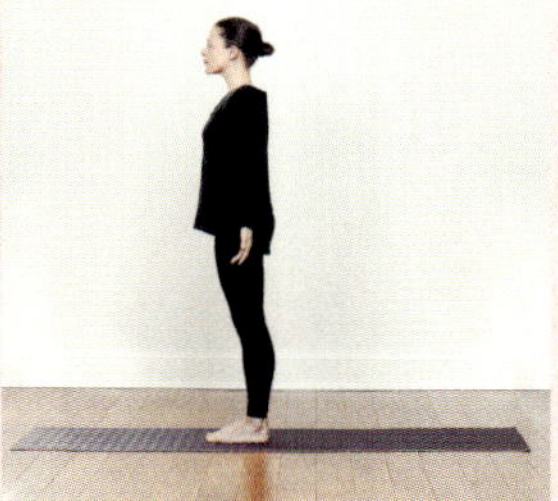

9. Postura de la montaña
cinco respiraciones

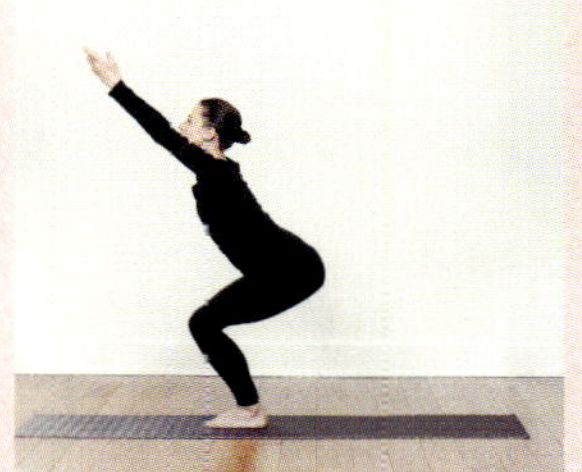

10. Postura de la silla
cinco respiraciones

De pie 2

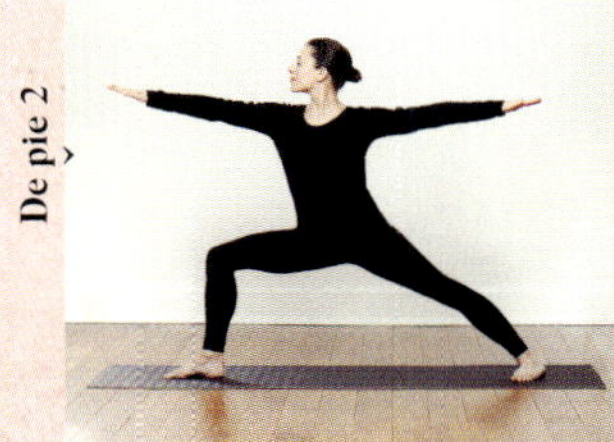

12. Guerrero II
cinco respiraciones

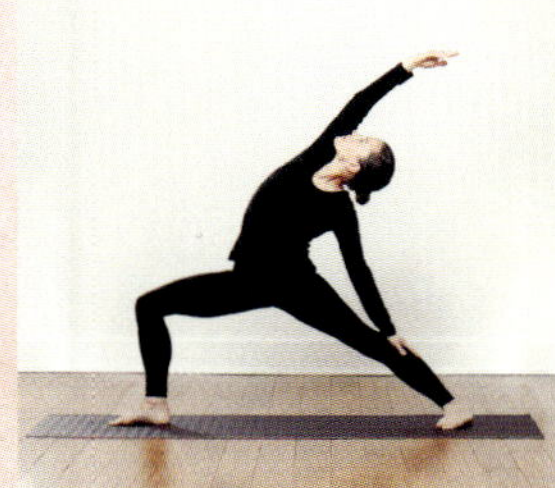

13. Guerrero II variante con arqueo
cinco respiraciones

Repite 12–14 en el otro lado

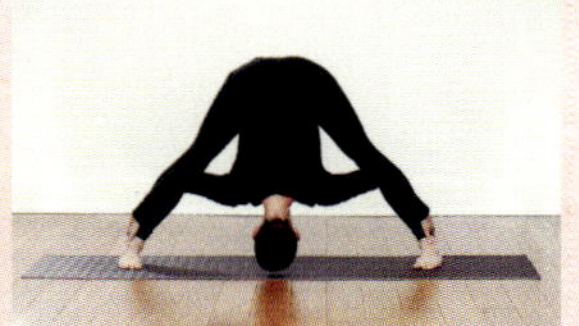

14. Flexión con ángulo abierto de pie
cinco respiraciones

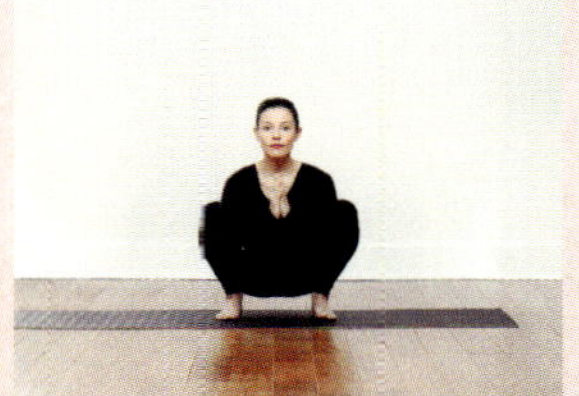

15. Postura de la guirnalda
cinco respiraciones

I+D

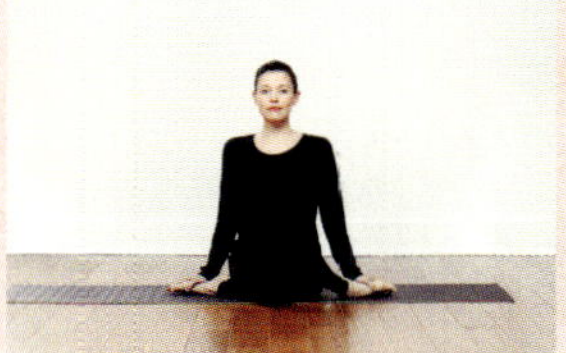

17. Postura de la cara de vaca
cinco respiraciones

I+D

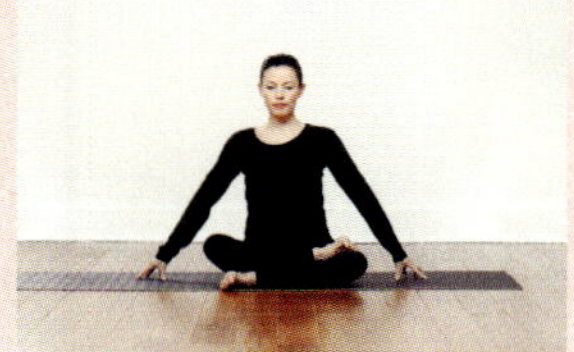

18. Leño ardiente alt.: Postura fácil
cinco respiraciones

Cierre

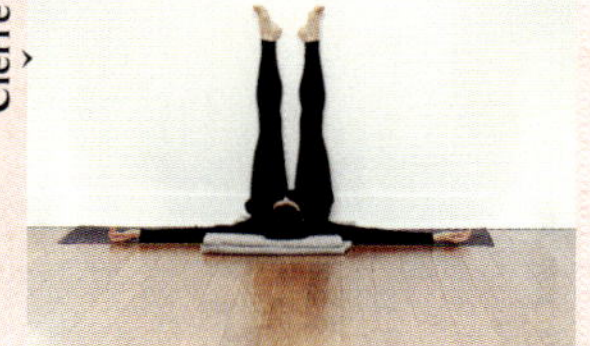

19. Piernas en la pared
dos–cinco minutos

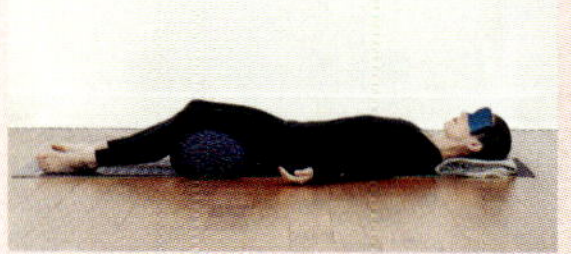

20. Savasana
cinco minutos

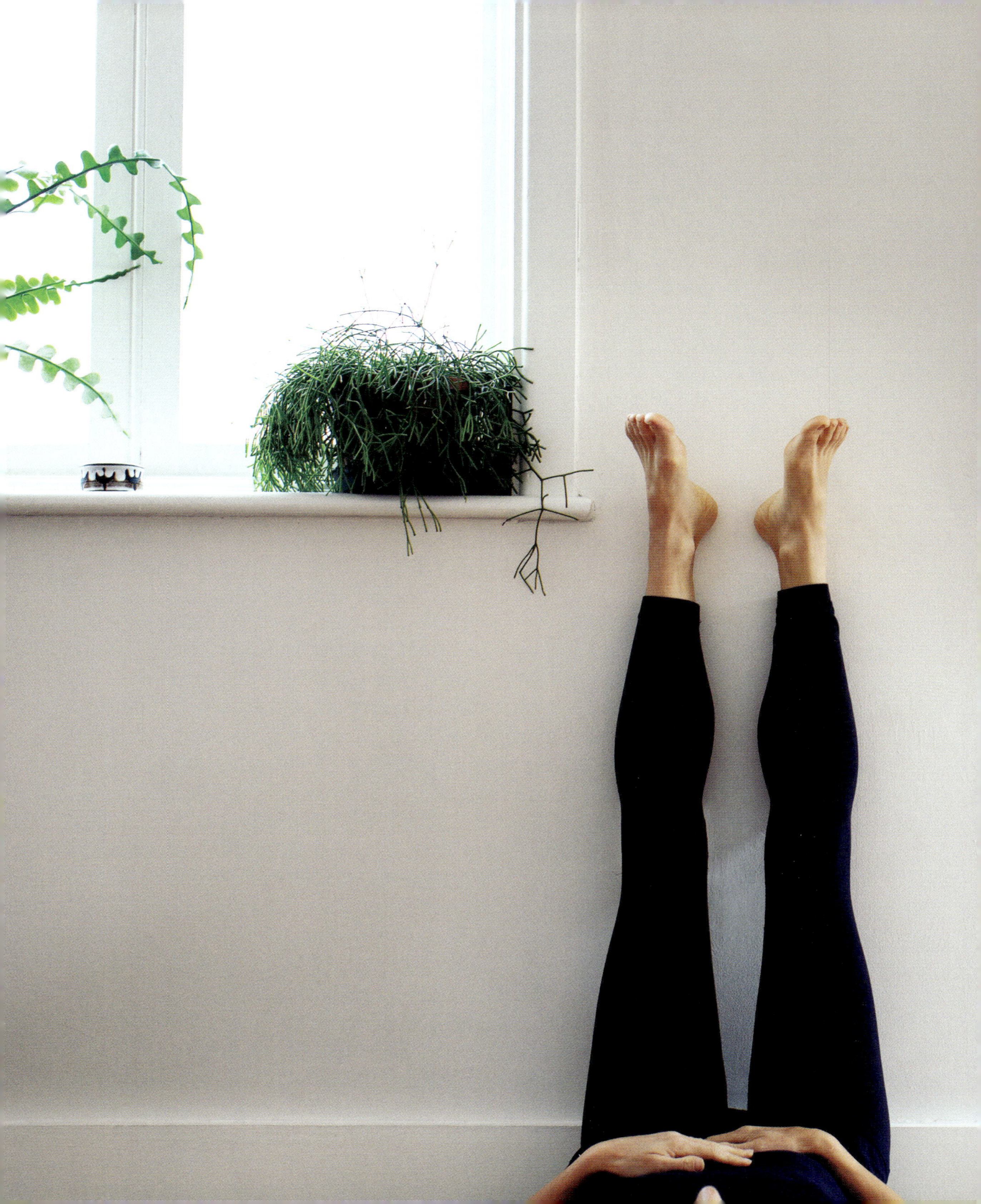

Descanso final

Piernas en la pared

Busca un espacio donde el suelo se encuentre con la pared. La idea es que puedas estar acostada sobre la espalda y crear una forma de «L» con la parte posterior de los muslos lo más cerca posible de la pared. Yo encuentro que lo más fácil es sentarse de lado con un hombro contra la pared y luego girar y rodar hasta entrar en la posición.

Quizá necesites accesorios para esta postura (un antifaz para los ojos o una almohadilla para bloquear la luz, un par de mantas), así que reúnelos y déjalos junto a ti, si no, te será difícil alcanzarlos una vez que estés en la postura.

Descansa las piernas contra la pared y deja que el peso de los muslos caiga hacia la pelvis. Asegúrate de que la cabeza está cómoda y proporciónale apoyo si fuese necesario. Necesitas poder meter la barbilla ligeramente para quitar esfuerzo de la cara y permitir la liberación silenciosa del esternón, lo cual crea espacio en el pecho. Pon las manos sobre el abdomen y envía la respiración hacia la profundidad del abdomen y hacia abajo, hacia la pelvis. Lleva la atención a la sensación de la sangre que baja por las piernas deshaciendo la actividad del día, gota a gota.

Permanece en esta postura tanto tiempo como la sientas cómoda. Observa cómo el cuerpo se va asentando, respiración a respiración, y permítete sentir la redistribución de la energía a medida que te sumerges más profundamente en el descanso.

Si los isquiotibiales están tensos, esta postura podría no ser cómoda. Una alternativa sería tumbarse en el suelo con las piernas en una silla de forma que los muslos estén verticales, pero las pantorrillas descansen horizontalmente sobre los glúteos.

Pequeños cambios, grandes diferencias

El poder del escaneo corporal

Poco a poco, nos vamos dando cuenta del papel central que juega el estrés en nuestra salud en general, de cuánto puede afectar al sistema inmunitario y conducir a todo tipo de afecciones en apariencia no relacionadas. Al igual que sabemos desde hace tiempo que comer bien no es algo autocomplaciente, estamos empezando a reconocer que descansar bien tampoco lo es.

Cuando nos encontramos en situaciones estresantes, solemos imaginar que la única forma de salir de ellas es esforzarse más, empeñarse, exigirnos más. En realidad, lo que de verdad necesitamos es hacer una pausa, salirnos del estrés y dejar de «hacer» para poder «ser». Yo sufro dos condiciones autoinmunes crónicas que necesitan control constante, por lo que conozco de primera mano el impacto que un descanso adecuado puede tener en todos los aspectos de mi bienestar: físico, mental y emocional.

Cuando siento que me estoy desestabilizando y agotando, que la parte pensante de mi cerebro está al mando y me urge a hacer más, a trabajar más duro y a esforzarme más, sé que es hora de un escaneo corporal. Esta sencilla y tranquilizadora intervención me devuelve infaliblemente a mi cuerpo.

Comienza tumbada en el suelo sobre la espalda. Asegúrate de estar lo suficientemente abrigada. Establece el tono con una intención simple: «Estoy tranquila» o «estoy centrada». Luego piensa en todo el cuerpo como en un pulmón y respira hacia él sintiendo su expansión completa. Al exhalar, siente dónde está tu cuerpo en contacto con el suelo e intenta rendirte completamente a la gravedad, dejando que los músculos se desprendan de los huesos para que puedas asentarte en el suelo. Inhala y luego, al exhalar, relaja los dedos de los pies. Esto no significa retorcerlos o empujarlos a que se relajen, significa llevar tu atención hacia ellos y descansarla ahí. Inhala y luego, al exhalar, relaja los talones. Inhala y luego, al exhalar, relaja los tobillos. Quieres abrirte camino a través de todo el cuerpo, hasta arriba, hasta la coronilla. No te apresures, ni te saltes nada. La idea es llevar la atención a cualquier lugar donde pueda haber estrés: el abdomen, el paladar, los labios, la mandíbula, los hombros, los dedos de las manos.

Si en algún momento te quedas dormida, no pasa nada; probablemente lo necesitabas. Después de escanear tu cuerpo, haz una transición lenta para sentarte y tómate unos momentos para reflexionar sobre el viaje interno que has realizado.

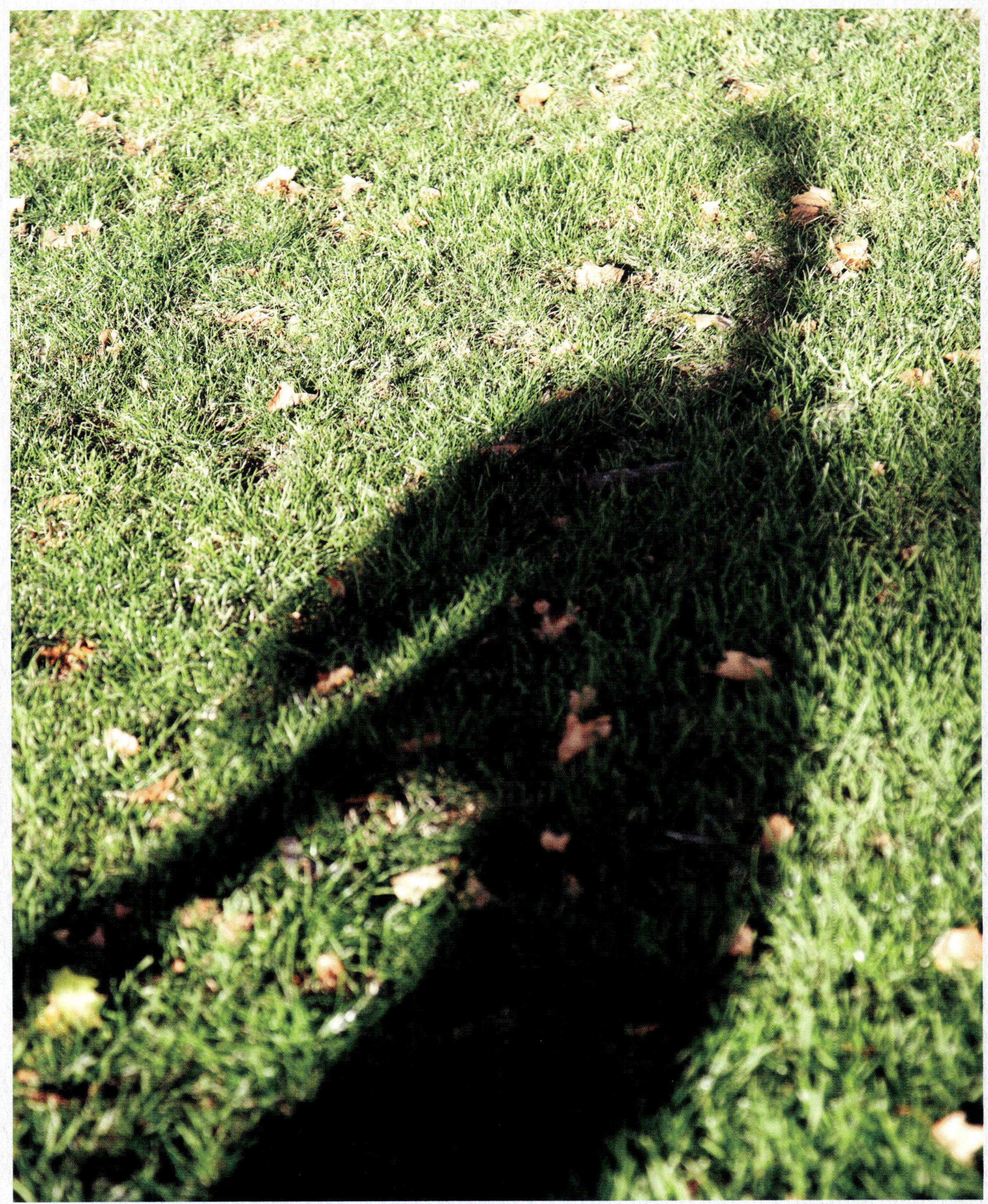

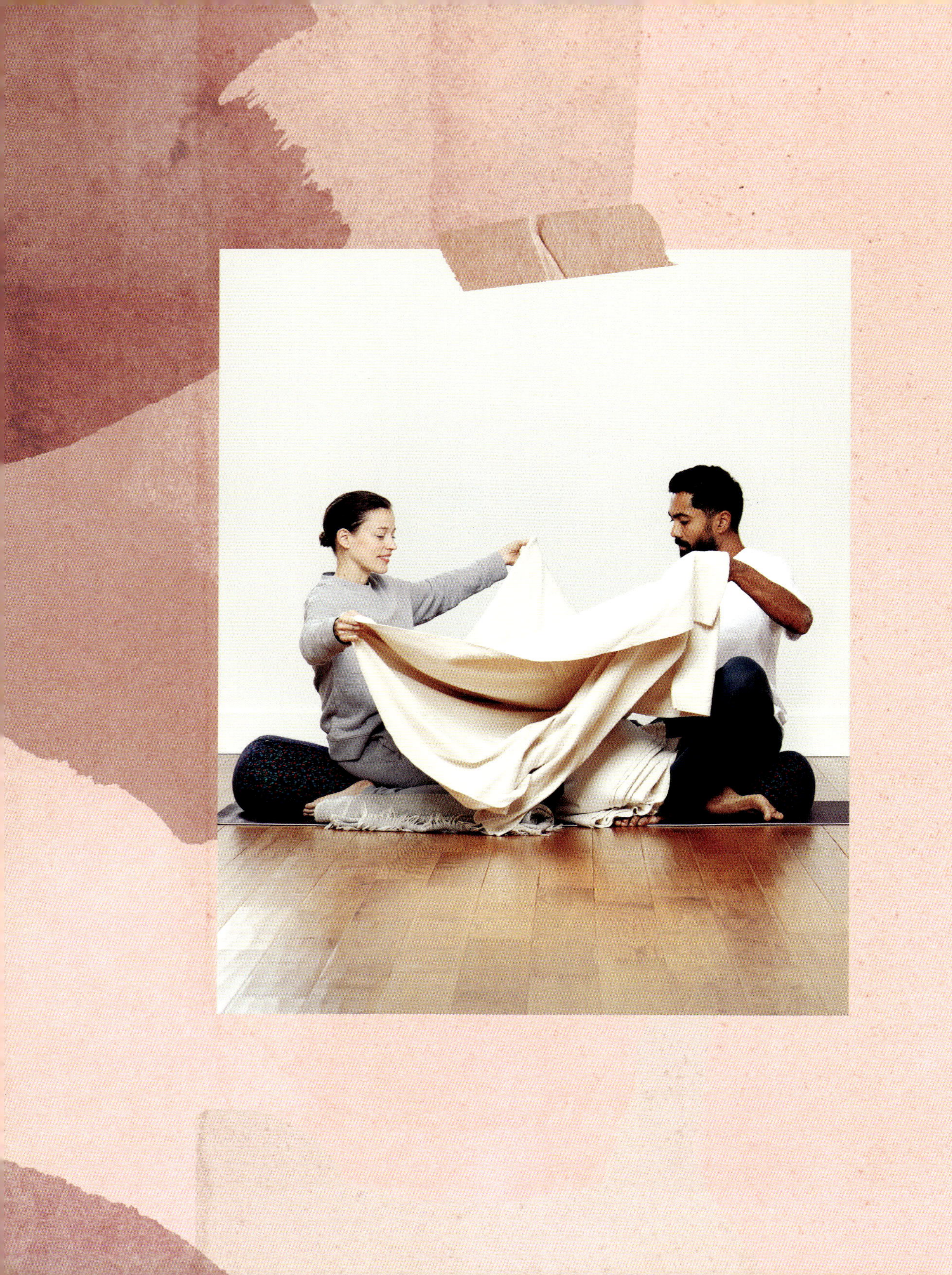

Posturas restaurativas

—

8/8

El yoga restaurativo toma la quietud intrínseca de la práctica y la sitúa en un lugar central. Nos saca del modo de lucha o huida de nuestras vidas estresadas y nos permite asentarnos en el sistema nervioso parasimpático, donde podríamos encontrar la auténtica calma. Esto lo convierte en ideal para quienes padecen ansiedad, depresión, trastornos de dolor crónico o para cualquiera que busque un respiro de la tensión del día, ya que sus posturas, mantenidas durante un periodo largo de tiempo y profundamente sentidas, estimulan el sistema inmunitario y calman la mente.

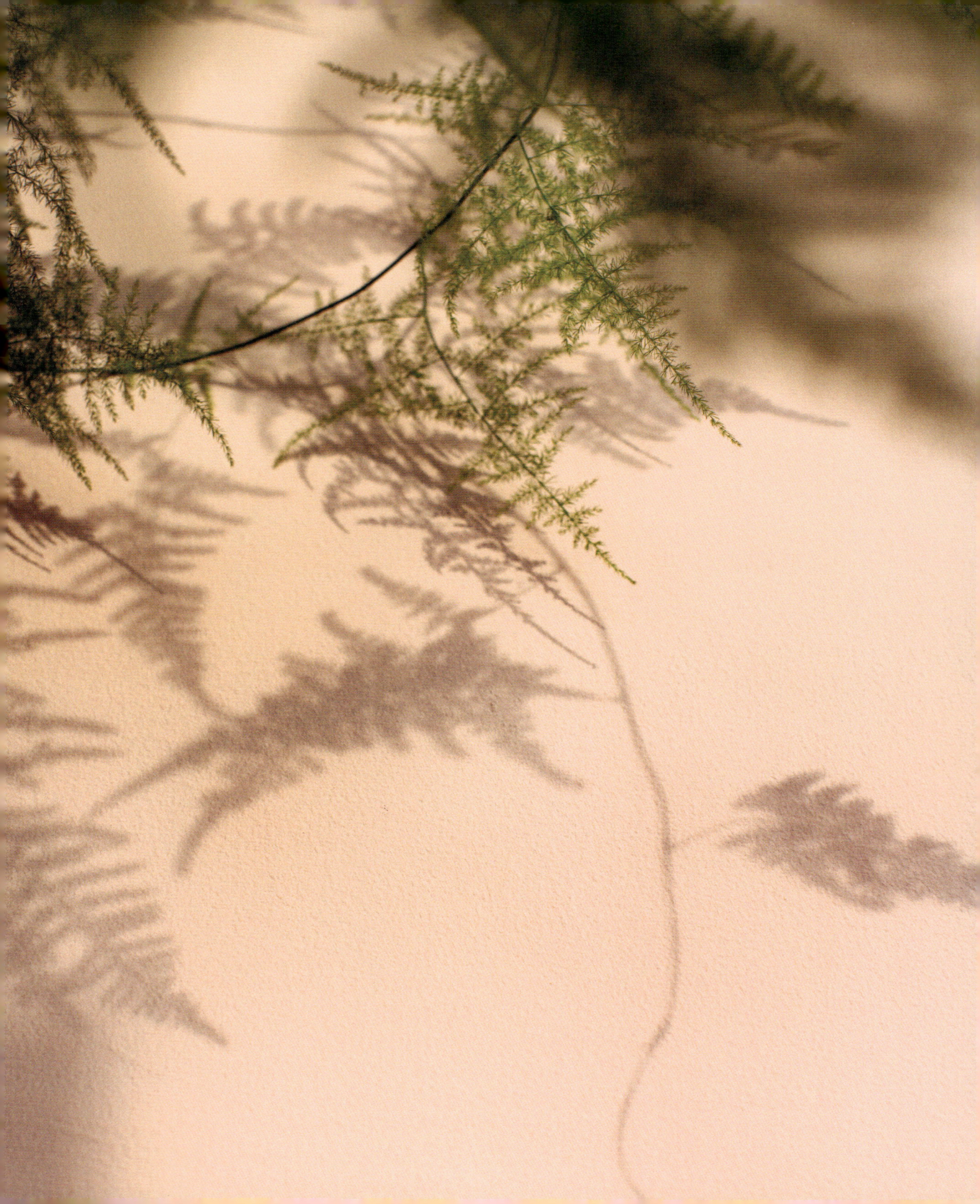

Normalmente, en una práctica dinámica encontramos estas posturas al final de la secuencia, aunque también funcionan bien dentro de las secuencias, para proporcionar equilibrio y la oportunidad de recalibrar. Sin embargo, pueden suponer una práctica independiente maravillosa, con énfasis en la comodidad máxima y la autocompasión. Con poco esfuerzo y sin coste alguno, puedes crearte un espacio donde nutrirte y cuidar de ti misma.

Es posible hacer secuencias con solo dos posturas, y mantener cada una de ellas durante un mínimo de cinco o un máximo de 20 minutos, pero independientemente de cuántas posturas hagas, haz siempre las transiciones con atención plena. Ten a mano los accesorios que vas a necesitar, pues la idea es permanecer en esa agradable y cálida «sopa de yoga» durante el mayor tiempo posible. Para ello has de tener capas adicionales de ropa a mano, ya que la temperatura corporal bajará a medida que te relajas. Y también *bolsters*, o si no tienes ninguno, cojines. El peso que estos ofrecen facilita de forma maravillosa el descanso. Cuando me siento ansiosa o necesito enraizarme, trabajo con un *bolster* pesado sobre las caderas y el abdomen bajo, lo cual me ayuda a dirigir la atención internamente hacia la respiración.

Mientras te relajas en las posturas, siéntete en contacto con el suelo o los accesorios y llega a la «conciencia del momento presente», para que estés realmente alerta a la sensación de tu cuerpo. Si tiendes a perderte en tu propia narrativa personal automática, retorna la consciencia a la respiración y conviértete en una testigo objetiva de tus pensamientos. Reconoce cómo percibes y sientes tu propio espacio físico y emocional. Ser consciente es el método por el cual llegamos a estar verdaderamente despiertas: cualquier momento puede ser una ocasión de realización personal.

No siempre tendrás el lujo de la luz de las velas, los antifaces para los ojos, las mantas y los quemadores de aceite, pero no te preocupes: tu intención crea el ambiente. Reconoce que te has labrado un espacio seguro donde puedes desacelerarte y ser vulnerable. A medida que profundizas, la experiencia de estar en un cuerpo se vuelve más abstracta. Experimenta la respiración debajo de la piel sin más y, en última instancia, el espacio íntimo que es tu respiración dentro de la respiración.

Podrías necesitar:

— *bolster*
— blocs
— cojines
— antifaz para los ojos
— mantas
— calcetines
— temporizador

Piernas en la pared

Viparita Karani

Descansa las piernas contra la pared y deja que el peso de los muslos caiga hacia la pelvis. Asegúrate de que la cabeza está cómoda y proporciónale apoyo si fuese necesario. Necesitas poder meter la barbilla ligeramente para quitar tensión de la cara y permitir la relajación del esternón, lo cual crea espacio en el pecho. Pon las manos sobre el abdomen y envía la respiración hacia la profundidad del abdomen y abajo, hacia la pelvis.

Nota de práctica

Prueba a hacer esta postura con accesorios adicionales, si los tienes. Experimenta para ver qué te funciona. Poner una manta debajo de la cabeza es agradable cuando la mente está muy activa. También hace las veces de apoyo si tienes tensión en el cuello. Que coloques o no mantas o un *bolster* debajo de la pelvis depende de tus preferencias personales. Como siempre, escucha qué necesita tu cuerpo ese día.

Yo encuentro que el apoyo debajo de las caderas crea una pendiente descendente desde el corazón a la cabeza que puede ser muy calmante para el sistema nervioso.

El poder de esta postura es tal
que actúa como una panacea
para casi todas las dolencias.
Es mi remedio para la fatiga,
los calambres menstruales,
la ansiedad o el insomnio.

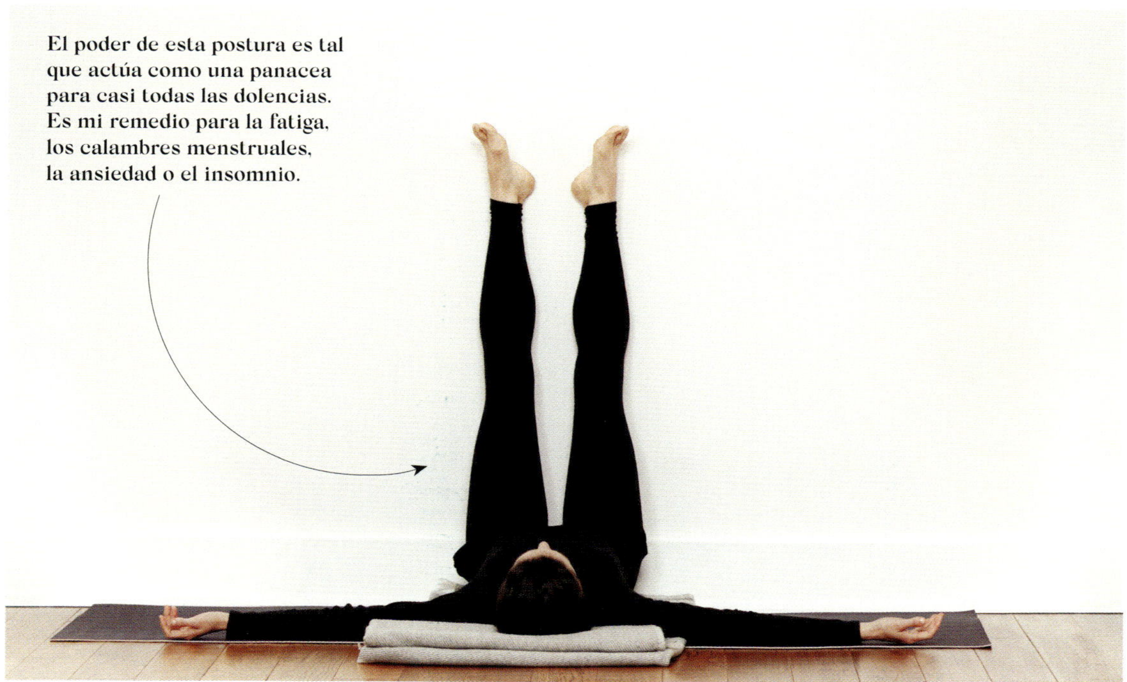

Torsión lateral sentada

Salamba Bharadvajasana

Coloca un *bolster* a lo largo de la esterilla y arrodíllate junto a él con la cadera derecha en contacto con el lado largo del *bolster*. Desde aquí, gira el torso hacia el accesorio, manteniendo las rodillas a un lado y la cadera bien cercana al *bolster*. Usa la inhalación para crear espacio y longitud en el torso, y mientras exhalas, apoya el abdomen sobre el *bolster*. Apoya la cara de lado, mirando en la misma dirección que las rodillas, y luego cierra los ojos. Si después de unos momentos no te sientes cómoda, prueba a apoyar la cabeza sobre una manta. Date tiempo para entrar en esta postura y siente cómo te vas relajando sobre los accesorios. Ve llevando la consciencia desde los dedos de los pies hasta la mandíbula, liberando tensión acumulada en tu cuerpo a medida que avanzas. Espera a que tu cuerpo te diga cuándo es el momento de salir de la postura. Date el tiempo suficiente para poder practicar esta postura en ambos lados.

Nota de práctica

Si el *bolster* te resulta incómodo, déjalo de lado y prueba a acostarte sobre una manta. Puedes pasar el brazo por el pliegue de la manta para que la cabeza esté ligeramente más baja que el corazón. A mí me gusta ponerme un cojín entre las rodillas.

Yoga para la vida

Cuando estamos desequilibradas, uno de los primeros lugares donde podemos sentirlo es en el intestino. Esta postura es una torsión suave en la que puedes estar un tiempo y que trae consciencia y vitalidad a los órganos digestivos. Tengo muchos estudiantes con SII (síndrome del intestino irritable) que se han beneficiado enormemente de esta postura en su autopráctica, como parte de una secuencia o como postura independiente.

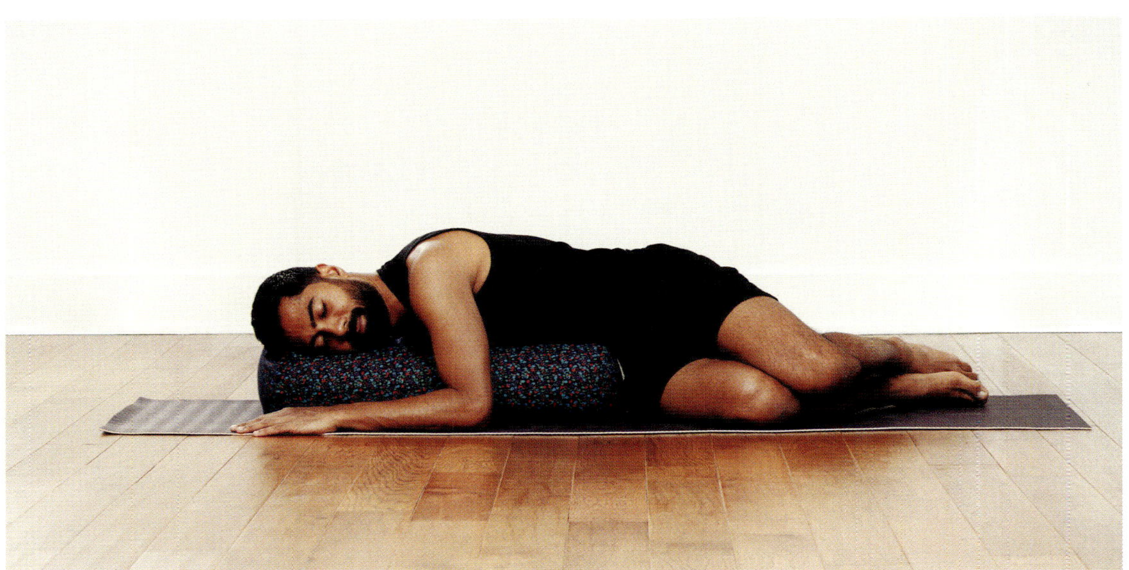

Postura del niño con apoyo

Salamba Balasana

Arrodíllate, con las rodillas separadas, y luego siéntate sobre los talones. Si sientes las rodillas sensibles, dobla la esterilla debajo o apóyalas sobre una manta doblada. Coloca un *bolster* frente a ti, a lo largo del cuerpo, y recuéstate sobre él de forma que la cabeza y el torso descansen sobre el accesorio. Gira la cabeza hacia un lado y entrega tu peso al apoyo. Si una vez en la postura, no puedes descansar los antebrazos cómodamente en el suelo, coloca mantas, cojines o blocs para darles apoyo. Suaviza la mandíbula, relaja la lengua, lleva la consciencia a la calidad cambiante de tu respiración y lleva tu atención a tu interior.

Nota de práctica

Esta postura es muy arropadora. Pasamos un promedio de nueve meses en el vientre de nuestra madre, apretados, acurrucados, listos para desplegarnos y comenzar nuestras vidas. Este proceso milagroso es el comienzo de nuestra expansión para convertirnos en quienes somos. Cuando me siento perdida, o simplemente necesito tocar tierra, esta postura me funciona como una hermosa ancla.

Después de estar en ella durante unos minutos, quizá te agrade apoyarte en los antebrazos y salir un poco de la forma para poder girar la cabeza hacia el otro lado.

Fallos de alineación comunes

Si sientes que las rodillas se resisten, prueba a colocarles una manta enrollada detrás, en la esquina de las pantorrillas. Si al hacerlo te quedas más alta que el *bolster*, coloca blocs debajo para elevarlo.

Nota sobre la respiración

A medida que te asientas en la postura, lleva tu consciencia a la parte posterior del cuerpo. Sé consciente de cómo las costillas traseras se expanden al inhalar y se rinden suavemente y caen al exhalar.

Es fácil pensar que tumbarse no es importante, cuando en realidad es una parte esencial de la práctica de yoga. El no hacer nada es un arte. Hazlo cada vez que practiques y hazlo bien.

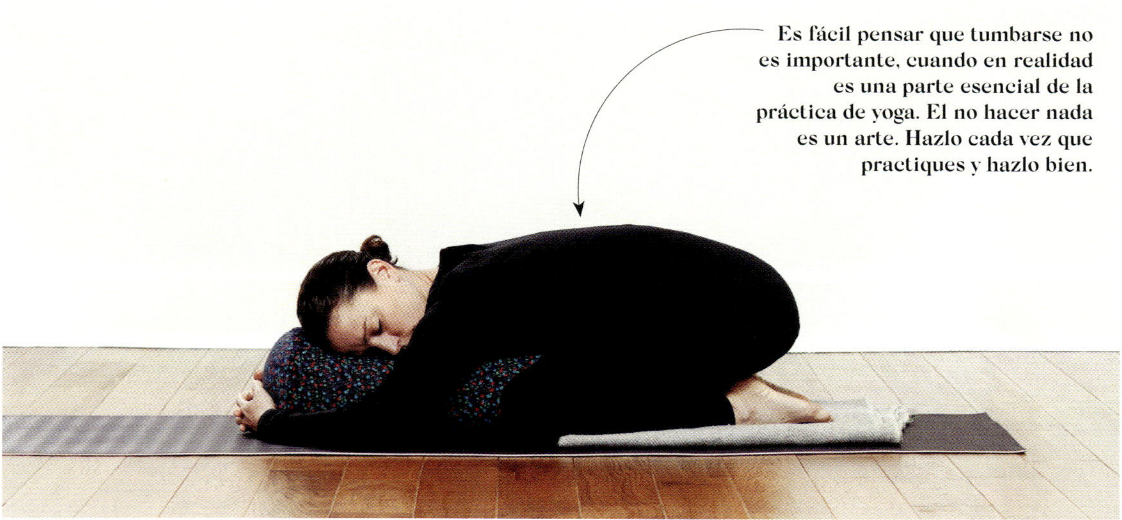

Savasana bocabajo

Adho Mukha Savasana

Coloca un *bolster* frente a ti y descansa el torso sobre él a lo largo, con la barbilla justo saliendo por el extremo y la frente apoyada en un bloc. Las piernas deberían descansar a ambos lados del *bolster*. Tal vez quieras poner una manta debajo de los tobillos si sabes que vas a estar aquí varios minutos. Mientras descansas en el *bolster*, nota la respiración en la parte posterior del cuerpo.

Nota de práctica

Cúbrete la espalda baja y los pies con una manta, ya que la temperatura corporal bajará a medida que te relajas más profundamente.

Dónde secuenciar en una autopráctica

Esta es una gran postura de cierre para cualquier secuencia y también es fantástica como postura independiente; es una manera maravillosa de calmar una mente activa y ansiosa. Puedes permanecer en esta postura tan solo tres minutos, o hasta 20 minutos si te sientes cómoda.

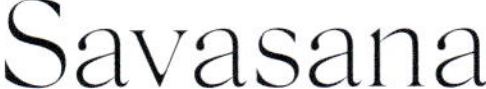

Savasana

Túmbate sobre la espalda, asegurándcte de que estás cómoda y no tienes frío. Descansa los brazos a los costados del cuerpo, con las palmas de las manos mirando hacia arriba. Observa tu respiración que sube y baja en el abdomen, y en cada exhalación déjate caer con más profundidad en la postura. Si tu mente está demasiado activa, dite a ti misma mientras inhalas: «estoy aquí». Y luego, mientras exhalas: «he llegado».

Nota de práctica

Los *bolsters* son una manera estupenda de profundizar y mejorar tu savasana. Prueba a ponerte uno debajo de los muslos y observa cómo se vuelve más profunda tu respiración. O colócate uno sobre la pelvis y el abdomen bajo, ya que nada mejora la calidad enraizante de la postura como el peso literal.

Utiliza apoyo. Si hay tensión en la espalda baja o en el cuello que te impide entrar en un descanso profundo, ponte una manta doblada debajo de la parte posterior de los muslos y otra debajo de la cabeza. Si tienes tendencia a apresurar tu savasana, ponte una alarma con un mínimo de cinco minutos.

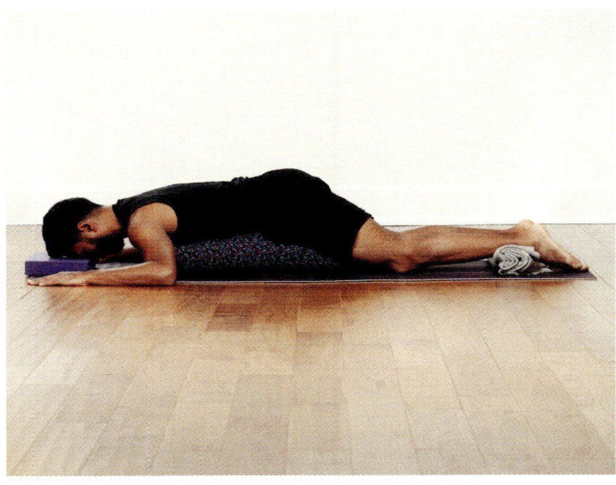

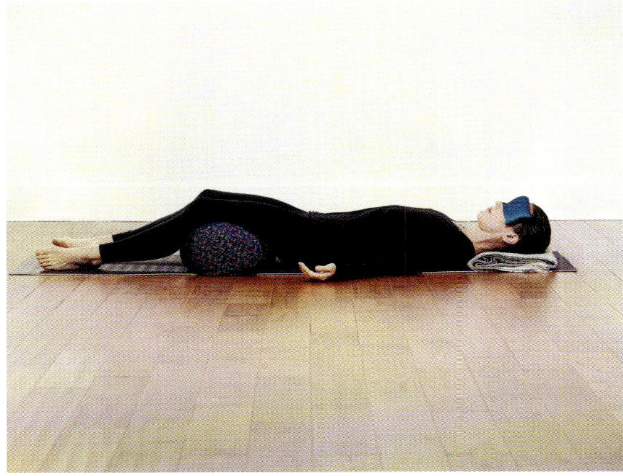

Postura de la paloma restaurativa

Eka Pada Rajakapotasana

Coloca un *bolster* frente a ti, a lo largo del cuerpo, y una manta enrollada horizontalmente también frente a ti. Desde la postura de cuatro apoyos o desde el perro bocabajo, pasa la pierna derecha por encima de la manta y vete acercando al suelo hasta apoyarte en la espinilla derecha. Desliza la pierna izquierda hacia atrás para poder sentarte en la manta. Deberías sentirte apoyada en la parte delantera de la pierna que está extendida, así como en el glúteo de la pierna derecha. Deja que las caderas se asienten sin colapsar hacia un lado. Presiona hacia abajo con las manos e inhala para alargarte hacia arriba y hacia delante. Al exhalar, descansa el torso sobre el *bolster* y siente el abdomen apoyarse en él. Gira la cabeza suavemente hacia un lado y respira hacia la parte posterior del cuerpo. Mientras te vas adentrando en la postura, siente la llamada descendente de la gravedad que te ayuda a soltarte con mayor profundidad en el descanso.

Nota de práctica

Una versión restaurativa de una postura debe sentirse diferente en textura a la misma postura dentro de un *flow* dinámico. Tu incentivo aquí es enraizarte, sentirte apoyada y entrar suavemente en la comodidad de la sensación. Si el estiramiento es demasiado fuerte, o ves que necesitas más apoyo, no tendrás esa agradable sensación de estar derritiéndote.

Dónde secuenciar en una autopráctica

Algunas de las posturas restaurativas pueden mantenerse hasta 20 minutos, pero aquí, menos es más. Asegúrate de salir si sientes resistencia. Dos o tres minutos en cada lado será suficiente.

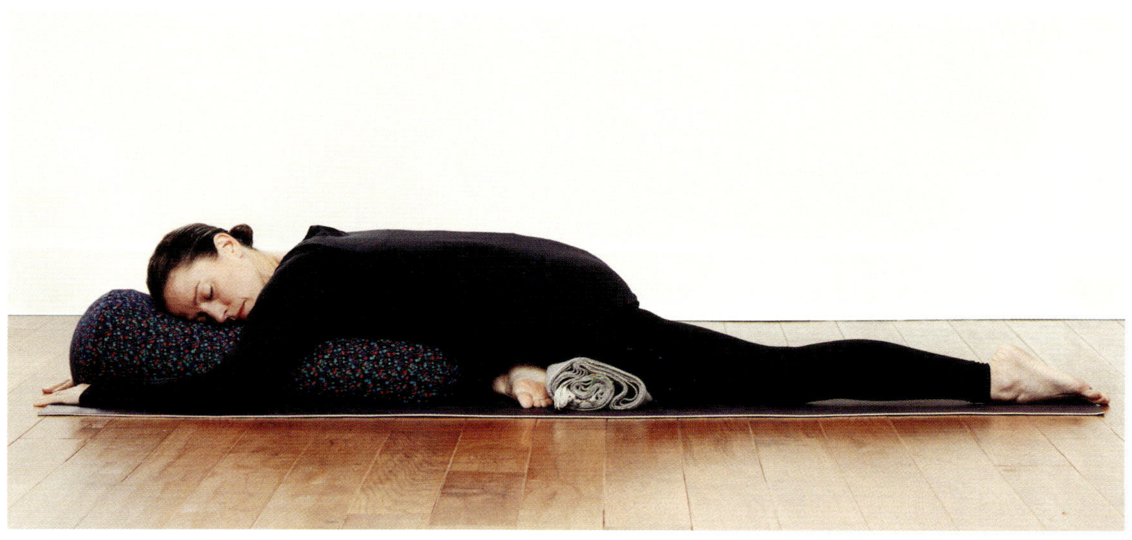

Postura reclinada de ángulo atado

Supta Baddha Konasana

Túmbate sobre la espalda. Coloca *bolsters*, mantas enrolladas, cojines, blocs o lo que necesites debajo de los muslos para estar sostenida mientras te recuestas con las rodillas bien abiertas y las plantas de los pies juntas. Ponte una manta doblada debajo de la cabeza y un antifaz sobre los ojos. Deja que los brazos descansen a los lados del cuerpo o, si lo prefieres, coloca las manos donde estén cómodas (costillas, abdomen, parte superior del pecho). Imagina que la caja torácica es un acordeón y respira hacia los lados, creando espacio entre cada una de las costillas, y hacia arriba, hasta los lóbulos superiores de los pulmones.

Nota de práctica

Como con todas las posturas restaurativas, trabaja con los accesorios que tienes. Cubrirte con una manta para darte calor es un gesto profundo de autocompasión; ponerte un *bolster* debajo de los muslos es una forma de darte apoyo y una especie de mensaje a ti misma para sentirte apoyada en la vida. Pero estos son solo detalles. Si lo único que tienes son algunas revistas para apoyar los muslos, también te sirven. No dejes que «no tener el equipo» sea una excusa para no practicar.

Nota sobre la respiración

Si los brazos descansan a los lados, imagina que los pulmones son tan anchos como los brazos. Siente la expansión de los costados al inhalar y el levísimo espacio bajo las axilas que aumenta según respiras profundamente. Deja que los brazos lleven el mensaje de compasión del corazón a las manos.

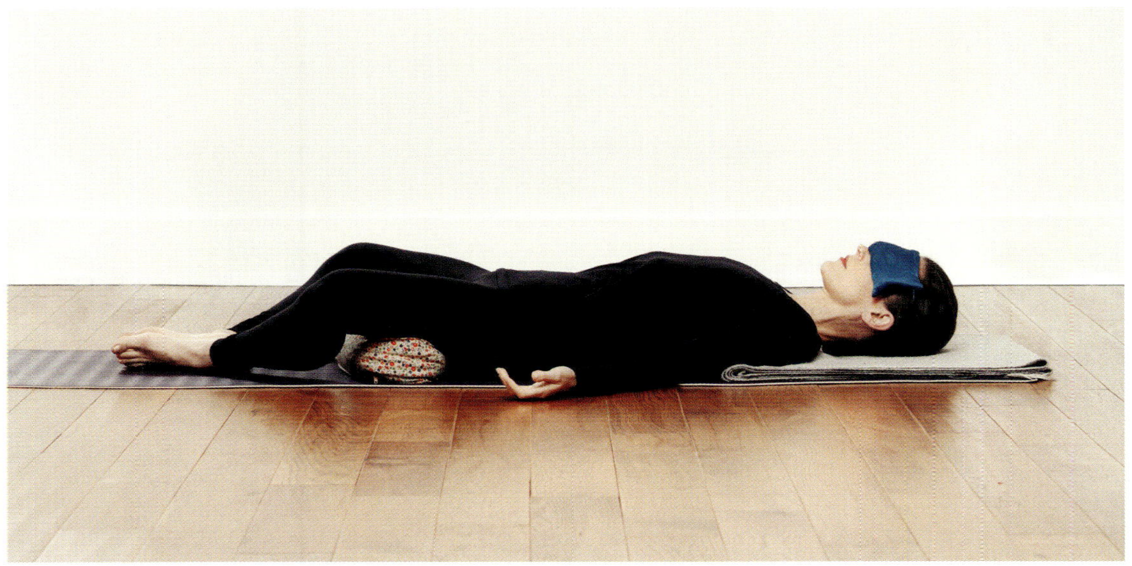

Pequeños cambios, grandes diferencias

Pasos simples para dormir mejor

En términos evolutivos, la luz eléctrica se inventó hace solo un latido del corazón. En tan breve espacio de tiempo, no hemos podido ni empezar a ajustarnos a los cambios radicales que ha traído a nuestros días. El aumento masivo de los estímulos ha hecho que nuestros ritmos circadianos pierdan totalmente su equilibrio. Además, más recientemente hemos entrado en un nuevo paradigma cultural en el que la pantalla se ha vuelto omnipresente y la presión de estar siempre conectados y respondiendo constantemente a correos electrónicos/mensajes/*feeds* de redes sociales, nos expone a niveles de luz artificial inimaginables hace 100 años.

La consecuencia no debería sorprendernos: estamos viviendo una epidemia de insomnio con un profundo impacto sobre nuestra salud física, emocional y mental. Es un problema enorme y que, en muchos casos, sobre todo en los más graves, no tiene una solución fácil, aunque haya pequeños gestos que podemos hacer a lo largo del día para ayudarnos.

El primero sería atenuar las luces unas cuantas veces al día. Unos pocos minutos cada vez son suficientes y puedes hacerlo en cualquier lugar: en casa, en el trabajo, en el transporte público, donde sea. Cierra los ojos, pon las manos sobre el pecho y respira hacia ellas. Sintoniza con la respiración y observa cómo se eleva y desciende en tu cuerpo. Permanecer así durante unos minutos ayudará a descansar a tu sistema nervioso y comenzar a restablecer el equilibrio entre descanso y estímulo. Más tarde, cuando te metas en la cama, pasa unos minutos con las piernas en alto y apoyadas contra la pared. Tener el corazón más alto que la cabeza invierte la atracción gravitatoria del flujo sanguíneo, lo que aporta calma y alivio a los sistemas sobrecargados.

Finalmente, lo más fácil de todo. Apaga el teléfono y déjalo en cualquier otro sitio que no sea el dormitorio.

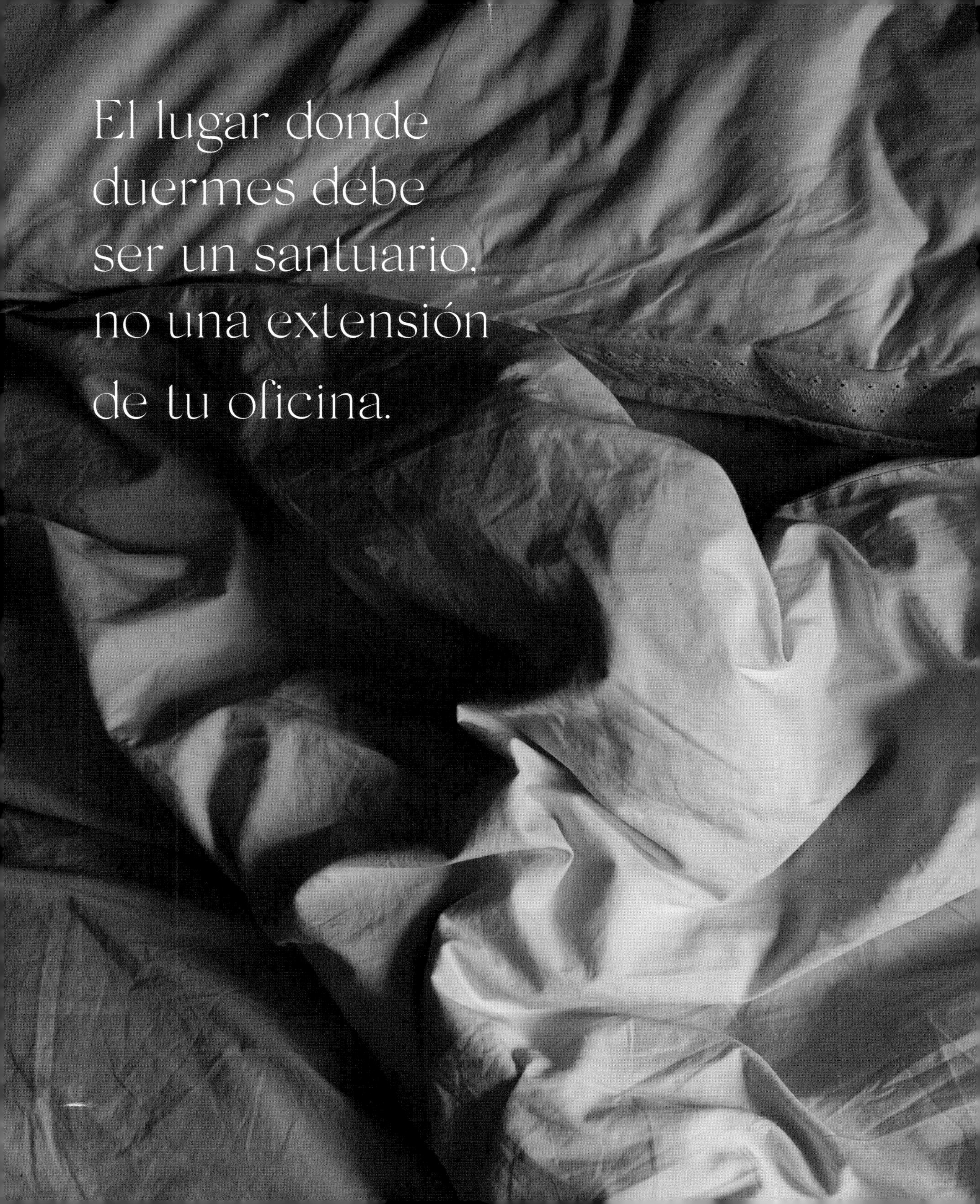

El lugar donde duermes debe ser un santuario, no una extensión de tu oficina.

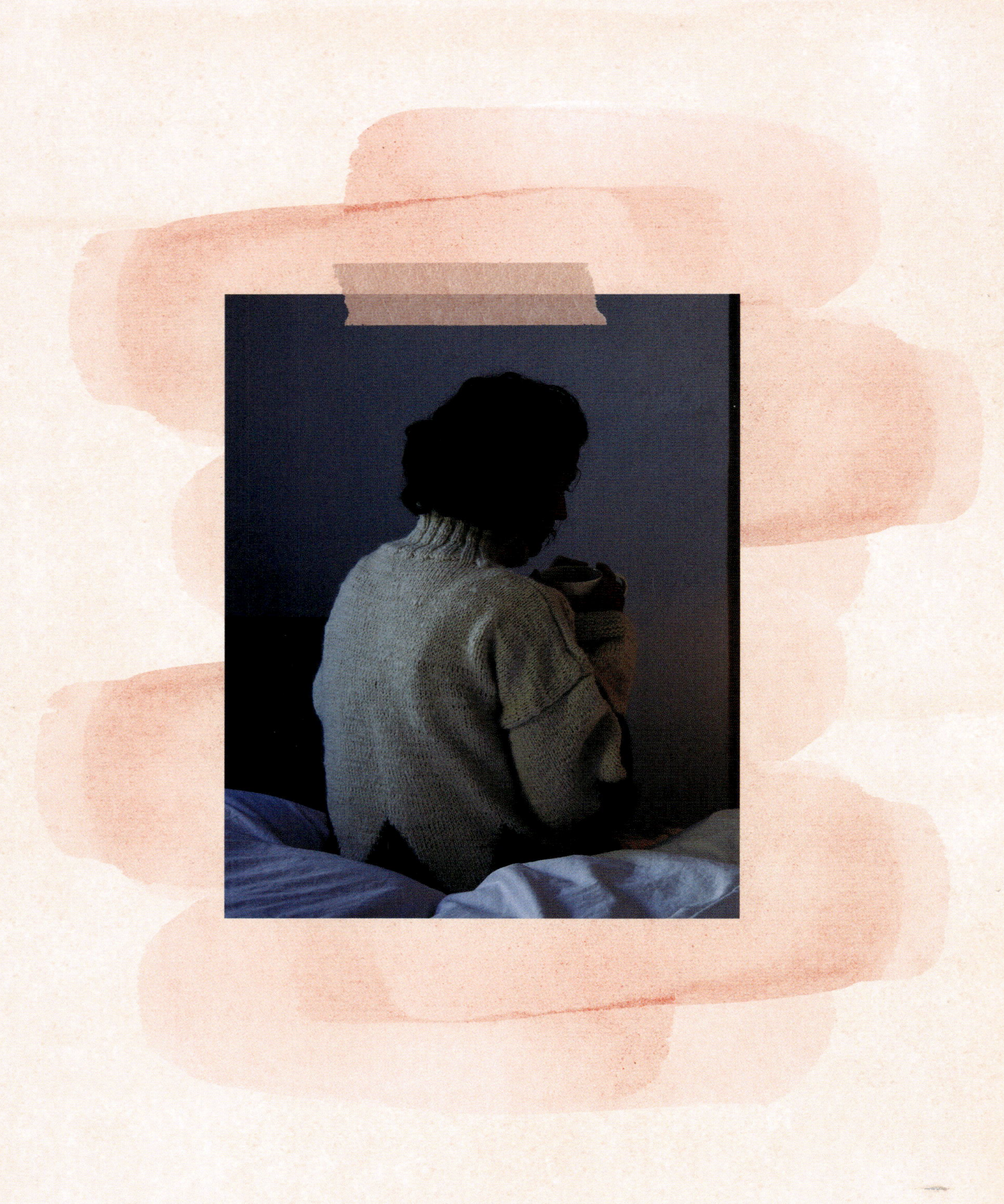

Yoga para dormir mejor

Una de las razones por las que a muchas personas nos cuesta dormir es nuestra incapacidad para pasar del modo de lucha o huida al sistema nervioso parasimpático, que nos ayuda a descansar profundamente. Esta secuencia trata de reducir la intensidad de la vida moderna y aprender a sumergirnos en nuestro yo más profundo y tranquilo. Pero esta no es simplemente una secuencia que debe hacerse antes de acostarse para liberar todo el estrés del día; es mejor hacerla durante el día como una intención incorporada, una forma de alejar al sistema nervioso del estado de hiperalerta y dirigirlo hacia un lugar de descanso.

Inicio

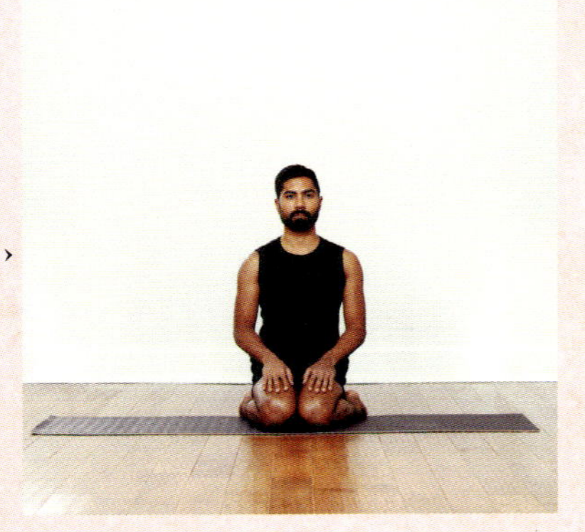

1. Postura del héroe
diez respiraciones

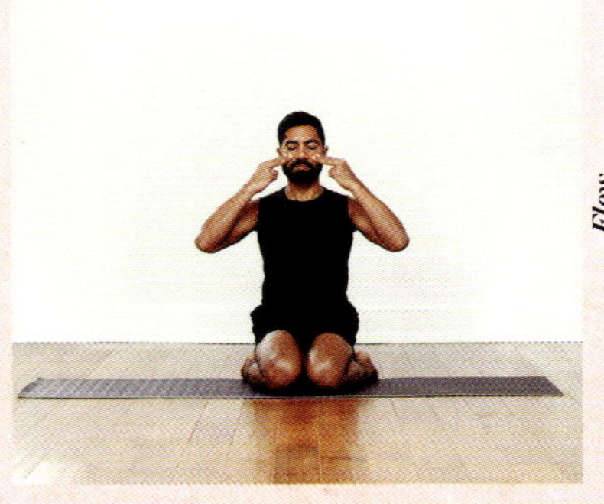

2. Postura del héroe masaje facial
(ver página 148)

Flow

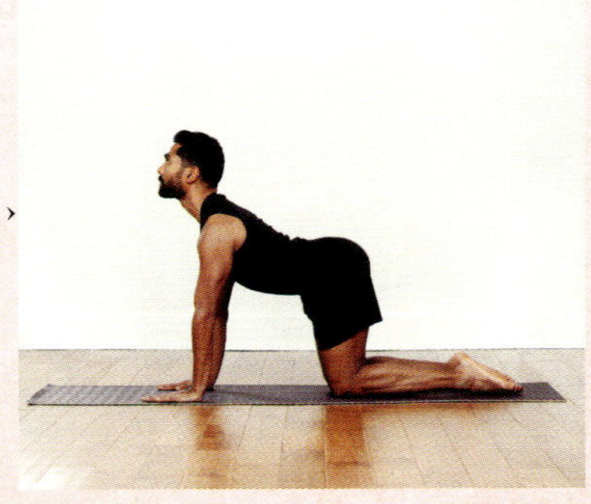

3. Postura de la vaca
(inhala) cinco respiraciones

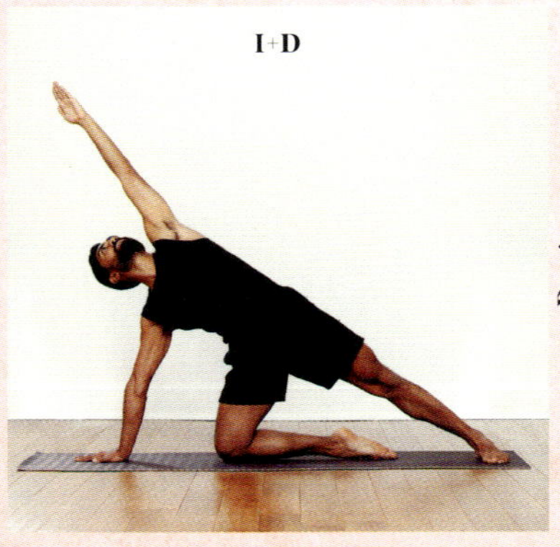

7. Postura del cerrojo: círculos de brazos con respiración
cinco respiraciones

De pie

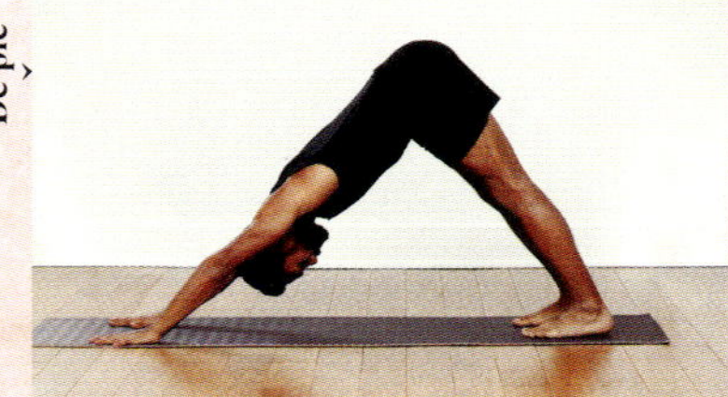

8. Perro bocabajo
cinco respiraciones

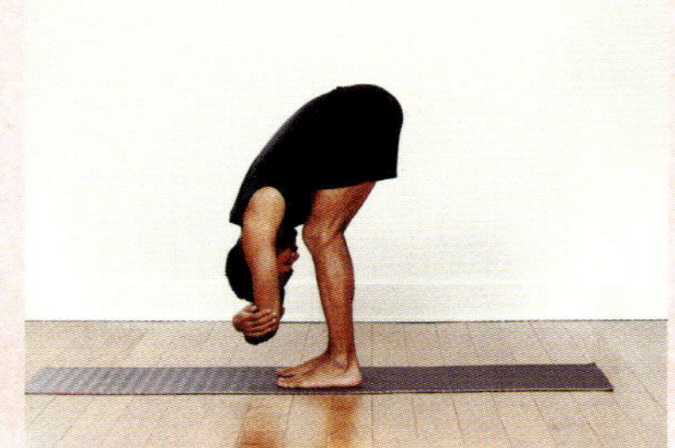

9. Flexión de pie variante de la muñeca de trapo
cinco respiraciones

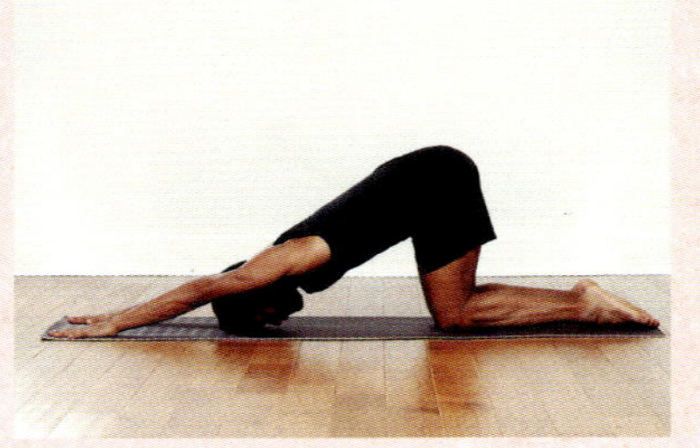

13. Postura del cachorro extendido
cinco respiraciones

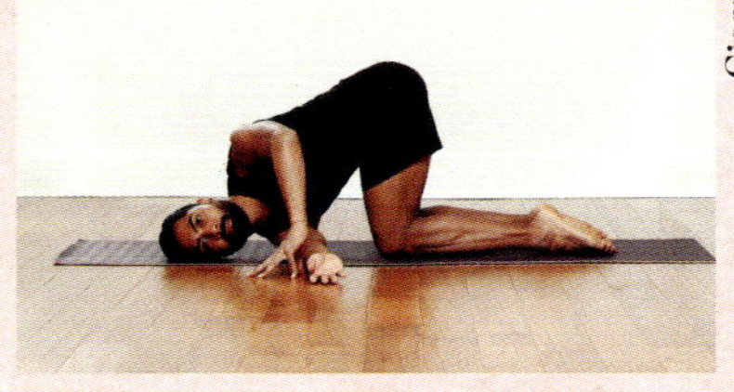

14. Postura del niño con torsión
cinco respiraciones

Cierre

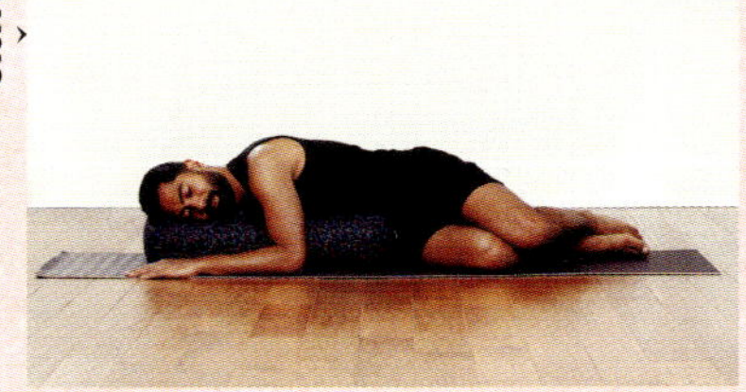

15. Torsión lateral sentada
tres minutos

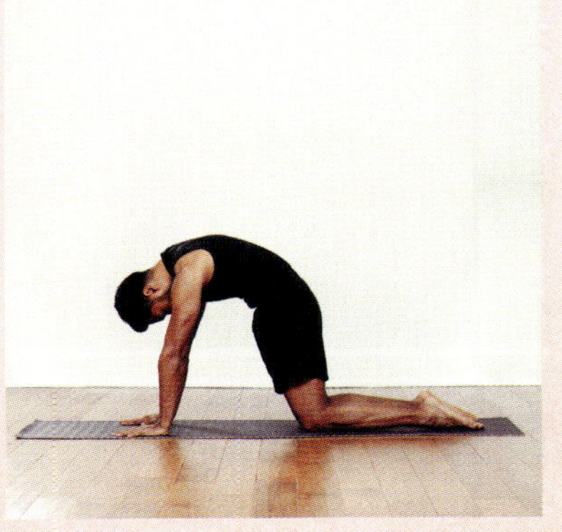

4. Postura del gato
(exhala) cinco respiraciones

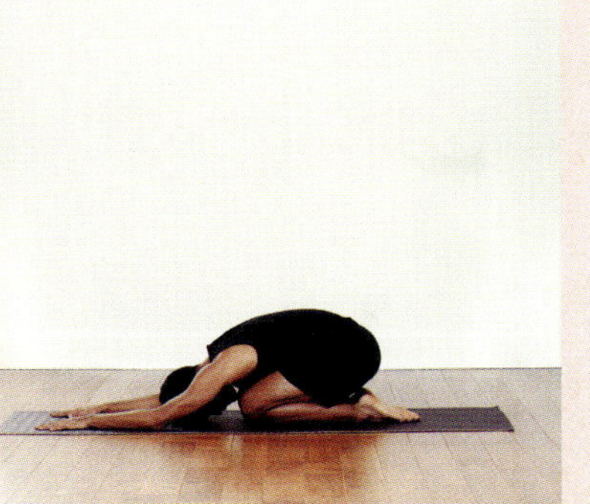

5. Postura del niño
cinco respiraciones

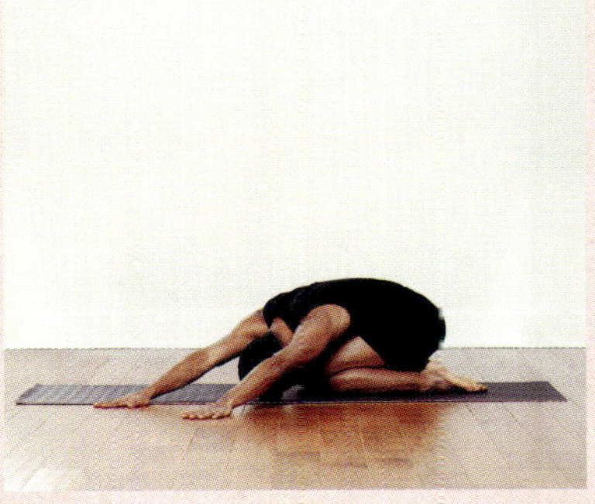

6. Postura del niño: estiramiento diagonal
cinco respiraciones

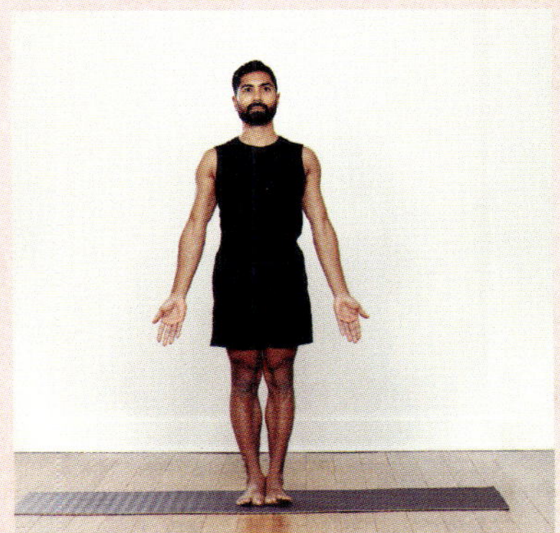

10. Postura de la montaña
cinco respiraciones

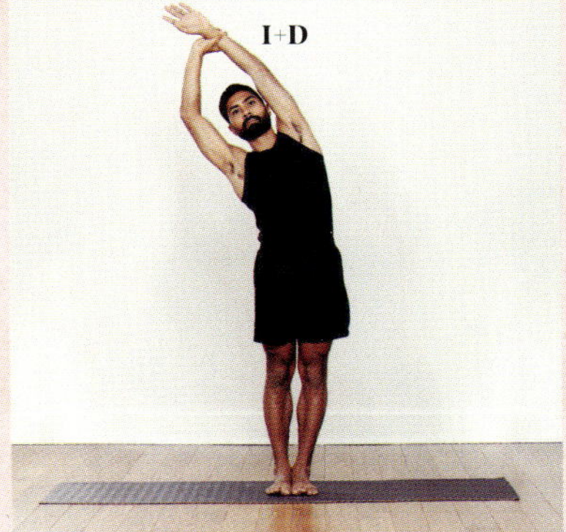

11. Flexión lateral de pie
cinco respiraciones

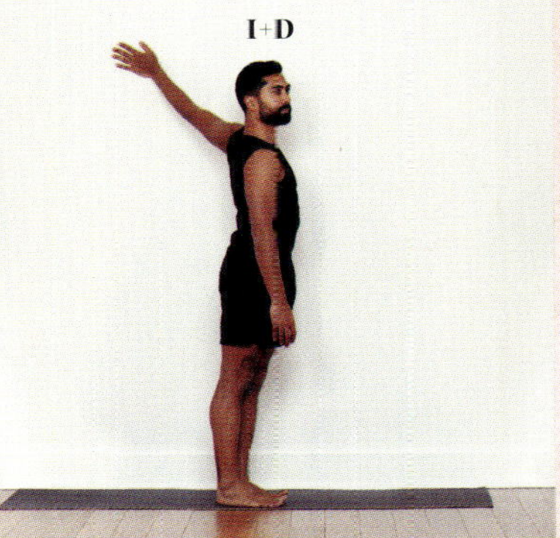

12. Reloj
(ver página 111)
dos minutos

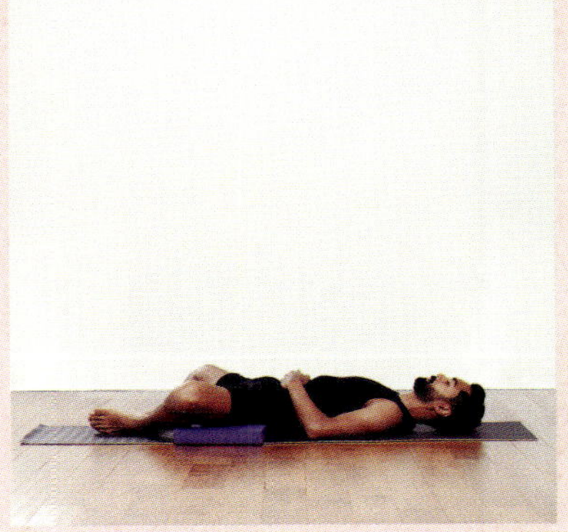

16. Postura reclinada del ángulo atado
tres minutos

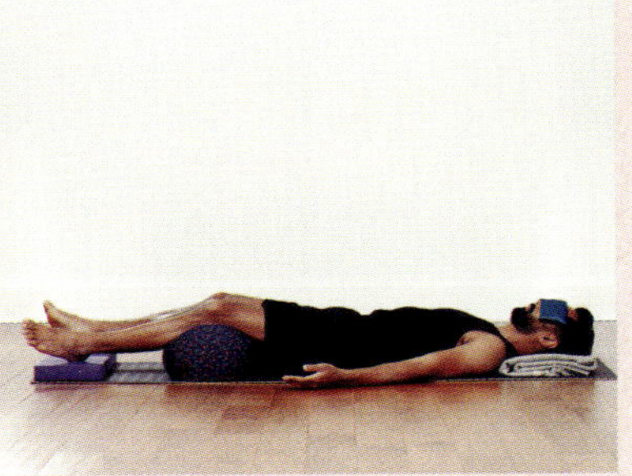

17. Savasana
seis minutos

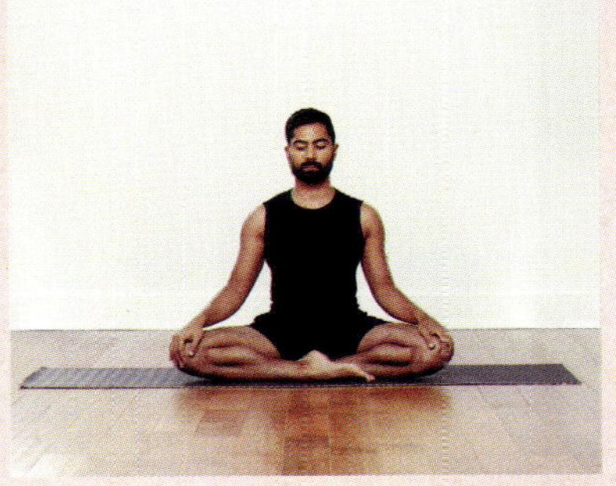

18. Meditación sentada
cinco minutos

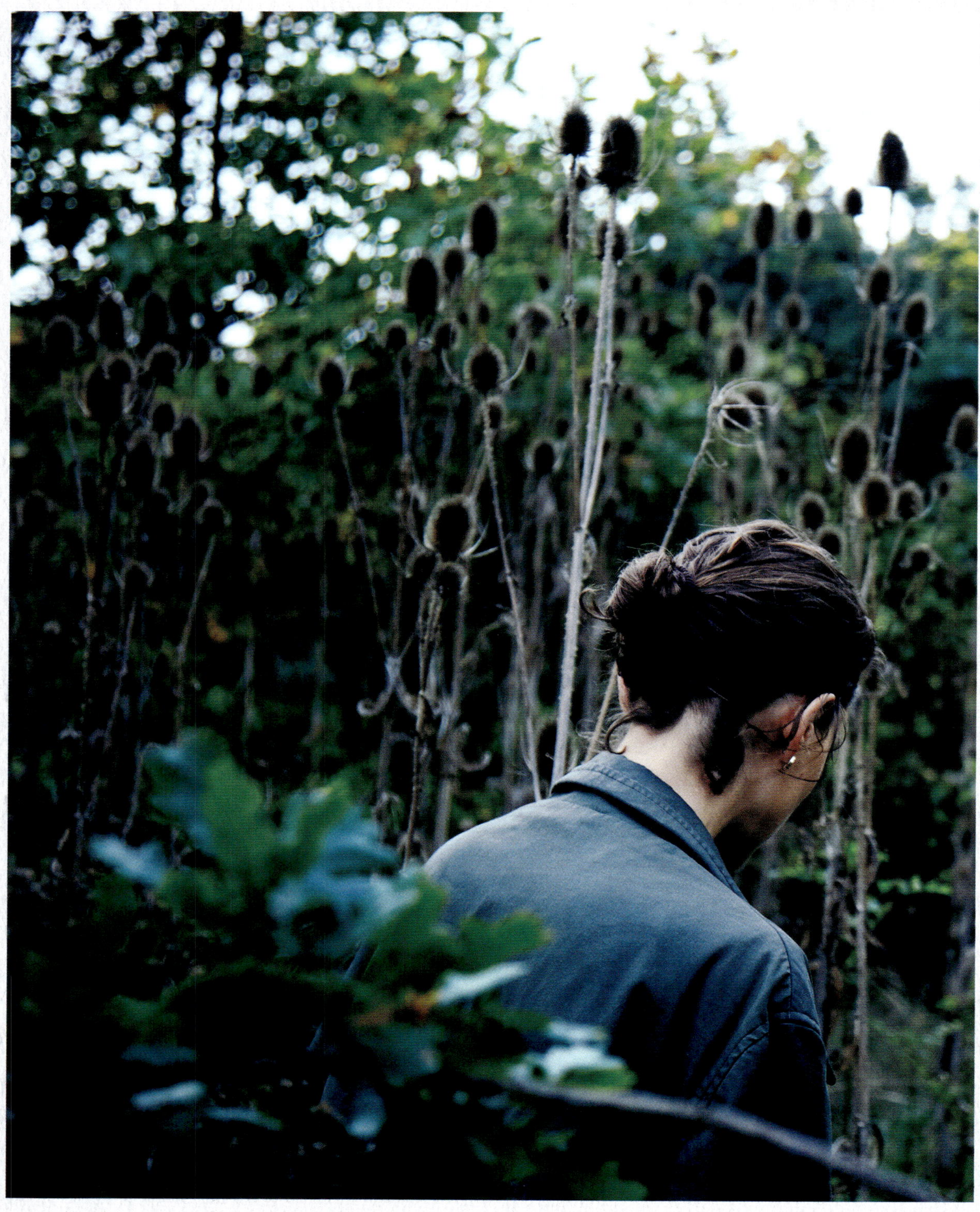

Descanso final
La mirada interna

Siéntate en el suelo con las piernas cruzadas. Para mantener la curvatura natural de la columna, la mayoría de las personas necesitará algún tipo de apoyo. A mí me gusta sentarme en un bloc con una manta doblada encima para mayor comodidad. Una vez sentada, imagina que tu pelvis es un cuenco lleno de agua. Mécete suavemente hacia delante, hasta el borde delantero de los isquiones y luego hacia atrás, visualizando el agua que se desplaza hacia el frente del cuenco y luego regresa hacia atrás de nuevo. Repítelo varias veces. Después y usando la pelvis como base, haz círculos con el torso, imaginando que la columna es una cucharilla que remueve el agua en el cuenco. Permítete sentir la conexión con la tierra. Comienza haciendo círculos grandes y lentamente los vas cerrando para moverte en círculos cada vez más pequeños; ve usando movimientos cada vez más sutiles para sintonizar tu consciencia con el centro de tu asiento.

Intenta abandonar cualquier idea preconcebida sobre la meditación y simplemente sintoniza con el momento. Lleva la atención a la respiración. Siéntela subir y bajar y cómo aporta vida a la columna.

Ocupa este espacio durante tanto tiempo como sea tolerable. Cada vez que sientas que los pensamientos se desvían hacia las diversas historias de tu vida, lleva la consciencia de vuelta al cuerpo, permanece despierta a sus sensaciones, incluso si te resultan retadoras. Observa la sensación, siente cómo cambia de textura y calidad con cada respiración, y recuérdate que nada es permanente.

Meditar, aunque solo sea unos pocos minutos, ayuda a construir resiliencia mental y emocional, y nos recuerda que somos seres que respiran, y que estamos conectados a todos los demás seres mediante nuestra respiración.

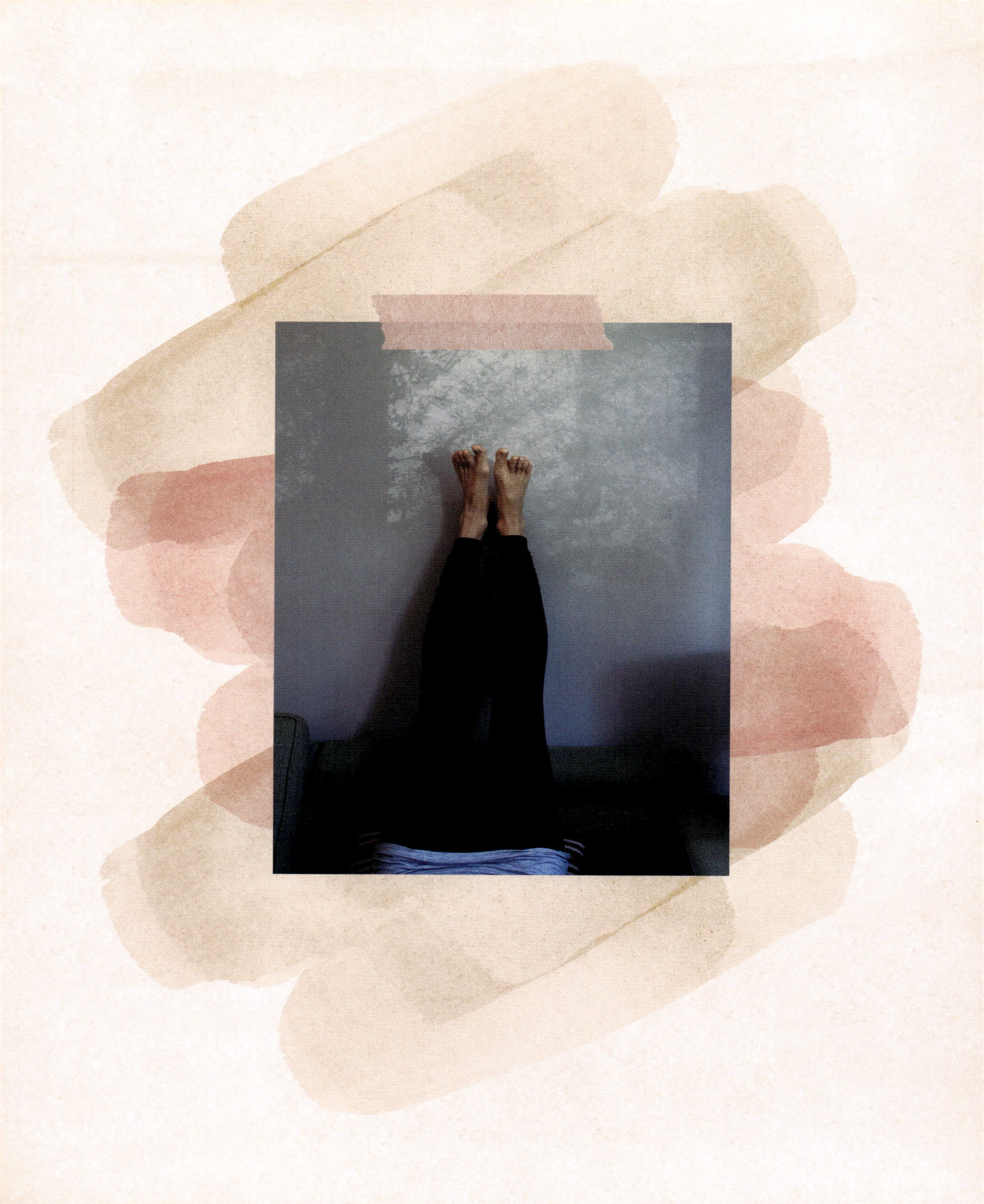

Estrictamente restaurativo. Yoga para cuando te cueste estar de pie

Esta es una secuencia perfecta para cualquiera que necesite un descanso total. Ya sea porque sufres de fatiga crónica, porque estés excesivamente sobreestimulada o porque las hormonas manden en tu ánimo. O quizá sientas cierta resistencia a hacer yoga, aunque sabes que te sentirás mejor una vez estés en la esterilla. Esta secuencia es lo más cerca que el yoga está de un abrazo de 30 minutos. Acomódate y relájate.

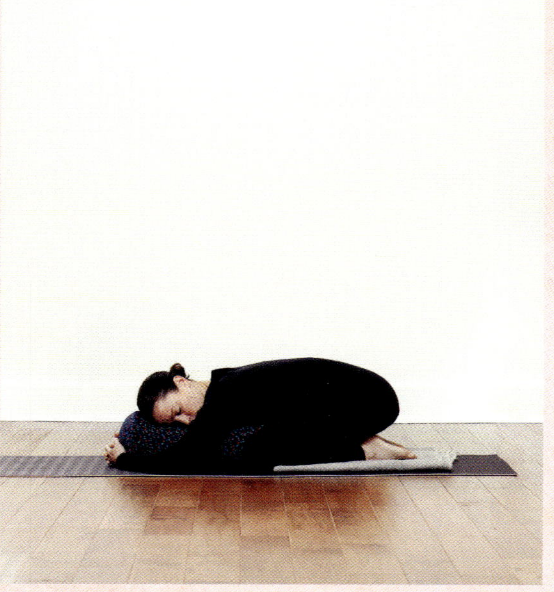

1. Postura del niño con apoyo
cinco minutos

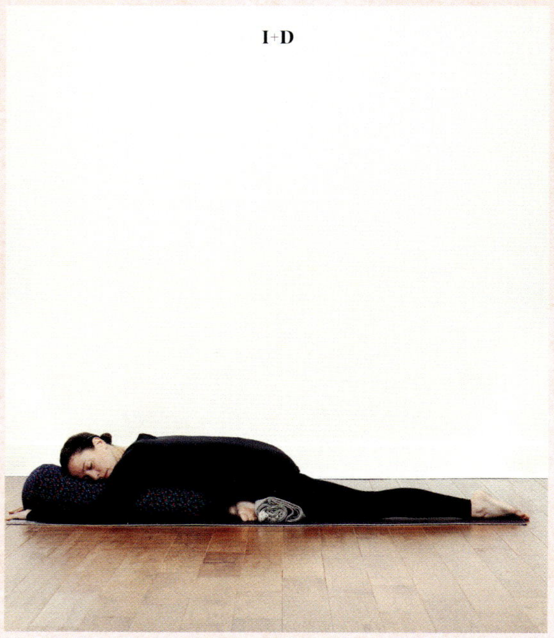

2. Postura de la paloma restaurativa
tres minutos

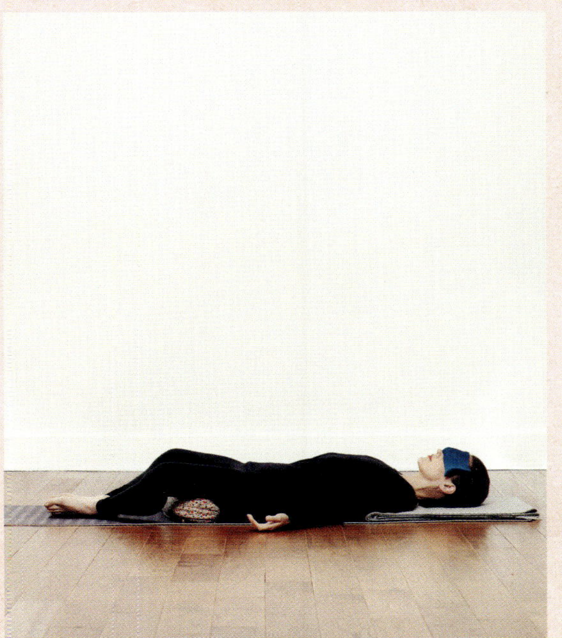

3. Postura reclinada del ángulo atado
cinco minutos

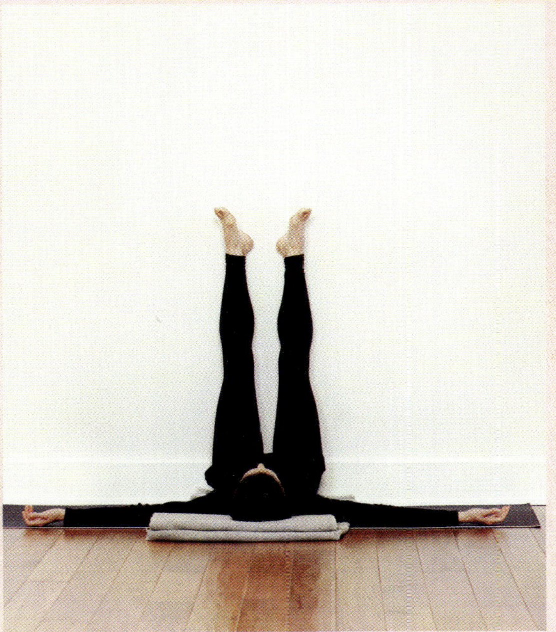

4. Piernas en la pared
cinco minutos

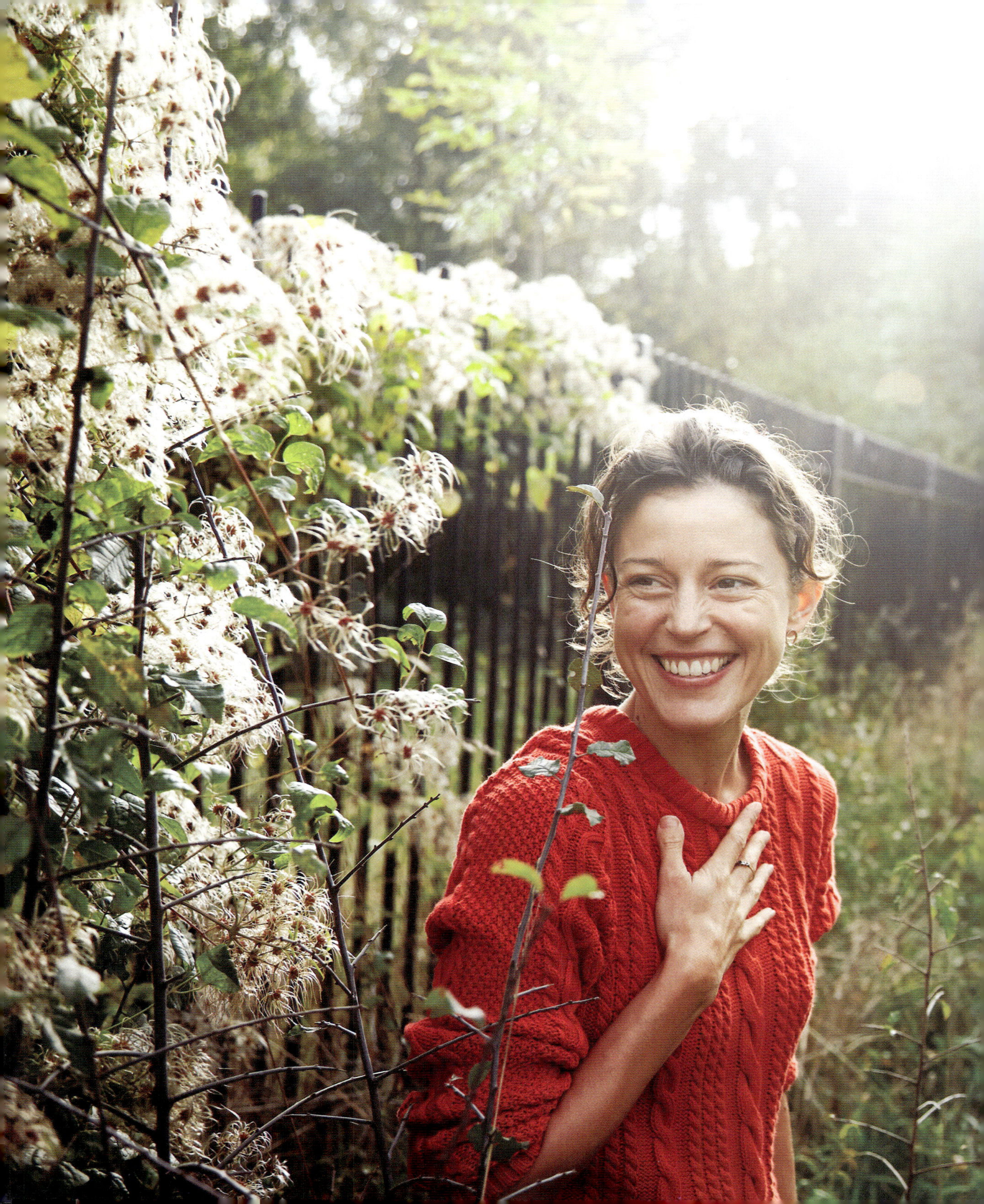

Yoga y autocuidado

Vivimos en una cultura que nos bombardea constantemente con mensajes contradictorios. Por un lado, se nos anima de forma engañosa y permanentemente a creer que nos estamos quedando cortos y que podríamos alcanzar la felicidad si tan solo comiéramos mejor, realzáramos nuestra imagen o trabajáramos más. Por otro lado, se nos dice una y otra vez que nos merecemos ser complacidos sin límites. Que nos lo merecemos. Que tenemos que mimarnos.

Por eso no debe sorprendernos que muchas quedemos atrapadas en un círculo vicioso de autoflagelación y autoindulgencia. Dietas de moda seguidas de atracones. Exceso de trabajo desmedido seguido de caros descansos en el spa. Y con frecuencia, el yoga, al menos superficialmente, puede desvirtuarse hasta caer en cualquiera de estos dos campos: o bien convertirse en una especie de ejercicio aeróbico castigador a altas temperaturas o, en el otro extremo, simplemente pasar a ser otra forma de «tiempo para mí», como una película con palomitas de maíz o una pedicura (ambas, cosas que me encantan, por cierto).

Pero el fin de la práctica es beneficiarte de su capacidad de sacarte del ciclo de negación/indulgencia al equilibrar tu relación contigo misma. Esto se hace a través de un autocuidado auténtico que nutre y es genuino y profundo, y que tal vez incluso te cambie la vida.

Porque es el resultado de escuchar sinceramente el cuerpo, la mente y el corazón. Es una especie de investigación profunda sobre dónde estás en el allí y el entonces. Porque no siempre somos los mismos y no hay razón para que lo seamos. Todos existimos en ciclos, desde el ciclo de momento a momento de nuestra respiración hasta el gran ciclo de la vida y muchos otros ciclos en el intervalo. Las necesidades de las mujeres cambian a lo largo del ciclo menstrual, al igual que cambian nuestras necesidades cuando entramos en la mediana edad, o cambian las necesidades de todos a lo largo del ciclo del día. A lo largo del año, también sentirás atracción hacia distintas formas de practicar según la estación. En verano, por ejemplo, veo que instintivamente elijo secuencias de dinámicas más largas. Y luego en invierno, cuando los días son más cortos y es natural tener más rigidez, casi sin pensarlo me veo haciendo secuencias más cortas y de enraizamiento.

La verdad es que no vas a saber qué quieres de verdad a menos que escuches bien. Solo entonces podrás sintonizar con lo que necesitas. Y es justo la naturaleza de esta indagación (atención radical, apertura total y ausencia de juicio) lo que hace que no sea una simple herramienta de diagnóstico, sino también una forma de protección para el futuro, una manera de asegurarte de que haces todo lo posible para no agotarte en primer lugar. Este es el verdadero propósito del autocuidado y lo que lo eleva más allá del mero individualismo para convertirlo en un bien colectivo. Cuidarse a sí misma (aprovechar el auténtico poder calmante de la respiración, tomar medidas para dormir bien, evitar el agotamiento, encontrar el equilibrio) aligera la carga del sistema sanitario y, en general, aumenta la alegría de la nación. El autocuidado no es egoísta; es esencial para el bienestar de la sociedad.

Es feliz
(una maestra)
quien vive cada día
y puede decir
HE VIVIDO.
He estado verdaderamente viva.
El día de mañana puede traer
las nubes más oscuras,
el sol más puro;
no es mi tarea entenderlo.
Porque he vivido hoy.
Lo que ha pasado
no lo puedo borrar.
No: nada puede cambiar o deshacer
lo que las horas fugaces han traído
en sus velas.

Horacio, Odas 3.29

(traducción de la traducción al inglés de Susanna Hislop)

Agradecimientos

Nunca hubiera podido hacer este libro si no fuera por mis padres, Helen y Robert Reynolds. Siempre me han animado a tener una actitud de «sí, puedo». Su continuo apoyo a lo largo de mi vida ha contribuido a que me haya planteado retos y hecho cosas que nunca pensé que podría hacer. Gracias, mamá y papá. Os amo.

También me gustaría dar las gracias a mi maravillosa agente Becky Thomas (y a mi extraordinaria amiga Clare Stern, que nos presentó). Y también a Charlotte Croft, Holly Jarrald y todo el personal en Bloomsbury; creo que hicimos un buen equipo. Gracias a Lucy Sykes-Thompson por sus hermosos diseños.

Muchísimas gracias a Laura Edwards y Scott MacSween por su creatividad, paciencia y enorme generosidad de espíritu. Las fotos son fantásticas. Al igual que las hermosísimas ilustraciones. Así que te doy las gracias, Kate Winter. Adoro tu trabajo y te quiero. Tú has hecho que el libro sea algo realmente hermoso, al igual que tú, Eryck Brahmania, mi viejo amigo, tan hermoso por dentro como por fuera.

Y gracias también a mi querida amiga Tracey Ellis de Shanti Sundays por los *bolsters* con estampados florales, y a Sunspel y Organic Basics por la ropa tan bonita. Y gracias, Susanna Hislop, por la traducción inspirada de Horacio y la ayuda con el título. Gracias Ruth Westoby, por tu ayuda con la lista de «Lectura complementaria».

Muchos profesores y alumnos increíbles han ayudado a moldear la forma en que enseño. Pero quiero ofrecer un agradecimiento especial a la maravillosa Bo Forbes, por su inspiración en la esterilla y fuera de ella. Y, por supuesto, a todos los profesores y alumnos de Yoga On The Lane, en particular a Adam Hocke, por su sabiduría y compromiso. Si alguna vez has estado en mi clase, o yo en la tuya, has colaborado en este libro.

Gracias, por último, a mi querida familia. Amelia y Gideon, quienes me inspiran a inspirarlos. Y finalmente, a mi amor, David, por todo.

Lectura complementaria

Akers, Brian Dana (trad.). *The Hatha Yoga Pradipika, YogaVidya*, Woodstock 2002.

Bryant, Edwin. *The Yoga Sūtras of Patañjali*, North Point Press, Nueva York 2009.

Desikachar T.K.V. *El corazón del Yoga*, Inner Traditions International, Rochester 2015.

Farhi, Donna. *El Gran Libro de la Respiración*, Robinbook, Barcelona 1998.

Flood, Gavin. *El Hinduismo*, Akal, Madrid 2008.

Forbes, Bo. *Yoga for Emotional Balance*, Shambhala, Boston y Londres 2011.

Freeman, Richard. *El Espejo del Yoga*, Kairós, Barcelona 2018.

Hiriyanna, Mysore. *The Essentials of Indian Philosophy*, Motilal Banarsidass, Nueva Delhi 1995.

Iyengar B.K.S. *Luz sobre el Yoga*, Kairós, Barcelona 2005.

Johnson, W.J. *The Bhagavad Gita*, Oxford University Press, Oxford 1994.

King, Richard. *Indian Philosophy: an Introduction to Hindu and Buddhist Thought*, Maya, Nueva Delhi 2000.

Mallinson, James and Singleton, Mark. *Roots of Yoga*, Penguin, Londres 2017.

Rosen, Richard. *The Yoga of Breath: A Step-by-step Guide to Pranayama*, Shambhala, Boston 2002.

Samuel, Geoffrey. *The Origins of Yoga and Tantra: Indic Religion to the Thirteenth Century*, Cambridge University Press, Cambridge 2008.

White, David Gordon (ed.). *Yoga in Practice*, Princeton University Press, Princeton 2012.

Índice

Índice de posturas

Título original: *Yoga. A Manual for Life*
Editor original: Bloomsbury Publishing Plc.
Traducción: Elena Sepúlveda
Asesoramiento y corrección técnica: The Art Of Living in BMS. Yoga & Centro de Desarrollo Personal.
https://www.artoflivingbms.com
Diseño y maquetación de interior y cubierta: Twice Design

1.ª edición Noviembre 2021

Plaza de los Reyes Magos, 8, piso 1.º C y D – 28007 Madrid
www.edicionesurano.com

Los Agradecimientos de la página 234 constituyen una extensión de esta página de créditos.

ISBN: 978-84-17694-38-8
E-ISBN: 978-84-18480-34-8
Depósito legal: B-13.727-2021

Impreso por Liberdúplex, S.L. – Ctra. BV 2249 Km 7,4
Polígono Industrial Torrentfondo – 08791 Sant Llorenç d'Hortons (Barcelona)

Impreso en España – *Printed in Spain*